COMPREENDENDO A
FARMACOEPIDEMIOLOGIA

Nota: A medicina é uma ciência em constante evolução. À medida que novas pesquisas e a experiência clínica ampliam o nosso conhecimento, são necessárias modificações no tratamento e na farmacoterapia. Os autores desta obra consultaram as fontes consideradas confiáveis, num esforço para oferecer informações completas e, geralmente, de acordo com os padrões aceitos à época da publicação. Entretanto, tendo em vista a possibilidade de falha humana ou de alterações nas ciências médicas, os leitores devem confirmar estas informações com outras fontes. Por exemplo, e em particular, os leitores são aconselhados a conferir a bula de qualquer medicamento que pretendam administrar, para se certificar de que a informação contida neste livro está correta e de que não houve alteração na dose recomendada nem nas contraindicações para o seu uso. Essa recomendação é particularmente importante em relação a medicamentos novos ou raramente usados.

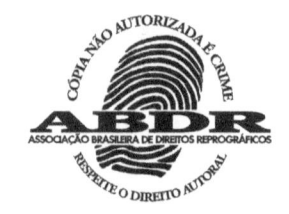

```
Y22c   Yang, Yi.
           Compreendendo a farmacoepidemiologia / Yi Yang,
       Donna West-Strum ; tradução: Celeste Inthy ; revisão técnica:
       Sotero S. Mengue. – Porto Alegre : AMGH, 2013.
           x, 198 p. : il. ; 25 cm

           ISBN 978-85-8055-220-1

           1. Farmacologia clínica. 2. Farmacoepidemiologia.
       3. Epidemiologia. I. West-Strum, Donna. II. Título.

                                          CDU 615:616-036.22
```

Catalogação na publicação: Ana Paula M. Magnus – CRB 10/2052

YI YANG
DONNA WEST-STRUM

COMPREENDENDO A
FARMACOEPIDEMIOLOGIA

Tradução:

Celeste Inthy

Consultoria, supervisão e revisão técnica desta edição:

Sotero S. Mengue
Professor do Programa de Pós-graduação em Epidemiologia da
Faculdade de Medicina da Universidade Federal do Rio Grande do Sul (UFRGS).
Doutor em Ciências Farmacêuticas pela UFRGS.

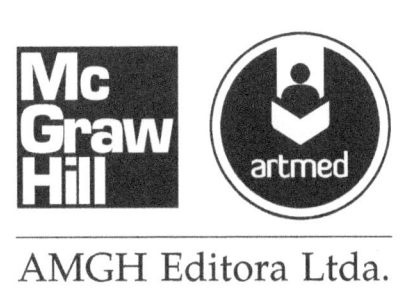

McGraw Hill

artmed

AMGH Editora Ltda.
2013

Obra originalmente publicada sob o título
Understanding pharmacoepidemiology, 1st Edition
ISBN 0071635009 / 9780071635004

Original edition copyright © 2011, The McGraw-Hill Companies,Inc., New York, New York 10020.
All rights reserved.

Portuguese language translation copyright © 2013, AMGH Editora Ltda., a Division of Grupo A Educação S.A.
All rights reserved.

Gerente editorial – Biociências: *Letícia Bispo de Lima*

Colaboraram nesta edição:

Editora: *Mirian Raquel Fachinetto Cunha*

Capa: *Márcio Monticelli*

Preparação de originais: *Janice Ribeiro de Souza*

Leitura final: *Patrícia Lombard Pilla*

Editoração: *Techbooks*

Reservados todos os direitos de publicação, em língua portuguesa, à
AMGH EDITORA LTDA., uma parceria entre GRUPO A EDUCAÇÃO S.A. e
McGRAW-HILL EDUCATION
Av. Jerônimo de Ornelas, 670 – Santana
90040-340 – Porto Alegre – RS
Fone: (51) 3027-7000   Fax: (51) 3027-7070

É proibida a duplicação ou reprodução deste volume, no todo ou em parte, sob quaisquer
formas ou por quaisquer meios (eletrônico, mecânico, gravação, fotocópia, distribuição na Web
e outros), sem permissão expressa da Editora.

Unidade São Paulo
Av. Embaixador Macedo Soares, 10.735 – Pavilhão 5 – Cond. Espace Center
Vila Anastácio – 05095-035 – São Paulo – SP
Fone: (11) 3665-1100   Fax: (11) 3667-1333

SAC 0800 703-3444 – www.grupoa.com.br

IMPRESSO NO BRASIL
PRINTED IN BRAZIL
Impresso sob demanda na Meta Brasil a pedido de Grupo A Educação.

Sobre os autores

Yi Yang, MD, PhD

Professora assistente de Administração de Farmácia e professora assistente de Pesquisa no Instituto de Pesquisa de Ciências Farmacêuticas na Faculdade de Farmácia da Universidade do Mississipi. Seu título de MD é da Universidade Médica da China, seu PhD em Pesquisa Clínica é da Academia Chinesa de Ciências Médicas e Faculdade de Medicina da União de Pequim. Seu título de PhD em Administração da Ciência da Saúde, com foco em Farmacoeconomia, é da Universidade do Tennessee. No seu currículo profissional de farmácia, Dra. Yang leciona farmacoeconomia, farmacoepidemiologia, segurança da medicação e questões atuais de saúde, e no nível de graduação leciona economia da saúde e farmacoeconomia. Dra. Yang conduz projetos de pesquisa nas áreas de farmacoepidemiologia, pesquisa de desfechos, conhecimentos de saúde e venda de produtos farmacêuticos direto ao consumidor.

Donna West-Strum, PhD, RPh

Com BS em Farmácia e PhD pelo Departamento de Administração de Farmácia da Universidade do Mississipi em 1995 e 1999, respectivamente, ela atuou por nove anos na Faculdade de Farmácia da Universidade de Arkansas para Ciências Médicas antes de retornar para a Universidade do Mississipi, em 2008. Atualmente, West-Strum é presidente e professora associada do Departamento de Administração de Farmácia, bem como professora associada de Pesquisa no Instituto de Pesquisa de Ciências Farmacêuticas. Leciona gestão em farmácia, política farmacêutica e *marketing* farmacêutico e comportamento do paciente. Sua pesquisa de interesse refere-se à melhora da qualidade e segurança no uso dos medicamentos, adesão ao tratamento e prática farmacêutica comunitária.

Benjamin F. Banahan III, PhD: atualmente, diretor do Centro de *Marketing* e Gestão Farmacêutica (Center for Pharmaceutical Marketing and Management [CPMM]) e professor do Departamento de Administração de Farmácia da Universidade do Mississipi. Ele voltou para a "Ole Miss" em 2007, onde havia sido coordenador do Programa de Pesquisa de Marketing e Gestão Farmacêutica de 1984 a 2000. De 2000 a 2007, Dr. Banahan trabalhou como vice-presidente sênior na Roger Green and Associates, empresa de consultoria em pesquisa de *marketing* farmacêutico. As áreas de interesse de pesquisa do Dr. Banahan incluem *marketing* farmacêutico, adesão ao tratamento, farmacoepidemiologia e desfechos em saúde resultantes do uso de medicação. Ele possui o grau de BS em Psicologia pela Universidade do Estado da Louisiana e de MS e PhD em Administração de Cuidados de Saúde pela Universidade do Mississipi.

David J. McCaffrey III, PhD, RPh: professor do Departamento de Administração de Farmácia e professor de Pesquisa do Instituto de Pesquisa de Ciências Farmacêuticas na Faculdade de Farmácia da Universidade do Mississipi. Leciona no programa de graduação profissional, abrangendo aspectos sociais e comportamentais da prática da farmácia. Suas responsabilidades docentes estão centradas nos métodos de pesquisa e técnicas de coleta de dados primários. Suas áreas de interesse são a utilização subótima da medicação, influência dos farmacêuticos na decisão de seleção do produto, a influência das advertências diretas ao consumidor sobre os medicamentos na busca de informações pós-exposição e satisfação do paciente com os serviços de farmácia.

Douglas Steinke, MSc, PhD: com título de PhD em Farmacoepidemiologia pela Universidade de Dundee, Escócia; grau de MS em Saúde Comunitária e Epidemiologia pela Universidade Queen, Canadá; e BS em Farmácia pela Universidade de Manitoba, no Canadá, as pesquisas do Dr. Steinke são especializadas em farmacoepidemiologia e serviços de saúde. Antes de tornar-se professor assistente de Prática Farmacêutica na Universidade de Kentucky, ele trabalhou como farmacêutico pesquisador para o Serviço Nacional de Saúde, na Escócia. Ele coordena um curso de três anos de PharmD em Política Farmacêutica e Saúde Pública e participa da bolsa de estudos de graduação, bem como leciona no programa de graduação em Desfechos e Políticas Farmacêuticas na Faculdade de Farmácia da Universidade de Kentucky.

Heidi C. Marchand, PharmD: cientista interdisciplinar do Gabinete de Questões Especiais de Saúde da U.S. Food and Drug Administration (FDA). Seu título de PharmD é da Faculdade de Medicina de Virginia, da Universidade da Comunidade de Virginia. Atuou como líder em farmácia clínica, gestão de farmácia e indústria farmacêutica, e, atualmente, Dra. Marchand está focada na projeção externa para as organizações de profissionais da saúde e é líder na iniciativa da FDA de colaborar com as organizações de profissionais da saúde. Especificamente, está envolvida com a colaboração na FDA/American Association of Colleges of Pharmacy, que avalia a probidade dos currículos de farmácia para "ciência da segurança".

John P. Bentley, PhD: professor associado do Departamento de Administração de Farmácia e professor associado de Pesquisa do Instituto de Pesquisa de Ciências Farmacêuticas na Faculdade de Farmácia da Universidade do Mississipi. Recebeu o grau BS em Farmácia e MBA pela Universidade de Drake e MS e PhD em Administração de Farmácia pela Universidade do Mississipi. Concluiu o MS em Bioestatística (2008) na Faculdade de Saúde Pública da Universidade de Alabama, em Birmingham (UAB) e, então, obteve o PhD em Bioestatística. No currículo profissional relacionado à área de Farmácia, Dr. Bentley leciona elementos de delineamento de pesquisa, bioestatística, epidemiologia e avaliação da literatura de medicamentos. No nível de graduação, leciona vários cursos de estatística aplicada. Ele conduziu projetos de pesquisa em uma série de áreas, inclusive qualidade de vida, ética, profissionalismo, avaliação do paciente dos profissionais da saúde, tabagismo e controle, uso e mau uso da medicação e gestão da rotina.

Qayyim Said, PhD: professor assistente da Divisão de Avaliação e Política Farmacêutica na Faculdade de Farmácia da Universidade do Arkansas para Ciências Médicas. A pesquisa do Dr. Said teve como foco a avaliação dos desfechos das intervenções farmacêuticas em saúde e economia nas áreas da doença cardiovascular, saúde mental e asma. Dr. Said tem extensa experiência na condução de estudos econômicos e epidemiológicos retrospectivos com base na população, usando grandes bancos de dados administrativos, de prontuário médico eletrônico e de levantamentos. As pesquisas do Dr. Said estão publicadas em várias revistas médicas. Ele obteve seu título de PhD em Economia da Saúde pela Universidade de Utah.

Spencer E. Harpe, PharmD, PhD, MPH: professor assistente do Departamento de Farmacoterapia e Desfechos em Saúde, do Departamento de Epidemiologia e da Comunidade de Saúde, nas Faculdades de Farmácia e de Medicina da Universidade da Comunidade de Virgínia, além de catedrático no Departamento de Epidemiologia e Saúde Comunitária da Faculdade de Medicina. Recebeu seu grau de PharmD pela Universidade do Mississipi. Dr. Harpe graduou-se pela Universidade do Estado de Ohio, onde também recebeu o título de MS e PhD em Administração de Farmácia, bem como de Mestre em Saúde Pública em Bioestatística. Leciona métodos de pesquisa, estatística e avaliação de literatura no programa de farmácia profissional e métodos farmacoepidemiológicos para estudantes graduandos. Sua pesquisa envolve o uso das fontes de dados secundários para verificar qualidade, segurança e efetividade do uso da medicação, bem como aprimorar métodos para o trabalho com essas fontes de dados.

Prefácio

Compreendendo a farmacoepidemiologia é uma introdução ao estudo da utilização e segurança dos medicamentos por grandes populações de pessoas. Durante as últimas duas décadas, a disciplina de farmacoepidemiologia desenvolveu-se significativamente. Médicos, reguladores, pesquisadores, acadêmicos, comerciantes e profissionais de outras áreas, todos estão interessados nos achados dos estudos farmacoepidemiológicos. O interesse pela utilização e segurança dos fármacos é uma consequência natural do uso crescente de medicamentos. A U.S. Food and Drug Administration (órgão regulador de medicamentos e alimentos dos Estados Unidos [FDA]), a indústria farmacêutica, os profissionais da saúde e a sociedade em geral precisam entender como os medicamentos são utilizados no "mundo real", e se esse uso é adequado e seguro. Assim, esperamos que este livro seja um manual para os profissionais e estudantes da área da saúde que desejam compreender melhor a farmacoepidemiologia ou a segurança dos medicamentos.

PÚBLICO-ALVO

O público-alvo deste livro são os estudantes e profissionais da saúde, que aplicarão as informações sobre segurança dos medicamentos e farmacoepidemiologia na tomada de decisão sobre questões de saúde, no nível populacional ou individual. Inicialmente escrito para profissionais da saúde em treinamento, em especial para estudantes de farmácia e da saúde pública, também farmacêuticos, profissionais de cuidados de saúde e outros, em busca de uma introdução no campo da farmacoepidemiologia serão beneficiados com as informações contidas nesta obra. Os autores deste livro são farmacêuticos ou ocupam posições de destaque nas faculdades de farmácia. Alguns deles também são professores ou membros da saúde pública. Embora este livro seja uma introdução ao assunto, o leitor reconhecerá sua utilidade se já for um simpatizante dos métodos e estatísticas de pesquisa. Esta obra não tem finalidade para aqueles que desejam aprender a utilizar técnicas ou análises avançadas de farmacoepidemiologia; outros livros sobre esse tema estão disponíveis para o pesquisador farmacoepidemiológico.

OBJETIVO

Este livro tenta explicar o que é a farmacoepidemiologia, como os estudos farmacoepidemiológicos são conduzidos e como interpretar seus achados. Nos Capítulos 1 a 6, são explicadas a importância da farmacoepidemiologia, a terminologia básica usada na pesquisa farmacoepidemiológica e as fontes de dados, delineamentos de estudos e análises estatísticas mais utilizadas na pesquisa. O Capítulo 7 traz exemplos de avaliação de um estudo farmacoepidemiológico. Dois capítulos apresentam descrições detalhadas do uso da farmacoepidemiologia na compreensão da utilização de medicamentos (Capítulo 8) e dos problemas de segurança do medicamento (Capítulo 9). O capítulo final aborda a perspectiva da FDA sobre a segurança do medicamento, a importância dos profissionais da saúde no processo de melhora da segurança da medicação, bem como os meios pelos quais a farmacoepidemiologia será um componente-chave para as futuras iniciativas de segurança de medicamentos. Após a leitura do livro, o leitor saberá como avaliar melhor as associações entre utilização de medicamentos e desfechos.

APRESENTAÇÃO

O aspecto didático foi amplamente explorado na obra, facilitando a aprendizagem. Cada capítulo inclui uma lista de objetivos para aprendizado, estudos de caso ou exemplos, questões para discussão e tabelas e figuras. O livro também inclui um glossário para ajudar o leitor a dominar a linguagem farmacoepidemiológica. Além disso, o corpo docente das faculdades de farmácia ou da saúde pública considerarão o livro um recurso útil para o desenvolvimento de cursos introdutórios de farmacoepidemiologia, assim como na tarefa de transmitir os conhecimentos.

AGRADECIMENTOS

Os organizadores agradecem a todos os autores por suas contribuições. Cada capítulo foi escrito por um especialista na área, e estamos gratos por sua boa vontade em participar deste projeto. Os organizadores também agradecem a todos os estudantes graduados do Departamento de Administração de Farmácia da Universidade do Mississipi, que participaram lendo vários capítulos e fazendo sugestões preciosas sobre o livro.

CONCLUSÃO

Organizar este livro foi gratificante, e o esperado é que ele estabeleça uma base para os profissionais e estudantes da saúde interessados na utilização da medicação e segurança por grandes populações de pessoas. Também espera-se que este livro desperte o interesse de algumas pessoas para um treinamento avançado em farmacoepidemiologia. O sistema de saúde precisa de médicos que possam interpretar os estudos farmacoepidemiológicos e aplicar os achados nas tomadas de decisão baseadas em evidências, bem como de pesquisadores que possam empregar as várias técnicas farmacoepidemiológicas no sentido de proporcionar conhecimento sobre a relação do uso da medicação e os desfechos.

Sumário

1 Introdução à farmacoepidemiologia 1
Donna West-Strum

2 Princípios da epidemiologia aplicados no estudo do uso de medicamentos 17
Yi Yang

3 Delineamentos de estudos farmacoepidemiológicos 39
Spencer E. Harpe

4 Utilização dos dados secundários na farmacoepidemiologia 55
Spencer E. Harpe

5 Bioestatística e farmacoepidemiologia 79
John P. Bentley

6 Outras questões metodológicas 105
Qayyim Said

7 Avaliação da literatura farmacoepidemiológica 121
Douglas Steinke

8 Padrões de utilização dos medicamentos 133
David J. McCaffrey III

9 Segurança do medicamento e farmacovigilância 153
Benjamin F. Banahan III

10 Segurança do medicamento na pós-comercialização na perspectiva da FDA 169
Heidi C. Marchand

Glossário 183

Índice 191

Introdução à farmacoepidemiologia

Donna West-Strum

Ao final deste capítulo, o leitor será capaz de:
1. definir farmacoepidemiologia no contexto da sua relação com a farmácia e a saúde pública;
2. explicar o desenvolvimento dos fármacos e o processo de aprovação nos Estados Unidos, inclusive seus pontos favoráveis e limitações;
3. identificar duas limitações dos ensaios clínicos e duas limitações do evento adverso espontâneo, relatando, com conhecimento, o uso do fármaco em uma população;
4. descrever a necessidade da farmacoepidemiologia no sistema de saúde dos Estados Unidos;
5. explicar como os bancos de dados da saúde facilitaram o crescimento da disciplina farmacoepidemiologia;
6. formular três questões relacionadas à prática de interesse dos farmacoepidemiologistas;
7. relacionar maneiras com que os farmacêuticos ou profissionais de saúde pública podem contribuir para a farmacoepidemiologia.

DEFINIÇÃO DE FARMACOEPIDEMIOLOGIA

A *farmacoepidemiologia* é o estudo do uso e dos efeitos dos fármacos em um grande número de pessoas.[1(p3)] É uma disciplina em desenvolvimento que aplica técnicas epidemiológicas para estudar o uso dos medicamentos em uma grande população.[2,3] Como a própria palavra sugere, *farmacoepidemiologia* combina *farmacologia* clínica com *epidemiologia*. A farmacologia é o estudo dos efeitos dos medicamentos nos seres humanos.[1(p4)] Refere-se ao uso da farmacocinética e da farmacodinâmica para prever o efeito medicamentoso no paciente. *Epidemiologia* é o estudo dos fatores que determinam a ocorrência e a distribuição das doenças nas populações.[4(p3)] Os epidemiologistas estudam a grandeza da doença em determinada área, quem contrai a doença e quais fatores específicos colocam os indivíduos em risco.

Em geral, a epidemiologia é dividida em epidemiologia de doenças infecciosas e de doenças crônicas. A epidemiologia de doenças crônicas depende de uma amostra complexa e de métodos estatísticos; é empregada com frequência nos estudos de farmacoepidemiologia para avaliar a exposição ao medicamento ao longo do tempo.[1(p5)] Combinando os interesses da farmacologia e da epidemiologia, a farmacoepidemiologia aplica princípios epidemiológicos no estudo dos efeitos dos medicamentos nas populações humanas.

Os estudos nessa área quantificam os padrões de uso e os efeitos adversos dos fármacos.[5] Por exemplo, os estudiosos interessam-se por compreender os padrões da prescrição do medicamento, a conveniência do seu uso, os padrões de adesão ao tratamento e de persistência no tratamento, bem como pela identificação de fatores prognósticos para o uso do medicamento. Os farmacoepidemiologistas também conduzem estudos confiáveis do uso do fármaco em grandes populações. São alvos de interesse as reações medicamentosas adversas comuns previsíveis, assim como aquelas raras e imprevisíveis.

É importante observar alguns termos que costumam ser usados nas discussões sobre a seguran-

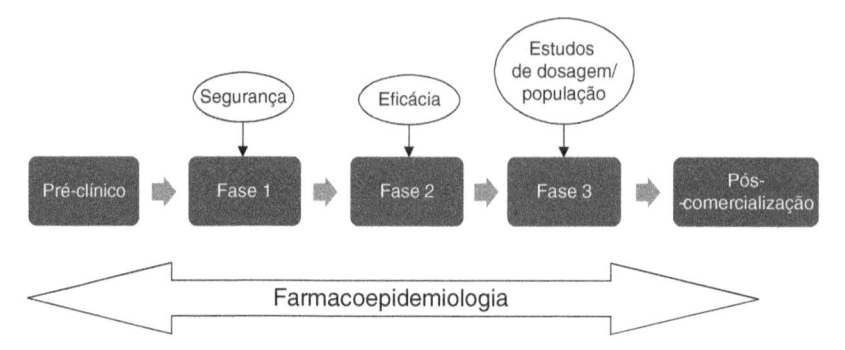

▲ **Figura 1-1** Farmacoepidemiologia desde o desenvolvimento do medicamento até a pós-comercialização.

ça dos medicamentos (ver Capítulo 9). Um *evento adverso* é qualquer situação médica inesperada que ocorre enquanto o paciente está recebendo um medicamento, mas não é regra que esse evento tenha relação com o medicamento.[6,7] Uma *reação medicamentosa adversa* ou um *efeito medicamentoso adverso* refere-se a um desfecho prejudicial ou indesejado, que ocorre enquanto o paciente está recebendo um produto farmacêutico, e esse desfecho tem uma ligação causal com o medicamento.[6,7] As reações medicamentosas adversas podem ser dose-dependentes (i.e., existe uma relação entre a dose do medicamento e o desfecho observado) e previsíveis ou mais peculiares e imprevisíveis. O *efeito colateral* de um medicamento costuma ser dose-dependente; é previsível e pode ser desejável, indesejável ou irrelevante.[6] Outro termo importante a ser considerado é o *erro de medicação*, o qual se refere a qualquer evento evitável que pode levar ao uso inadequado ou danos ao paciente.[8]

Em virtude de os estudos de farmacoepidemiologia revelarem informações significativas a respeito da utilização e da segurança dos fármacos, esses estudos são importantes por todo o ciclo de vida do medicamento, começando antes da aprovação da U.S. Food and Drug Administration* (FDA) e continuando após sua aprovação (Figura 1-1). Apesar de mais de US$216 bilhões gastos na prescrição de produtos farmacológicos nos Estados Unidos, em 2006, e uma média de 12,6 receitas médicas aviadas *per capita* no mercado varejista, em 2007, existe uma necessidade significativa da sociedade de estudar o impacto dos fármacos, quando usados em grandes e distintas populações.[9]

PROCESSO NORTE-AMERICANO DE APROVAÇÃO DE MEDICAMENTOS

Nos Estados Unidos, a FDA deve aprovar um fármaco antes de ele ser comercializado para o público. O público depende do Centro de Avaliação e Pesquisa de Medicamentos da FDA (FDA's Center for Drug Evaluation and Research [CDER]) para gerar a disponibilidade dos medicamentos seguros e eficazes, para manter medicamentos perigosos ou ineficazes fora do mercado e para fornecer informações sobre medicamentos para o uso médico apropriado. Existe uma grande pressão da indústria farmacêutica e do público no sentido de que os fármacos sejam aprovados e disponibilizados para uso. Por outro lado, existe enorme pressão para que a FDA mantenha a segurança pública. Apesar de todos os impasses, novos fármacos e entidades biológicas são aprovadas a cada ano: houve 18 aprovações em 2007 e 24 em 2008.[10]

A FDA influencia o novo processo de aprovação de fármacos pela elaboração e imposição do cumprimento das normas federais, todas compiladas no Código de Normas Federais Norte-Americanas (US Code of Federal Regulation [CFR]). A FDA publica as diretrizes que orientam as companhias farmacêuticas ou os patrocinadores dos estudos de medicamentos, os quais devem demonstrar que o fármaco é seguro e eficaz. O processo de aprovação do medicamento pode levar muitos meses, até mesmo anos. Devido à Prescription Drug User Fee Act** (PDUFA), a FDA coleta taxas das companhias farmacêuticas para ajudar a cobrir o custo de supervisionar novos fármacos e de expedir o processo de aprovação do medicamento. Isso tem um impacto na linha do tempo de aprovação do medicamento. Por exemplo, em 2008,

---

* N. de T. A U.S. Food and Drug Administration (FDA) é a agência do governo norte-americano responsável pela fiscalização dos fármacos e alimentos consumidos nos Estados Unidos.

** N. de T. A PDUFA é a lei federal norte-americana que autoriza a FDA a cobrar taxas das empresas farmacêuticas (aprovada pelo Congresso dos Estados Unidos em 1992).

a FDA precisava, em média, de 13 meses para aprovar a aplicação de um novo medicamento e, em 1993, de 27 meses.[10] Um resumo geral de como um novo medicamento é aprovado foi divulgado, no entanto, é importante perceber que, para várias condições e populações de pacientes, existem exceções para essa descrição geral do processo de aprovação da FDA.[11,12]

Antes de a FDA permitir que um novo produto farmacêutico seja administrado em humanos, a agência exige alguma evidência de que o produto é realmente seguro para uso nesses estudos. Estudos *in vitro* e/ou em animais-cobaias são conduzidos para avaliar os efeitos tóxicos e farmacológicos dos medicamentos, como absorção, distribuição, metabolismo e toxicidade de metabólitos e excreção. Quando uma companhia farmacêutica ou interveniente julga ter dados probatórios de que o novo medicamento é seguro o suficiente para ser usado em experimentos clínicos iniciais, a companhia formaliza uma solicitação de Pesquisa de Nova Droga (Investigational New Drug [IND]) à FDA. Essa solicitação visa à permissão da FDA para iniciar os ensaios clínicos em humanos. A FDA examinará a IND e, em 30 dias, determinará se os ensaios clínicos poderão ou não se iniciar.

▶ Ensaios clínicos da Fase 1 à Fase 3

A FDA usa os dados do ensaio clínico para determinar se o medicamento deverá ser aprovado para comercialização nos Estados Unidos. Os ensaios clínicos aleatorizados de Fase 1 consistem em pequenos estudos de voluntários saudáveis. O objetivo dessas pesquisas é determinar a segurança básica e a informação farmacológica em humanos. Em geral, são ensaios curtos, com duração de 6 a 12 meses, e que podem excluir crianças, mulheres em idade fértil e outros grupos de pacientes.

Após os ensaios clínicos de Fase 1, são conduzidos os ensaios aleatórios de Fase 2, em que o medicamento é usado em um pequeno número de pessoas (p. ex., 100 a 200 pacientes) que sofrem da condição indicada (i.e., indicação), a qual se pretende tratar com o medicamento em estudo. O medicamento é usado com cautela nas Fases 1 e 2 para garantir a segurança nos seres humanos, antes que um grande número de pessoas seja exposto.

A Fase 2 fornece dados seguros e dá origem a alguns indícios da eficácia clínica do medicamento. Na Fase 3, o medicamento é usado em um grande grupo de pacientes portadores da doença ou da condição indicada. Os ensaios clínicos são aleatórios, duplo-cegos, placebo-controlados e podem incluir de várias centenas a vários milhares de pacientes que realmente apresentam a doença ou a condição estudada. O patrocinador do estudo pode avaliar a segurança e a eficácia do medicamento em uma grande população de pacientes. Em geral, esses estudos têm a duração de 1 a 4 anos.

Após conclusão das Fases 1, 2 e 3 dos ensaios clínicos, o interveniente solicitará a aprovação do medicamento à FDA, submetendo uma Solicitação para Novo Medicamento (NDA, do inglês *New Drug Application*). A NDA consistirá dos resultados dos estudos em animais e aqueles dos ensaios clínicos, bem como informações relevantes, como resultados de estudos estrangeiros, dados de comercialização, informações de bula e processos de fabricação. A FDA examinará a NDA para determinar se o medicamento é seguro e eficaz, bem como se o rótulo do produto, sua comercialização e seus processos de fabricação estão adequados. A FDA pode decidir aprovar ou não o medicamento para comercialização ou pedir estudos mais detalhados antes de ele ser aprovado. É importante notar que alguns produtos passam pelas Fases 1 e 2, mas, se, nos ensaios de Fase 3, preocupações sérias de segurança ou perda da eficácia forem identificadas, eles não são aprovados. Todo esse processo de aprovação do medicamento pode durar de 10 a 15 anos e os custos variam de US$200 milhões a US$1,3 bilhão por medicamento aprovado.[11,13]

▶ Limitações do ensaio clínico

A aprovação de um medicamento pela FDA requer ensaios clínicos bem elaborados. O processo de aprovação nos Estados Unidos é rigoroso, sendo necessário que as companhias farmacêuticas forneçam incontáveis dados sobre a segurança e a eficácia do produto.

Apesar do rigor associado ao processo de aprovação, existem falhas.[14,15] Por exemplo, certos grupos de pacientes, como crianças e mulheres em idade fértil, podem ser excluídos dos ensaios clínicos. A Fase 3 dos ensaios é composta por milhares de pessoas, mas não centenas de milhares ou milhões. Com o passar do tempo, o fármaco recebe aprovação da FDA, podendo ser administrado apenas em algumas centenas ou milhares de pessoas. Existem alguns eventos adversos e outros de segurança que só ocorrem na proporção de um para um milhão, dificultando a detecção desses casos em um ensaio clínico. Uma vez que o produto é empregado em populações de pacientes não estudados ou para uso *off-label* (i.e., para indicações clínicas que não estão aprovadas pela FDA) em um grande número de pessoas, é importante que o uso do medicamento seja monitorado. Outra limitação é a curta duração dos ensaios clínicos. O efeito da administração do medicamento por 10, 20 ou 30 anos não é estudado nos ensaios clínicos.

Portanto, em um grupo distinto de pessoas com condições crônicas, em que a polifarmácia (ou seja, o uso de múltiplos medicamentos por uma pessoa) é comum, existe a necessidade da monitoração contínua tanto para efeitos positivos como negativos dos medicamentos.

SUPERVISÃO PÓS-COMERCIALIZAÇÃO

Uma vez o medicamento aprovado, os profissionais de saúde começam a prescrevê-lo para a população em geral. É possível que, nesse momento, haja milhões de pessoas usando o medicamento. Além disso, pessoas com várias doenças ou que recebem diversos medicamentos usem-no, gerando oportunidades de interações medicamentosas adicionais, interações da doença ou outros casos de segurança que não foram observados nos ensaios clínicos. Nesse ponto, eventos adversos raros podem surgir. Todas essas possibilidades levam-nos à discussão da vigilância pós-comercialização. Esse tipo de verificação refere-se a quaisquer formas de obtenção de informações sobre um produto depois da sua aprovação para uso público.[16] A FDA define vigilância pós-comercialização como o processo pelo qual a segurança de um medicamento é monitorada para identificar problemas potenciais com seu uso depois da sua aprovação pela FDA.[12]

Sem essa vigilância, as informações são limitadas sobre a efetividade dos medicamentos na prática: como um medicamento é empregado, se as pessoas continuam a usar o fármaco e quais resultados estão associados ao medicamento nas populações de pacientes distintas. É importante lembrar que a *eficácia* diz respeito a se o medicamento pode produzir um desfecho terapêutico específico em um ambiente controlado. A eficácia é aferida nos ensaios clínicos. No "mundo real", a *efetividade* precisa ser considerada. Em outras palavras, o medicamento é capaz de, na prática, produzir o desfecho terapêutico desejado quando o ambiente não é controlado?

▶ Ensaios clínicos de Fase 4 e estudos de pós-comercialização

A FDA e as companhias farmacêuticas contam com os resultados dos ensaios clínicos aleatorizados de Fase 4 para obter informações sobre o medicamento. Os ensaios clínicos dessa fase são realizados depois de o produto ser aprovado pela FDA, com o objetivo de conseguir informações adicionais sobre o medicamento, incluindo informações de segurança e sobre seu uso em outras indicações. A FDA pode ordenar que a companhia farmacêutica ou o patrocinador do medicamento conduza os ensaios clínicos de Fase 4 depois da aprovação do produto.[11] Além dos ensaios clínicos dessa fase, outros estudos de pós-comercialização, do tipo caso-controle ou coorte, podem ser usados para obter informações sobre o perfil de segurança do medicamento.[16] A FDA também pode usar as taxas coletadas da PDUFA para aumentar a vigilância da segurança de um novo medicamento, durante os primeiros dois anos de comercialização. A FDA exige que os patrocinadores dos medicamentos e dos produtos biológicos aprovados enviem relatórios anuais sobre o curso dos compromissos dos seus estudos de pós-comercialização.[12]

▶ Sistemas de relatos de eventos adversos

Em virtude de não ser possível aprender tudo sobre um produto com os ensaios clínicos, a FDA, as companhias farmacêuticas e outras organizações de saúde desenvolveram processos e sistemas para conduzir a vigilância pós-comercialização. Em especial, desenvolveram sistemas de descrições de eventos adversos para coletar relatos espontâneos sobre problemas com os medicamentos.[12]

A FDA estabeleceu o Programa de Informação e Notificação de Evento Adverso* (MedWatch Safety Information and Adverse Event Reporting Program [MedWatch]) (http://www.fda.gov/MedWatch) para permitir que os profissionais de saúde e o público relatem de forma voluntária reações sérias e problemas com os medicamentos.[12,17] Usando os relatos do MedWatch para identificar e avaliar o risco com um determinado produto, desenvolver intervenções com objetivo de restringir o risco (p. ex., fazer uma alteração no rótulo do produto) e comunicar o risco aos profissionais de saúde e ao público.[15,17] A FDA, junto com os Centers for Disease Control and Prevention** (Centros de Controle e Prevenção de Doenças [CDC]), também implementou o Sistema de Relato de Evento Adverso por Vacina (Vaccine Adverse Event Reporting System [Vaers]) para coletar informações sobre os problemas de segurança relatados pelo uso de vacinas.[18]

Em todo o mundo, as companhias farmacêuticas e outras organizações de saúde também coletam

---

* N. de T. No Brasil, o Instituto Butantan recebe relatos espontâneos de efeitos adversos por meio do Serviço de Atendimento ao Consumidor (SAC) pelo telefone 0800 7012850 ou pelos *e-mails*: sac@butantan.gov.br e farmacovigilancia@butantan.gov.br.

** N. de T. No Brasil, a Secretaria de Vigilância à Saúde, órgão do Ministério da Saúde, por meio de suas coordenadorias, atua no controle, no combate e na prevenção às doenças transmissíveis e não transmissíveis, incluindo aquelas oriundas de acidentes e violência.

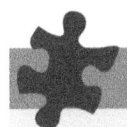

INTRODUÇÃO À FARMACOEPIDEMIOLOGIA — CAPÍTULO 1

> ### ESTUDO DE CASO 1-1
> #### Relatos de evento adverso levam a outros estudos
>
> A FDA recebeu, por meio do seu Adverse Event Reporting System, um número muito maior de relatos do que o esperado de esclerose lateral amiotrófica (ELA, i.e., doença de Lou Gehrig) em pacientes que usavam estatina. Por esse sistema de relatos, a FDA decidiu avaliar o alerta de uma possível associação causal entre os dois. Em um artigo publicado na Pharmacoepidemiology and Drug Safety, em 2008, foi relatada a revisão de 41 ensaios clínicos controlados. Os resultados indicaram que cerca de nove dos 64 mil pacientes tratados com estatina e cerca de 10 dos 56 mil pacientes tratados com placebo foram diagnosticados com ELA. A FDA concluiu que o uso de estatinas não aumenta a incidência de ELA. O problema continua sendo avaliado pela FDA. Estudos de casos-controle e outras pesquisas epidemiológicas para avaliar a incidência de ELA e o uso de estatina estão em curso.[19]

e utilizam as informações de segurança do medicamento. As companhias farmacêuticas disponibilizam números de chamadas gratuitas e *websites* para que os profissionais de saúde e os pacientes relatem problemas com medicamentos. Por sua vez, elas transmitem esses problemas para a FDA (Tabela 1-1). Acadêmicos publicam relatos de casos de eventos raros que podem estar associados ao uso do medicamento. Muitos hospitais empregam processos de coleta da história do uso de medicamentos dos pacientes internados e tentam identificar as relações entre a exposição ao medicamento e o motivo da hospitalização. Talvez essas atividades resultem em informações generalizadas e possam estar baseadas em informações incompletas ou imprecisas; no entanto, elas são importantes para identificar eventos adversos inesperados em uma avaliação futura.

Todos esses mecanismos de relatos espontâneos de eventos ajudam na *farmacovigilância*, conforme abordado no Capítulo 9. A farmacovigilância relaciona-se à identificação, avaliação e prevenção de efeitos adversos dos medicamentos. Os eventos adversos relatados são usados como alertas de segurança. Um *alerta de segurança* refere-se a um dado relato ou a uma informação que sugere uma associação potencial entre um medicamento e um evento adverso.[6] A observação de múltiplos relatos ou de relatos com resultados sérios gera um alerta de pesquisa da possibilidade de haver uma relação causal entre medicamento e o desfecho. A partir desse ponto, a FDA poderá usar os resultados dessas investigações para requerer alterações na bula, emitir cartas à classe médica, do tipo "Caro Doutor", publicar artigos em jornais ou, até mesmo, retirar o produto do mercado.

Ao longo dos últimos 20 anos, ocorreram inúmeras retiradas de medicamentos do mercado por causa de problemas de segurança (Tabela 1-2).[20,21] É importante lembrar que algumas dessas retiradas foram iniciativas das próprias companhias farmacêuticas e outras foram solicitadas pela FDA. Al-

Tabela 1-1 Número de eventos adversos relatados no MedWatch à FDA no período de 5 anos[a]

Anos	Relatado direto à FDA	Relatado à companhia farmacêutica e depois à FDA	Total de relatos recebidos
2004	21.655	401.275	422.930
2005	25.312	438.507	463.819
2006	20.977	450.417	471.394
2007	23.033	459.121	482.154
2008	32.899	493.628	526.527

[a] Dados da Ref. 17

Tabela 1-2 Exemplos de medicamentos retirados do mercado norte-americano devido às preocupações com a segurança[a]

Nome comercial do medicamento	Nome genérico do medicamento	Ano da retirada	Preocupações de segurança
Suprol	Suprofeno	1987	Síndrome da dor nas costas
Enkaid	Encainida HCl	1991	Arritmias ventriculares
Omniflox	Temafloxacina	1992	Hipoglicemia
Manoplax	Fluosequinona	1993	Aumento da mortalidade
Seldane	Terfenadina	1998	Arritmias cardíacas
Duract	Bromfenac sódico	1998	Toxicidade hepática
Posicor	Di-hidrocloreto de mibefradil	1998	Interação medicamentosa
Hismanal	Astemizol	1999	Arritmias fatais
Raxar	Grepafloxacina	1999	Arritmias *torsades de pointes* (ventricular associada ao prolongamento do intervalo QT)
Rezulin	Troglitazona	2000	Hepatotoxicidade
Propulsid	Cisaprida	2000	Arritmias cardíacas
Baycol	Cerivastatina	2001	Rabdomiólise
Raplon	Brometo de rapacurônio	2001	Broncoespasmo fatal
Vioxx	Rofecoxib	2004	Infarto do miocárdio
Bextra	Valdecoxib	2005	Infarto do miocárdio

[a] Adaptado da Ref. 21, com permissão da Elsevier.

gumas retiradas foram alvos de ampla publicidade e muitas levaram a processos judiciais. Outros medicamentos foram matéria de publicidade em virtude das preocupações de segurança, mas não foram retirados do mercado. Na verdade, estima-se que pelo menos 10% dos medicamentos recebem uma tarja preta de advertência depois de aprovadas pela FDA.[22] Muitas dessas retiradas, tarjas pretas e alertas de segurança estão baseadas na avaliação dos relatos espontâneos. A FDA utiliza essas narrativas para determinar se outros estudos são necessários, para alterar a bula ou a distribuição de determinado produto, ou de uma classe terapêutica inteira, e para informar aos profissionais de saúde a respeito dos problemas de segurança.

Limitações do relato espontâneo de evento

Apesar de o relato espontâneo contribuir muito com os esforços de vigilância pós-comercialização, existem várias limitações. Em primeiro lugar, não há grupo-controle. Os pacientes expostos a um determinado medicamento não podem ser comparados com pacientes não expostos. Segundo, é difícil saber a frequência ou a taxa de ocorrência do efeito do medicamento. Não há informação adequada sobre como muitos pacientes foram expostos ao medicamento nem sobre como muitos vivenciaram o efeito identificado. Terceiro, com tantos fatores envolvidos com relação a cada paciente, é difícil saber se o medicamento está causando o desfecho ou algo mais. Por isso, é difícil estabelecer a causa. Quarto, existem muitos vieses de relatos, ou são provenientes de outra fonte, assim podem ser imprecisos ou incompletos.

DESENVOLVIMENTO DA FARMACOEPIDEMIOLOGIA

No sistema de saúde dos Estados Unidos, existe evidência de que o custo dos medicamentos está crescendo. A polifarmácia é um problema. Em geral, as medicações são usadas para tratar doenças crônicas, e terapias medicamentosas mais novas e avançadas são aprovadas a cada ano.[9,11] Devido a essas tendências, financiadores, formuladores de políticas, companhias farmacêuticas, órgãos governamentais, médicos e pacientes, todos, têm um interesse de direito no uso dos medicamentos. Eles estão interessados em saber quais produtos apresentam uma boa proporção custo-eficácia. Estão interessados na pesquisa efetividade-comparada. Encorajam a medicina baseada em evidências com o propósito de garantir que os pacientes recebam cuidados de qualidade. Também estão focados em ajudar os pacientes a usar os medicamentos de forma apropriada. A farmacoepidemiologia oferece uma maneira de responder muitas questões sobre o uso do medicamento e pode sugerir o desenvolvimento de intervenções ou políticas.[23]

Por causa da necessidade de estudar o uso do medicamento no "mundo real", observam o crescimento do emprego de desenhos de estudos observacionais e outros desenhos de pesquisas farmacoepidemiológicas para responder a questões sobre o uso de medicamentos. É importante que todos os intervenientes entendam como os medicamentos são usados na população em geral.[2] Como já explicitado, existe a necessidade de vigilância contínua do uso dos medicamentos, além de formas para avaliar como as características do paciente influenciam a utilização do medicamento e os desfechos clínicos, tanto os desfechos esperados como os inesperados.[2] Essa necessidade de estudar o uso do medicamento em grandes populações pode ser satisfeita por meio do emprego dos desenhos de pesquisas epidemiológicas.

Não é real acreditar que ensaios clínicos prospectivos de grande porte podem ser realizados para a compreensão de todos os problemas do uso de medicamentos em grandes populações.

Existem recursos financeiros limitados para conduzir ensaios clínicos grandes para todos os medicamentos em vários subconjuntos de populações.[24] Pagantes, formuladores de políticas e médicos procuram outras possibilidades de estudar a maneira como os medicamentos são empregados. A pesquisa farmacoepidemiológica é uma forma para essas partes interessadas aprenderem sobre o uso dos medicamentos e a segurança, sem precisarem investir em ensaios clínicos grandes.[25] O estudo de farmacoepidemiologia costuma ser menos dispendioso e pode fornecer alguma evidência em relação ao uso e à segurança dos medicamentos nas populações.

▶ Banco de dados secundário na farmacoepidemiologia

A capacidade de usar os desenhos de estudos epidemiológicos para pesquisar os efeitos dos medicamentos está mais plausível graças ao avanço da informática no sistema de saúde. Grandes bancos de dados da saúde são utilizados para o estudo das tendências de uso do fármaco, adesão ao tratamento e problemas de segurança do medicamento.[25,26]

O acesso aos bancos de dados do sistema de saúde permite que os pesquisadores avaliem o uso de um medicamento em uma população não estudada ou o uso para uma indicação não qualificada. As raras interações fármaco-fármaco, fármaco-doença ou outras reações medicamentosas adversas podem ser identificadas. Conjuntos de dados com informações do paciente, coletadas por vários anos, possibilitam que os pesquisadores estudem o efeito do medicamento no decorrer de um longo período.[23] O efeito de uma intervenção de prescrição ou de outra iniciativa para melhorar a qualidade pode ser avaliado usando-se extensos conjuntos de dados.

A seguir, são apresentados alguns exemplos de tipos de bancos de dados usados para realizar estudos farmacoepidemiológicos. Esses conjuntos de dados fornecem informações que permitem que os pesquisadores avaliem a exposição ao medicamento em determinadas populações (ver Capítulo 4, para fontes de dados secundários e como os bancos de dados secundários são utilizados na farmacoepidemiologia).

- Bancos de dados administrativos ou gerenciais usados para faturamento e pagamento, por farmácias, contribuintes de terceiros (p. ex., *Medicaid, Blue Cross/Blue Shield**) e por outras organizações de saúde.[26] Esses bancos de dados contêm queixas com códigos de diagnóstico, medicamentos aviados, hospitalizações e outros eventos médicos faturados. Além disso, podem ser usados para avaliar os padrões de uso do medicamento e pesquisar reações medicamentosas adversas.

- Prontuários médicos eletrônicos são utilizados pelas instituições de planos de saúde, clínicas e outras organizações de saúde. É crescente o uso dos prontuários médicos eletrônicos nos Estados Unidos, hábito bastante encorajado pelo governo e outros provedores.[27] Esses conjuntos de dados, contendo informações sobre a utilização dos medicamentos e outras de natureza clínica, podem ser empregados nas pesquisas de farmacoepidemiologia.[25]

- Pesquisadores usam dados de outras fontes secundárias, como os sistemas de relato de evento adverso, registros de pacientes e os levantamentos nacionais, para estudar o uso dos medicamentos. Além disso, a lei FDA Amendments Act, de 2007, permitiu o desenvolvimento de um novo sistema de vigilância pós-comercialização nos Estados Unidos. Esse projeto é referido

---

* N. de T. Medicaid é um programa para os norte-americanos que não podem pagar planos de saúde. Blue Cross e Blue Shield são planos de saúde norte-americanos.

como Iniciativa Sentinela. O novo sistema ligará dados de várias fontes, como *Veterans Administration, Medicare* e o setor privado, os quais poderão ser usados para estudar o uso e a segurança dos medicamentos.[28] Para outras informações sobre a Iniciativa Sentinela, ver Capítulo 10.

PESQUISA FARMACOEPIDEMIOLÓGICA

A disponibilidade de bancos de dados, de desenhos de estudos epidemiológicos e de *softwares* e técnicas estatísticas avançadas permitem aos pesquisadores estudarem, na prática, os problemas relevantes. Portanto, os resultados das pesquisas farmacoepidemiológicas podem influenciar a prática e as políticas atuais. Adiante, será descrito um exemplo de como os resultados das pesquisas farmacoepidemiológicas possuem implicações na prática.

Os antipsicóticos mais recentes (de segunda geração) produzem menos efeitos colaterais extrapiramidais do que os mais antigos, os antipsicóticos convencionais, mas aqueles estão associados a outros efeitos colaterais, inclusive a ganho de peso, a alterações no metabolismo da glicose e a outros efeitos metabólicos. Relatos de casos documentam a incidência de hiperglicemia ou de diabetes com o uso da olanzapina, um dos mais recentes antipsicóticos. Um grupo de pesquisadores quantificou a relação entre a olanzapina e o diabetes. Foi usado o banco de dados britânico, U.K. General Practice Research Database, entre 1987 e 2000. Eles identificaram 19.637 pacientes diagnosticados e tratados para esquizofrenia. Combinaram 451 casos de diabetes com 2.696 controles. Os resultados indicaram que os pacientes usando olanzapina apresentaram um aumento significativo de risco de desenvolver diabetes, comparados com os pacientes não usuários de antipsicóticos e com aqueles que receberam antipsicóticos convencionais. Os autores concluíram que a olanzapina está associada a um aumento de risco de diabetes clinicamente importante e significativo. Os médicos deverão considerar a razão risco-benefício da olanzapina (bem como de outros novos antipsicóticos) para cada paciente, antes da prescrição.[29]

▶ Associação e causa

Em geral, o interesse dos pesquisadores de farmacoepidemiologia é descrever o uso do medicamento, identificar as associações ou relações com seu uso e determinar as relações causais (i.e., se a exposição a um medicamento/intervenção causa um desfecho específico). Por exemplo, os pesquisadores descreverem a utilização de betabloqueadores ao longo dos últimos 10 anos. Outra opção é identificar a relação entre o tratamento com um medicamento (ou outra exposição/intervenção) e um desfecho. Pode não haver associação entre o uso do medicamento e um desfecho observado, ou pode haver uma associação artificial, significando que a associação ou a relação entre o medicamento e o desfecho foi observada pela chance ou por algum erro sistemático no estudo. A FDA e os profissionais de saúde estão mais interessados em encontrar as relações causais:[2] "O medicamento causou o desfecho de interesse? A intervenção causou alteração na utilização do medicamento?"

Os desenhos de estudos e técnicas estatísticas são empregados para descartar as associações artificiais e encontrar as relações causais verdadeiras, conforme discutido neste livro. As orientações para determinar se uma associação é causal constam do Capítulo 6.

Os desenhos experimentais usados nos ensaios clínicos, em geral, procuram por efeitos causais. Conforme sugerido antes, nem sempre é possível realizar um experimento. As pesquisas são dispendiosas e, às vezes, existem razões éticas ou práticas que impedem a realização de um ensaio clínico.[5,24] Por isso, os pesquisadores de farmacoepidemiologia contam com os desenhos de estudos não experimentais ou observacionais para avaliar as relações causais.[24] Em especial, os farmacoepidemiologistas estão usando desenhos de estudos complexos e análises estatísticas para indicar se existe associação entre uma exposição (p. ex., exposição, exposição à intervenção) e um desfecho. O Capítulo 3 contém uma descrição detalhada dos vários desenhos de estudos usados nas pesquisas farmacoepidemiológicas e as vantagens e desvantagens desses delineamentos. Além disso, os Capítulos 5 e 6 abordam algumas análises estatísticas e métodos usados para tratar os vieses na pesquisa causal.

▶ Questões de pesquisa farmacoepidemiológica

Independentemente de o pesquisador estar interessado em descrever o uso do medicamento ou identificar as associações causais com seu uso, os estudos farmacoepidemiológicos podem fornecer proposições sobre o que está ocorrendo na prática, com a expectativa de que os resultados sejam considerados na tomada de decisão baseada na política e na evidência.[23] Vários interessados querem saber mais sobre a razão risco-benefício dos fármacos. A seguir, constam alguns exemplos de perguntas que podem ser respondidas com os desenhos de pesquisas farmacoepidemiológicas.[16,23]

- Padrões de uso
  - O que são os padrões de utilização de medicamento? Como eles são usados na prática clínica?

INTRODUÇÃO À FARMACOEPIDEMIOLOGIA — CAPÍTULO 1

- Como os medicamentos são usados nas populações de pacientes específicos, como mulheres, crianças, idosos ou pacientes de diversas origens raciais?[3]
- Por quanto tempo o paciente recebe esse medicamento? Alguns grupos deixam de usar o medicamento? Quais são as taxas de adesão e de persistência ao tratamento?
- Segurança
  - Qual é a frequência dos desfechos induzidos pelo medicamento? Existem eventos adversos raros que ocorrem com o medicamento? Em caso positivo, qual é a frequência dessa ocorrência? É uma relação causal?
  - Existem interações fármaco-fármaco com esse medicamento que não foram identificadas antes? Qual é a frequência de ocorrência das interações fármaco-fármaco na população?
  - Certos fatores de risco predispõem os pacientes a reações medicamentosas adversas?
  - Existem interações fármaco-doença associadas a esse fármaco?
- Efetividade
  - Quais são os benefícios clínicos desse medicamento? Ele é eficaz quando usado no "mundo real"?
  - O medicamento A é mais eficaz que o medicamento B?
  - O fármaco é um produto eficaz para uso *off-label*?
  - Qual é o efeito de usar o medicamento ao longo do tempo?
- Avaliações econômicas
  - Quais são as consequências econômicas da terapia?

A Tabela 1-3 ilustra exemplos de perguntas na prática do "mundo real" que foram respondidas pelas pesquisas farmacoepidemiológicas. A observação dos exemplos deixa claro que os resultados desses estudos possuem implicações para os médicos, para as companhias farmacêuticas, para os órgãos governamentais e para outros formuladores de políticas.

▶ Usuários das pesquisas farmacoepidemiológicas

As questões baseadas na prática são do interesse de muitos do sistema de saúde.[2] O Estudo de Caso 1-2 apresenta um exemplo da maneira diversa com que os intervenientes se interessam pelo uso do medicamento na população e os resultados dos estudos farmacoepidemiológicos.

Tabela 1-3 Exemplos de estudos farmacoepidemiológicos que tratam as questões de pesquisa com base na prática

Existe uma relação entre o uso do antipsicótico atípico e a síndrome metabólica? A pesquisa reviu 70 trabalhos e artigos de relatos de casos, estudos retrospectivos de bancos de dados, ensaios clínicos retrospectivos "cabeça a cabeça" e estudos farmacoepidemiológicos para encontrar a resposta para essa pergunta.[a]

O uso de antidepressivos está associado ao risco de fraturas de quadril/fêmur? Um estudo de caso-controle foi conduzido usando um banco de dados holandês para responder a essa pergunta.[b]

Os medicamentos usados para tratar diabetes reduzem ou aumentam o risco de doença cardiovascular? Foi realizado um estudo de coorte retrospectivo de pacientes diabéticos usando o banco de dados The Health Information Network.[c]

As tendências de adesão ao tratamento para os medicamentos cardiovasculares aumentaram ao longo do tempo? Para responder a essa pergunta, os pesquisadores usaram um estudo de coorte retrospectivo dos beneficiários do Medicare que receberam alta hospitalar depois do seu primeiro infarto do miocárdio.[d]

Como os antipsicóticos atípicos estão sendo usados nas crianças? Foi utilizada uma análise retrospectiva das queixas notificadas ao Medicaid.[e]

[a] Ref. 30
[b] Ref. 32
[c] Ref. 32
[d] Ref. 33
[e] Ref. 34

Órgãos governamentais e planos de saúde

Conforme já citado, a FDA tem grande interesse em conduzir mais estudos farmacoepidemiológicos para conhecer a segurança do medicamento. Como agência responsável pela proteção pública, seu interesse em estudar a segurança dos medicamentos é constante.

Os planos de saúde e os órgãos governamentais, que elaboram e desenvolvem políticas e gerenciam a farmacoterapia em grandes populações, acreditam que a pesquisa farmacoepidemiológica é importante. Os órgãos governamentais, como Agency for Healthcare Research and Quality (AHRQ) e os Centers for Medicare and Medicaid

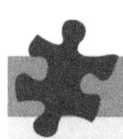

ESTUDO DE CASO 1-2

Usuários das pesquisas farmacoepidemiológicas

Desde a última década, os inibidores da fosfodiesterase tipo 5 (PDE-5) são usados em todo o mundo e são considerados tratamentos seguros e eficazes da disfunção erétil (DE). O primeiro medicamento a ser aprovado dessa classe pela FDA foi a sildenafil (Viagra), em 1998. Depois, vardenafil (Levitra) e tadalafil (Cialis) foram aprovadas para o tratamento da DE. Os Drs. Egan e Pomeranz publicaram um relato de caso sobre a possível conexão entre o uso do Viagra e a cegueira.[35] Casos adicionais foram relatados na literatura[36], bem como para a FDA e a Pfizer, a fabricante do Viagra. O problema apresentou-se como uma perda súbita da visão pelo bloqueio do fluxo sanguíneo para o nervo óptico. Essa condição é chamada de Naion (do inglês *nonarteritic anterior ischemic optic neuropathy*) ou neuropatia ótica isquêmica anterior não arterítica (NOIA). Em 2005, a FDA recebeu 43 relatos de NOIA entre os usuários de fármacos contra a impotência: 38 para Viagra, 4 para Cialis e 1 para Levitra. O total de 43 relatos não foi considerado como um número alto, uma vez que mais de 23 milhões de homens usam Viagra isolado e a NOIA é uma causa comum de perda de visão em norte-americanos idosos. Porém, a cegueira associada ao uso de um medicamento parece significativa e alarmante. A CBS News divulgou esses casos de cegueira relacionados ao uso de Viagra.[37] Na verdade, a CBS relatou um paciente que iniciou o uso de Viagra aos 57 anos de idade. Ele sentiu alterações na sua visão e, no fim, ficou cego do seu olho direito. Ele processou a Pfizer. Por isso, médicos e acadêmicos, junto com as companhias farmacêuticas e a FDA, interessaram-se em achar a resposta para a pergunta: os medicamentos usados para tratar DE causam cegueira em alguns pacientes? Caso positivo, em quais pacientes? A FDA lançou pesquisas e exigiu que os fabricantes desses medicamentos atualizassem suas bulas para que informassem sobre as pesquisas em resposta aos relatos de cegueira súbita em homens usando medicamentos para DE. Estudos farmacoepidemiológicos podem ser usados para determinar a frequência desse evento adverso e se ele é uma relação causal ou se outros fatores patológicos específicos do paciente são responsáveis pela cegueira.

Services (CMS) têm interesse em saber como o medicamento é usado no "mundo real". Os resultados desses estudos podem ditar a política e direcionar as intervenções educacionais. Os planos de saúde são responsáveis por fornecer acesso aos medicamentos de qualidade, por um custo acessível, para diversos grupos da população. Os achados da farmacoepidemiologia podem indicar quando tomar decisões sobre os problemas de cobertura, intervenções educacionais e outras políticas. Além disso, a farmacoepidemiologia fornece uma maneira de avaliar as intervenções e as políticas que afetam a utilização dos medicamentos.

Indústria farmacêutica

Do mesmo modo, a indústria farmacêutica conduz a pesquisa farmacoepidemiológica. Por muitas razões, essas indústrias querem entender como um medicamento é prescrito, usado e quais são os desfechos, tanto positivos como negativos, que podem ser atribuídos ao medicamento. Trabalhando com a FDA, a companhia pode usar essas informações para informar ao público e aos médicos sobre o produto, desenvolver intervenções para garantir o uso seguro na prática, procurar outras indicações para aprovação, identificar problemas para outros estudos e responder a questões legais. A seguir, é descrito um exemplo de como a companhia farmacêutica utiliza a farmacoepidemiologia para monitorar o uso dos medicamentos.

AstraZeneca desenvolveu um programa farmacoepidemiológico para complementar os dados seguros obtidos de ensaios clínicos aleatorizados e de sistemas de relatos espontâneos. Esse programa consistiu de nove estudos. Quatro destes avaliaram as características do novo paciente usuário de rosuvastatina, comparadas com novos usuários de outras estatinas em banco de dados automatizados. Outros quatro estudos foram de avaliação da segurança, que examinou as taxas de eventos adversos específicos em diferentes coortes de usuários de estatina, e determinou os fatores de risco desses eventos. O outro estudo foi de monitoramento de evento-prescrição, que monitorou para eventos significativos registrados pelos profissionais de saúde, em geral, depois do início do tratamento com rosuvastatina. Esses estudos foram realizados na Grã-Bretanha, nos Estados Unidos, no Canadá e nos Países Baixos e coletivamente incluíram mais de 50 mil pacientes.[38]

Profissionais de saúde

Em virtude de os farmacêuticos, médicos, enfermeiros, agentes de saúde pública e outros profissionais de saúde decidirem diariamente sobre o tratamento para os pacientes, eles também estão interessados nas pesquisas farmacoepidemiológicas. Os achados de muitos estudos farmacoepidemiológicos podem ajudá-los a tomar decisões com base nas informações tanto no nível do próprio paciente como no nível da população.

Acadêmicos

Acadêmicos, médicos ou não, também desejam conhecer o uso do medicamento em grandes populações. Em geral, eles realizam estudos farmacoepidemiológicos. Além disso, estão interessados em avançar a ciência e tentar refinar as técnicas e metodologias para encontrar as respostas às perguntas relacionadas à prática.

Advogados

O Estudo de Caso 1-2 sugeriu que os advogados e profissionais do sistema legal também considerem os estudos de farmacoepidemiologia úteis. Os achados dos estudos de farmacoepidemiologia podem ser usados como evidências de que determinado medicamento causou ou não um evento. Portanto, os profissionais do sistema legal, bem como os administradores de hospitais, as companhias farmacêuticas, os médicos e outros, que sabem das implicações de litígios, estão interessados nesses achados e reconhecem a importância da monitoração do uso dos medicamentos.

Consumidores e pacientes

Os pacientes e os grupos de defesa do paciente também confiam nos estudos de farmacoepidemiologia para aprender sobre a segurança e a efetividade dos medicamentos. Existem *websites*, como o Adverse Drug Reaction Electronic System (Sistema Eletrônico de Reações Medicamentosas Adversas) (http://www.adverse-drug-reaction.net), que fornecem um local para os pacientes consultarem informações seguras sobre medicamentos específicos. Os grupos de consumidores, como o Public Citizens (Cidadãos Públicos), também estão interessados nos achados e pressionam a FDA a agir com base nas informações desses estudos. A mídia também expõe sobre padrões de uso e de segurança dos medicamentos. Já citamos um exemplo, em relação ao Estudo de Caso 1-2: a CBS News publicou a história sobre os relatos sugerindo que alguns homens que usam Viagra foram acometidos por cegueira. Isso motiva a questão dos consumidores, bem como a dos grupos mencionados antes: Viagra causa cegueira em alguns pacientes? A pesquisa farmacoepidemiológica pode ser realizada para responder a essa questão.

Usuários internacionais

É importante mencionar que há muito empenho internacional em relação à farmacoepidemiologia. Não só nos Estados Unidos há interesse em compreender os padrões de uso e de segurança dos medicamentos em grandes populações, mas também os governos, os profissionais de saúde, os acadêmicos e outros, em todo o mundo, estão realizando estudos de farmacoepidemiologia. Na verdade, em 2008, quase um terço dos relatos recebidos pelo MedWatch da FDA foram enviados por pessoas de fora dos Estados Unidos.[17] O programa The World Health Organization International Drug Monitoring Programme* também coleta dados de 30 países para ajudar a identificar problemas potenciais dos medicamentos.[39] Além disso, muitos países possuem bancos de dados ou registros nacionais que propiciam várias oportunidades para a pesquisa farmacoepidemiológica. Por exemplo, na Grã-Bretanha, existe o banco de dados General Practice Research Database.[23] Esse banco de dados contém dados clínicos, inclusive dados laboratoriais, diagnósticos, prescrições de medicamentos e outras informações clínicas.

PAPEL DOS FARMACÊUTICOS E DOS PROFISSIONAIS DE SAÚDE PÚBLICA NA FARMACOEPIDEMIOLOGIA

Os farmacêuticos também expandem seu papel no sistema de saúde e são considerados especialistas em fármacos. Em virtude de a farmacoepidemiologia referir-se à maneira como os medicamentos afetam grandes populações, é natural que os farmacêuticos desempenhem um papel de destaque na farmacoe-

---

* N. de T. The World Health Organization International Drug Monitoring Programme – programa da OMS que disponibiliza um fórum aos países membros para colaborarem na farmacovigilância.

pidemiologia. Os farmacêuticos são os primeiros a auxiliar na identificação das questões ou dos problemas que interessam à farmacoepidemiologia pesquisar mais. Por exemplo, o farmacêutico pode observar que poucos pacientes usuários de um medicamento apresentam um evento adverso, em seguida relatam o caso para o comitê de segurança de medicamentos do hospital, para o programa norte-americano MedWatch ou para uma companhia farmacêutica.

Embora muitos farmacêuticos providenciem a farmacoterapia aos próprios pacientes, as lições aprendidas dos encontros com o paciente podem ser usadas para desenvolver questões de pesquisa. É decisivo que os farmacêuticos identifiquem e relatem eventos medicamentosos adversos, para que possam ser estudados com o emprego das técnicas de farmacoepidemiologia. Hoje, médicos e farmacêuticos são responsáveis pela mais alta taxa de evento medicamento adverso relatado entre os profissionais de saúde.[17] Considerando que os profissionais de saúde relatam muitos dos dados de eventos medicamentosos adversos, outro papel para eles é oferecer orientação sobre o desenvolvimento de formulários de relatos e de bancos de dados, que podem fornecer subsídios para os estudos de farmacoepidemiologia.

Farmacêuticos e profissionais de saúde pública serão usuários dos achados das pesquisas farmacoepidemiológicas. Eles podem aplicar os achados do estudo no nível do próprio paciente ou no nível das populações. Com a grande ênfase da medicina baseada em evidências, os profissionais deverão considerá-las no momento de escolher a terapia medicamentosa para cada paciente. Como alternativa, os achados dos estudos podem ser utilizados ao elaborar formulários para a população e para se definir pagamentos. Os profissionais podem trabalhar para os comitês de farmácia e terapêuticos, para os comitês de segurança do paciente ou para outros grupos que exigem a revisão e consideração de estudos na tomada de decisões para com a instituição ou plano de saúde.

Muitas organizações de saúde e hospitais possuem programas de relato de reação medicamentosa adversa e programas de avaliação do uso de medicamentos. Em geral, os farmacêuticos conduzem avaliações do uso de medicamentos para produtos farmacêuticos que estão associados ao risco de desfechos adversos, as quais são de alto custo ou de grande volume. Eles podem aplicar os princípios da farmacoepidemiologia ao conduzir essas atividades. Por exemplo, o farmacêutico de um hospital ao coletar relatos de evento medicamentoso adverso pode estabelecer a necessidade de outros estudos na organização. O farmacêutico também pode usar um desenho de estudo de coorte para identificar a taxa de evento ou fatores de risco. Dessa forma, esse profissional pode usar esses achados para elaborar orientações ou restringir o uso de um medicamento na instituição. Também existe a possibilidade de os farmacêuticos averiguarem os pacientes que recebem um medicamento específico, que problemas estão ocorrendo, e se existe relação causal provável entre a exposição ao medicamento e os desfechos avaliados. Esses achados podem ser usados para instruir os profissionais que prescrevem medicamentos sobre a efetividade do medicamento e os problemas de segurança.

Farmacêuticos em funções no setor de saúde pública, bem como profissionais de saúde pública, em geral, estão interessados no que ocorre no "campo" (i.e., no "mundo real"). Por exemplo, muitos farmacêuticos e profissionais de saúde pública estão interessados na adesão ao tratamento. Eles podem monitorar as taxas de adesão ao tratamento e os resultados associados à adesão em uma grande po-

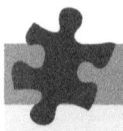

ESTUDO DE CASO 1-3

Farmacêuticos e farmacoepidemiologia[40]

Um farmacêutico decidiu determinar a frequência, a severidade e a previsão de reações medicamentosas adversas (ADRs, do inglês adverse drug reactions) que levavam a hospitalizações em uma unidade de cuidados intensivos médicos (MICU, do inglês *medical intensive care unit*). Foi realizado um estudo prospectivo. O farmacêutico encontrou um total de 281 pacientes admitidos na unidade MICU em um período de 19 semanas. Dessas internações, 21 (7,5%) estavam relacionadas a ADRs e 18 foram julgadas previsíveis. As interações medicamentosas foram a causa de 12 ADRs consideradas evitáveis. Para impedir as ADRs sérias, secundárias às interações fármaco-fármaco, foi necessário que o farmacêutico sugerisse às classes médica, farmacêutica e de enfermagem que atentassem para a polifarmácia e para a vigilância contínua dos medicamentos, além do fato de que as intervenções e políticas precisavam ser consideradas na instituição.

pulação. Esse tipo de estudo possibilita que outros profissionais tomem conhecimento da necessidade de uma intervenção educacional ou um programa de adesão para uma determinada população. Os farmacêuticos e os profissionais de saúde pública podem utilizar os achados dos estudos de farmacoepidemiologia para desenvolver intervenções baseadas em necessidades específicas da população.

Os farmacêuticos e os profissionais de saúde pública também têm a oportunidade de participar e conduzir pesquisas de farmacoepidemiologia. É óbvio que a preferência das companhias farmacêuticas, órgãos governamentais, planos de saúde e outras instituições será pelos profissionais de saúde com treinamento em farmacoepidemiologia. Aqueles com treinamento avançado estarão aptos a desenhar metodologias de estudos apropriadas e a aplicar seu conhecimento clínico no desenvolvimento de desenhos de estudos. Também serão capazes de avaliar as informações em grandes bancos de dados para responder a questões relacionadas à prática e, em seguida, divulgar os achados.

Está claro que a disciplina farmacoepidemiologia encontra-se em desenvolvimento. Um grande número de artigos relacionados à farmacoepidemiologia foram publicados na JAMA, no New England Journal of Medicine, no Pharmacotherapy e em outros jornais de farmácia e medicina relacionados com a farmacoepidemiologia.[5,41] Acadêmicos e pesquisadores estão identificando novas metodologias e técnicas que podem ser usadas no estudo dos efeitos dos medicamentos em grandes populações. A International Society for Pharmacoepidemiology (ISPE), uma organização internacional dedicada ao avanço no campo da farmacoepidemiologia, incluindo farmacovigilância, estudos de utilização de medicamento, estudos de efetividade comparada e controle do risco terapêutico (http://www.pharmacoepi.org) está crescendo e expandindo suas atividades.[42] As faculdades de farmácia, de saúde pública e de medicina estão incluindo a farmacoepidemiologia nas suas grades curriculares. Por exemplo, nos Estados Unidos, a Accreditation Council for Pharmaceutical Education (ACPE) exige que todos os estudantes de farmácia recebam algum treinamento em farmacoepidemiologia*.[43] Os profissionais de saúde são encorajados a aprender como aplicar os princípios da epidemiologia no estudo do uso dos medicamentos e nos resultados em grandes populações e usar os repositórios de dados para identificar novos usos de medicamentos e/ou identificar problemas potenciais de segurança dos fármacos.

RESUMO

A farmacoepidemiologia é o estudo do uso e dos efeitos dos medicamentos nas populações. Esse campo está em ascensão, pois, cada vez mais, tem sido reconhecida a sua importância para vários intervenientes entenderem mais sobre o uso dos medicamentos na prática. Para fornecer cuidados seguros e com uma melhor relação custo-eficácia, o governo, os pacientes, os formuladores de políticas e outros profissionais precisam compreender o uso dos medicamentos em um grande número de pessoas. As pesquisas farmacoepidemiológicas podem contribuir para os esforços de vigilância pós-comercialização, identificando novas indicações para os medicamentos, avaliando as intervenções, descrevendo as tendências de uso dos medicamentos e instruindo sobre a política. Por causa do potencial da farmacoepidemiologia, os profissionais de saúde precisam compreendê-la melhor e contribuir para seu progresso.

QUESTÕES PARA DISCUSSÃO

1. Explicar o desenvolvimento dos medicamentos nos Estados Unidos e o processo de aprovação, incluindo seus pontos favoráveis e limitações.
2. Você acha que para os Estados Unidos é válido o custo do desenvolvimento de um banco de dados de âmbito nacional para estudar o efeito dos medicamentos em grandes populações? Justifique.
3. Cite alguns dos recursos usados, na atualidade, para aprender sobre a efetividade e a segurança do uso dos medicamentos no "mundo real".
4. Elabore três questões relacionadas à prática que seriam do interesse de um farmacoepidemiologista.
5. Que tipo de postos de trabalho na farmacoepidemiologia poderão estar disponíveis para farmacêuticos ou profissionais de saúde pública no futuro? Quais competências seriam necessárias para os profissionais nelas interessados?
6. Na sua opinião, quais serão alguns dos pontos favoráveis e limitações dos estudos de pesquisa de farmacoepidemiologia?

---

* N. de R.T. No Brasil não há qualquer exigência quanto a isso. Somente algumas faculdades tem a disciplina de Farmacoepidemiologia e, em vários casos, esta não é uma disciplina obrigatória. Em algumas outras situações, alguns desses conteúdos são abordados em disciplinas de epidemiologia com abordagens clássicas ou voltadas, em parte, para a Farmácia.

REFERÊNCIAS

1. Strom BL, Kimmel SE. *Textbook of Pharmacoepidemiology*. West Sussex, England: John Wiley & Sons Ltd, 2006.
2. Wertheimer AI, Andrews KB. An overview of pharmacoepidemiology. *Pharm World Sci*. 1995;17(3):61-66.
3. Luo X, Doherty J, Cappelleri JC, Frush K. Role of pharmacoepidemiology in evaluating prescription drug safety in pediatrics. *Curr Med Res Opin*. 2007;23(11):2607-2615.
4. Gordis L. *Epidemiology*, 4th ed. Philadelphia, PA: Saunders Elsevier Inc, 2009.
5. Etminan M, Samii A. Pharmacoepidemiology I: A review of pharmacoepidemiology study designs. *Pharmacotherapy*. 2004;24(8):964-969.
6. Edwards IR, Aronson JK. Adverse drug reactions: Definitions, diagnosis, and management. *Lancet*. 2000;356:1255-1259.
7. Nebeker JR, Barach P, Samore MH. Clarifying adverse drug events: A clinician's guide to terminology, documentation, and reporting. *Ann Intern Med*. 2004;140:795-801.
8. What is a medication error? National Coordinating Council for Medication Error Reporting and Prevention website. http://www.nccmerp.org/about MedErrors.html. Accessed on December 15, 2009.
9. Prescription drug trends. The Henry Kaiser Family Foundation website. http://www.kff.org. September 2008. Accessed on January 10, 2009.
10. FDA-CDER approval times for priority and standard NMEs and new BLAs. The U.S. Food and Drug Administration website. http://www.fda.gov/Drugs/DevelopmentApproval Process/HowDrugsareDevelopedandApproved/DrugandBiologicApprovalReports/default.htm. Accessed November 10, 2009.
11. Pharmaceutical research and manufacturers of America –Pharmaceutical Industry Profile 2009. PhRMA website. http://www.phrma.org. April 2009. Accessed January 8, 2010.
12. Drugs. The U.S. Food and Drug Administration website. http://www.fda.gov/Drugs/default.htm. Accessed January 13, 2010.
13. DiMasi JA, Hansen RW, Grabowski HG. The price of innovation: New estimates for drug development costs. *J Health Econ*. 2003;22:151-185.
14. Vassilev ZP, Chu AF, Ruck B, et al. Evaluation of adverse drug reactions reported to a poison control center between 2000–2007. *Am J Health-Syst Pharm*. 2009;66:481-487.
15. Wysowski DK, Swartz L. Adverse drug event surveillance and drug withdrawals in the United States, 1969-2002. *Arch Intern Med*. 2005;165:1363-1369.
16. Hennessy S. Postmarketing drug surveillance: An epidemiologic approach. *Clin Ther*. 1998;20(suppl. C):C32-C39.
17. MedWatch: The FDA Safety Information and Adverse Event Reporting Program. The U.S. Food and Drug Administration website. http://www.fda.gov/Safety/MedWatch/default.htm. Accessed January 13, 2010.
18. VAERS. The U.S. Department of Health and Human Services website. http://vaers.hhs.gov/index. Accessed January 27, 2010.
19. Colman E, Szarfman A, Wyeth J, et al. An evaluation of a data mining signal for amyotrophic lateral sclerosis and statins detected in FDA's spontaneous event reporting system. *Pharmacoepidemiol Drug Saf*. 2008;17(11):1068-1076.
20. Tufts Center for the Study of Drug Development. Drug safety withdrawals in the U.S. not linked to speed of FDA Approval. *Tufts Impact Rep*. 2005;7(5):1-4.
21. Bunniran S, McCaffrey DJ, Bentley JP, Bouldin AS. Pharmaceutical product withdrawal: Attributions of blame and its impact on trust. *Res Social Adm Pharm*. 2009;5:262-273.
22. Nardinelli C, Lanthier M, Temple R. Drug-review deadlines and safety problems. *N Engl J Med*. 2008;359(1):95-96.
23. Garcia Rodriquez LA, Gutthann SP. Use of UK general practice research database for pharmacoepidemiology. *Br J Clin Pharmacol*. 1998;45:419-425.
24. McMahon AD, MacDonald TM. Design issues for drug epidemiology. *Br J Clin Pharmacol*. 2000;50(5):419-425.
25. Etminan M, Gill S, FitzGerald M, Samii A. Challenges and opportunities for pharmacoepidemiology in drug-therapy decision making. *J Clin Pharmacol*. 2006;46(1):6-9.
26. Hennessy S. Use of health care databases in pharmacoepidemiology. *Basic Clin Pharmacol Toxicol*. 2006;98(3):311-313.
27. Jha AK, DesRoches CM, Campbell EG, et al. Use of electronic health records in U.S. hospitals. *N Engl J Med*. 2009;360(16): 1628-1638.
28. FDA's Sentinel initiative. The U.S. Food and Drug Administration website. http://www.fda.gov/Safety/FDAsSentinelInitia tive/default.htm. Accessed January 13, 2010.
29. Koro CE, Fedder DO, L'Italien GJ, et al. Assessment of independent effect of olanzapine and risperidone on risk of diabetes among patients with

schizophrenia: Population-based nested case-control study. *BMJ*. 2002;325:243-245.
30. Kabinoff GS, Toalson PA, Healy KM, McGuire HC, Hay DP. Metabolic issues with atypical antipsychotics in primary care: Dispelling the myths. *J Clin Psychiatry*. 2003;5:6-14.
31. van den Brand MWM, Samson MM, Pouwels S, et al. Use of anti-depressants and the risk of facture of the hip or femur. *Osteoporos Int*. 2009;20:1705-1713.
32. Margolis DJ, Hofstad MA, Strom BL. Association between serious ischemic cardiac outcomes and medications used to treat diabetes. *Pharmacoepidemiol Drug Saf*. 2008;17(8):753-759.
33. Choudhry NK, Setoguchi S, Levin R, Winkelmayer WC, Shrank WH. Trends in adherence to secondary prevention medications in elderly post-myocardial infarction patients. *Pharmacoepidemiol Drug Saf*. 2008;17(12):1189-1196.
34. Pathak P, West DS, Martin BC, Helms M, Henderson C. Evidence-based use of second-generation antipsychotics in a state Medicaid pediatric population, 2001-2005. *Psychiatr Serv*. 2010;61(2):123-129.
35. Egan R, Pomeranz H. Sildenafil (Viagra) associated anterior ischemic optic neuropathy. *Arch Ophthalmol*. 2000;118:291-292.
36. Pomeranz HD, Bhavsar AR. Nonarteritic ischemic optic neuropathy developing soon after use of sildenafil (Viagra): A report of seven new cases. *J Neurovirol*. 2005;25:9-13.
37. Cosgrove-Mather B. Feds eye Viagra-blindness reports: Drug alters blood flow in body, may alter circulation to optic nerve. CBS Broadcasting Inc website. http://www.cbsnews.com/stories/2005/05/26/eveningnews/main698124.shtml. May 2006. Accessed January 13, 2010.
38. Johansson S, Ming EE, Wallander M, et al. Rosuvastatin safety: A comprehensive, international pharmacoepidemiology program. *Pharmacoepidemiol Drug Saf*. 2006;15(7): 454-461.
39. Medicines: Safety, efficacy, and utilization. World Health Organization website. http://www.who.int/medicines/areas/quality_ safety/safety_efficacy/en/index.html. Accessed December 5, 2009.
40. Rivkin A. Admissions to a medical intensive care unit related to adverse drug reactions. *Am J Health-Syst Pharm*. 2007;64: 1840-1843.
41. Draugalis JR, Plaza CM. Emerging role of epidemiologic literacy. *Ann Pharmacother*. 2006;40(2):229-233.
42. International Society for Pharmacoepidemiology website. http://www.pharmacoepi.org.
43. Accreditation standards and guidelines for the professional program in pharmacy leading to the doctor of pharmacy degree. Accreditation Council for Pharmacy Education website. http://www.acpe-accredit.org/pdf/ACPE_Revised_ PharmD_Standards_Adopted_Jan152006.pdf. January 2006. Accessed January 13, 2010.

Princípios da epidemiologia aplicados no estudo do uso de medicamentos

Yi Yang

Ao final deste capítulo, o leitor será capaz de:
1. reconhecer e calcular incidência e prevalência de uma doença;
2. explicar a aplicação de incidência e prevalência das doenças na farmacoepidemiologia;
3. reconhecer e calcular várias medidas de mortalidade;
4. debater a aplicação das medidas de mortalidade na farmacoepidemiologia;
5. reconhecer e calcular o risco relativo e a razão de chance;
6. reconhecer e calcular a redução dos riscos relativo e absoluto, o número necessário para tratar e o número necessário para causar dano;
7. debater a aplicação de várias medidas de associação e efeito na farmacoepidemiologia.

VISÃO GERAL DA EPIDEMIOLOGIA

Conforme abordado no Capítulo 1, a farmacoepidemiologia é o estudo do uso e dos efeitos dos medicamentos em um grande número de pessoas.[1] É uma disciplina relativamente nova que emprega os métodos de epidemiologia no estudo do uso e efeitos do medicamento nas populações.

A epidemiologia estuda os fatores que determinam a ocorrência e distribuição das doenças nas populações.[2] Ela foca especificamente as pessoas mais prováveis de desenvolverem uma doença sob alguma circunstância. Isso reflete o princípio básico da epidemiologia de que a doença não ocorre aleatoriamente em uma população, pois determinadas pessoas apresentam riscos mais elevados de desenvolver certas condições, comparadas com outras.

As características genéticas individuais, os comportamentos, a situação socioeconômica, o meio ambiente e a probabilidade de interação entre esses fatores exercem impacto no desenvolvimento da doença. Estudos epidemiológicos são realizados para examinar a frequência ou distribuição da doença nos grupos de pessoas, para determinar a causa ou os fatores de risco e para avaliar a efetividade das medidas preventivas e terapêuticas para controlar a doença.

▶ Epidemiologia da doença infecciosa

O ser humano, há muito, luta contra as doenças infecciosas. Por exemplo, em 1900, as causas líderes nos EUA foram pneumonia e *influenza*; tuberculose; diarreia, enterite e ulceração intestinal (Tabela 2-1). Como uma ciência médica fundamental para o estudo da frequência e ocorrência da doença, historicamente, a epidemiologia é considerada o estudo das doenças infecciosas em grandes populações.[3] Nessa perspectiva, a epidemiologia está focada em como a doença infecciosa se distribui nas populações e em quais fatores determinam essa distribuição.

As doenças infecciosas, por exemplo, apresentam algumas características especiais:[3]

- em geral, existe a presença de uma única causa conhecida identificável. A doença infecciosa pode ser causada por bactéria, vírus, fungo ou parasitas. Por exemplo, a cólera, uma infecção diarreica aguda, é causada pela ingestão da

Tabela 2-1 Causas líderes de óbito nos EUA, em 1990[a]

Classificação[b]	Causa	Número	Taxa[c]
1	Pneumonia (todas as formas e *influenza*)	40.362	202,2
2	Tuberculose (todas as formas)	38.820	194,1
3	Diarreia, enterite e ulceração intestinal	28.491	142,7
4	Doenças cardíacas	27.427	137,4
5	Lesões intracranianas de origem vascular	21.353	106,9
6	Nefrite (todas as formas)	17.699	88,6
7	Todos os acidentes	14.429	72,3
8	Câncer e outros tumores malignos	12.769	64,0
9	Senilidade	10.015	50,2
10	Difteria	8.056	40,3

[a] Dados dos Centers for Disease Control and Prevention. http://www.cdc.gov/nchs/data/dvs/lead1900_98.pdf.
[b] Classificação baseada no número de óbitos.
[c] Taxa de mortalidade bruta, para população de 100 mil habitantes.

bactéria *Vibrio cholera*. A gripe H1N1 de 2009 é causada pelo vírus *influenza* A (H1N1), de origem suína;

- a doença infecciosa apresenta potencial para transmissão de uma pessoa para outra ou de espécies para outras. Algumas doenças infecciosas podem ser disseminadas de pessoa para pessoa por meio do contato direto ou indireto, ou de pequenas partículas transportadas pelo ar, sendo que algumas são transmitidas por animais ou mordidas de insetos, e outras são transmitidas pelos alimentos ou pela água contaminada;
- pessoas portadoras de doença infecciosa, às vezes, mesmo que essa não seja reconhecida como um caso, podem se tornar um fator de risco para outras pessoas. Alguém infectado com o vírus *influenza*, por exemplo, pode contaminar outra pessoa, um dia antes da manifestação da doença;
- algumas pessoas podem ficar imunes por terem tido a doença antes, como, por exemplo, as que tiveram sarampo, as quais não o terão novamente;
- as vacinas podem prevenir o agravo, às vezes fatal, e as consequências das muitas doenças infecciosas, como sarampo e varíola. As imunizações não apenas protegem a pessoa vacinada, mas também a comunidade como um todo. Quando a maioria das pessoas de uma comunidade está vacinada, as poucas que não podem ser vacinadas, por várias razões, tal como aquelas com uma reação alérgica de ameaça à vida para qualquer componente de uma vacina, em geral, estão protegidas indiretamente, devido à imunidade do grupo.

▶ Epidemiologia da doença crônica

As causas líderes de óbito passaram de doenças infecciosas para doenças crônicas durante o século passado.[4] Hoje, as causas líderes de falecimento são doenças cardíacas, cânceres e derrames cerebrais, sendo todas crônicas por natureza (Tabela 2-2). Como o impacto das doenças crônicas na sociedade tornou-se bastante proeminente, a disciplina da epidemiologia também evoluiu e incorporou o estudo dessas enfermidades.

Características específicas da epidemiologia da doença crônica

- diferente das doenças infecciosas, as causas das doenças crônicas costumam ser complexas e, às vezes, não se identifica sequer uma única causa; no seu lugar, um grande número de fatores de risco contribui para a ocorrência da doença. Pressão arterial, colesterol total e lipoproteína de alta densidade elevados, tabagismo e diabetes, por exemplo, são estabelecidos como fatores de risco de doença arterial

Tabela 2-2 Causas líderes de óbito nos EUA, em 2006[a]

Classificação[b]	Causa	Número	Taxa[c]
1	Doenças cardíacas	631.363	211,0
2	Neoplasmas malignos	559.888	187,0
3	Doenças cerebrovasculares	137.119	45,8
4	Doenças respiratórias inferiores crônicas	124.583	41,6
5	Acidentes (lesões não intencionais)	121.599	40,6
6	Diabetes melito	72.449	24,2
7	Mal de Alzheimer	72.432	24,2
8	Influenza e pneumonia	56.326	18,8
9	Nefrite, síndrome nefrótica e nefrose	45.344	15,1
10	Septicemia	34.234	11,4

[a] Dados dos Centers for Disease Control and Prevention. http://www.cdc.gov/NCHS/data/nvsr/nvsr57/nvsr57_14.pdf.
[b] Classificação baseada no número de óbitos.
[c] Taxa de mortalidade bruta, para população de 100 mil habitantes.

coronariana.[5,6] Cada um desses fatores é um preditor independente de eventos de doença coronariana grave, mas nenhum deles é única causa da doença cardíaca coronariana;

- a doença crônica não é contagiosa no estado natural (*in natura*), isso é, ela não é disseminada de pessoa para pessoa na comunidade. Algumas doenças crônicas apresentam bases genéticas fortes, e também interagem com os fatores ambientais. Por exemplo, história familiar de diabetes tipo 2 é um dos fatores de risco mais fortes para a manifestação da doença, mas outros, como alimentação e estilo de vida sedentário, também desempenham um papel importante na determinação do risco de desenvolver essa doença;
- nas doenças crônicas, em geral, o processo é longo e envolve uma fase pré-clínica ou assintomática. Por isso, a detecção e tratamento precoces são cruciais no controle da doença crônica.[4] Ademais, devido à sua natureza prolongada e recorrente, as intervenções para o seu controle devem ser realizadas de forma persistente e em longo prazo;
- em geral, as doenças crônicas são incuráveis e potencialmente prejudiciais à expectativa e qualidade de vida do indivíduo.[4] O controle bem-sucedido de tais doenças envolve reduzir a marcha do seu progresso e prevenir ou retardar a ocorrência de complicações. Por exemplo, na artrite reumatoide, a função física da pessoa declinará ao longo do tempo. Portanto, os objetivos do tratamento são aliviar os sintomas, reduzir a deformidade articular e preservar as funções, além de manter ou melhorar a qualidade de vida.

Ao longo do tempo, a disciplina epidemiologia evoluiu da observação sistemática da ocorrência natural da doença para a pesquisa das causas e fatores de risco e, atualmente, para a avaliação das medidas de prevenção e controle nas populações. A farmacoepidemiologia aplica conceitos e metodologias da epidemiologia da doença crônica para o estudo dos medicamentos nas populações.

Os demais capítulos apresentarão as definições e conceitos básicos da epidemiologia da doença crônica que podem ser adaptados para o estudo dos padrões da utilização e efeitos da medicação. As aplicações desses conceitos na farmacoepidemiologia também serão descritos.

TIPOS DE CÁLCULOS: TAXAS, RAZÕES E PROPORÇÕES

Na epidemiologia, a presença e ausência de doença e outros desfechos dicotômicos costumam ser medidos usando taxas, razões e proporções.[7] *Taxa* é a expressão da frequência em que um evento ocorre na população em risco, durante um período específico, como um dia, seis meses ou um ano. A taxa é a comparação de dois números e possui quatro componentes: numerador, que é a frequência do evento; denominador, que é a população de risco para o evento; período específico; e multiplicador.[8] Em geral, as taxas são usadas na epidemiologia para comparações entre subgrupos da população ao longo do tempo. Por exemplo, a taxa de mortalidade infantil mede a taxa anual de óbitos de crianças com menos de um ano de idade para mil nativivos em um ano específico.[8] A taxa de mortalidade infantil* costuma ser utilizada como indicador do nível de saúde da comunidade. Nos EUA, ela tem demonstrado uma tendência de queda significativa ao longo do tempo, de 47,02: 1.000 nativivos, em 1940, para 6,69, em 2006.[9]

A *razão* é o valor obtido pela divisão de um número por outro. Ela descreve a relação entre o numerador e o denominador, que são duas quantidades separadas e não associadas. Então, uma característica importante da razão é que o numerador e o denominador, necessariamente, não estão relacionados. O numerador não está incluído no denominador, e vice-versa. A razão pode variar de zero até o infinito. Por exemplo**: qual é a razão de mulheres para homens na população norte-americana? A razão é expressa por uma fração, cujo numerador é o número de mulheres na população e o denominador é o número de homens. De acordo com o censo de 2000, havia 143,4 milhões de mulheres e 138,1 milhões de homens nos EUA.[10] A razão de mulheres para homens era de 1,04 em 2000.

A *proporção* também é obtida pela divisão de um número por outro. No entanto, na proporção, diferente da razão, o numerador e o denominador estão sempre associados. O numerador é sempre um subconjunto do denominador. A proporção costuma ser expressa como percentagem variando de zero a 100%. Por exemplo, a proporção de pacientes com infarto agudo do miocárdio (IAM) sem contraindicações para betabloqueadores, que recebem prescrição para utilizá-los na alta hospitalar, é usada pelos Centers for Medicare and Medicaid Services (CMS) como um indicador de qualidade de pacientes hospitalizados.[11] Neste exemplo, os pacientes IAM sem contraindicações para betabloqueadores, que deixam o hospital com prescrição para tais fármacos, são um subconjunto de todos os pacientes IAM sem contraindicações para betabloqueadores que recebem alta hospitalar. A proporção de pacientes IAM que recebem alta hospitalar com um betabloqueador e a proporção de pacientes IAM que recebem alta hospitalar sem um betabloqueador deverão somar até 100%, porque essas duas proporções são coletivamente exaustivas.

MEDINDO A MORBIDADE

Morbidade é definida como "qualquer afastamento, subjetivo ou objetivo, de um estado de bem-estar fisiológico ou psicológico".[8] Os sinônimos de morbidade incluem enfermidade, doença e condição mórbida. A primeira fase no entendimento da morbidade é ser capaz de medi-la apropriadamente.

Há dois tipos de medidas básicas da frequência da ocorrência de doença na população – *incidência* e *prevalência*. A incidência mede a ocorrência de novos casos de uma doença ou início da doença, a prevalência mede o número de casos de uma doença já manifestada na população. A próxima seção define as medidas de incidência e prevalência da doença, apresenta maneiras de quantificá-las e discute a relação entre elas. As aplicações dessas medidas na farmacoepidemiologia também estão ilustradas.

▶ Incidência

Incidência de uma doença é definida como o número de novos casos que ocorrem em uma população em risco para desenvolver a doença, durante um período especificado (em geral, um ano). No início, as pessoas do grupo em risco não apresentam a doença. Para doenças comuns, a incidência pode ser expressa como um percentual ou número de novos casos para uma população de mil habitantes e, para condições raras, em geral, ela é expressa com um denominador grande, por exemplo, para 100 mil habitantes.

Existem dois elementos críticos na definição da incidência. Primeiro, a incidência mede a ocorrência de novos casos da doença, verificando a ocorrência da doença nas pessoas que não apresentavam a condição antes. Para doenças que podem ocorrer mais de uma vez durante o período especificado, a incidência mede apenas a primeira ocorrência. Segundo, o denominador do cálculo da incidência deverá incluir todas as pessoas do grupo em risco para desenvolver a doença de interesse, que costumam ser referidas como "população em risco" ou "população candidata". Qualquer pessoa incluída no denominador deve apresentar o potencial para tornar-se membro do grupo no numerador. Por exemplo, su-

---

* N. de T. No Brasil, a taxa de mortalidade infantil para mil nativivos, em 2000, foi de 27,4‰, em 2008, foi de 17,6‰, segundo a Rede Interagencial de Informações para a Saúde (RIPSA), do Ministério da Saúde.
Fonte: http://tabnet.datasus.gov.br/cgi/idb2010/c01b.htm).

** N. de T. No Brasil, de acordo com o Censo de 2010, a relação de homens para cada 100 mulheres é de 95,9 homens (ou seja, a razão de mulheres para homens na população brasileira é de 1,04 [97.348.809 mulheres e 93.406.990 homens]). No ano de 2000, essa relação era de 1,05. (IBGE – www.ibge.gov.br)

ponha o cálculo da incidência de câncer de próstata nos EUA, em 2009: divide-se o número de novos casos de câncer de próstata registrados durante 2009 pelo número total de homens na população norte-americana neste ano, pois as mulheres não correm o risco de desenvolver a doença.

Há dois tipos de medidas de incidência: *incidência cumulativa*, quando o denominador é formado por pessoas da população candidata observadas por todo o período; e a *taxa de incidência*, quando o denominador expressa pessoa-tempo, ninguém é observado por todo o período. Embora essas unidades meçam a ocorrência de novos casos, ou a transição do estado de ausência da doença para o de doença, a incidência cumulativa e a taxa de incidência apresentam características diferentes.

Incidência cumulativa

A incidência cumulativa mede a proporção da população em risco que desenvolve a doença de interesse em um período especificado. Todas as pessoas no denominador devem ser observadas por todo o período de acompanhamento. A escolha desse período é arbitrária, o período de um ano costuma ser utilizado no relato da incidência cumulativa. Essa incidência é uma medida de risco em um grupo de pessoas. Quando o risco é medido para uma única pessoa, ele é simplesmente referido como risco.[12] Às vezes, a incidência cumulativa é referida como proporção de incidência. A incidência cumulativa é calculada da seguinte maneira:

$$\text{Incidência cumulativa} = \frac{\text{Número de novos casos da doença durante período especificado}}{\text{Número de pessoas do grupo em risco para desenvolver a doença durante o mesmo período}}$$

Observe que, na equação precedente, o número de novos casos e o número de pessoas do grupo em risco devem ser medidos para o mesmo período definido. A incidência cumulativa pode ser expressa como um percentual ou número de novos casos para uma população de mil ou 100 mil habitantes.

A incidência cumulativa é, primariamente, utilizada em populações fixas quando a imigração iguala-se à emigração e não existem perdas de seguimento. Agora, consideremos um exemplo hipotético: entre 80 pessoas obesas (IMC $\geq$ 30) participando de um programa educacional de um ano, 60 não apresentavam diabetes melito tipo 2, no início do programa, em janeiro de 2009. Todas as 80 pessoas foram acompanhadas por todo o ano de 2009. No final do programa, dezembro de 2009, seis dos 60 participantes foram diagnosticados com diabetes tipo 2. Isso resulta em uma incidência de 10%, cumulativa, de diabetes tipo 2 entre os participantes, os quais não tinham a doença no início do programa, ou seja, de cem para mil participantes durante o período de um ano.

A Figura 2-1 apresenta um exemplo do uso da incidência cumulativa para medir a ocorrência da doença em grandes populações. É o cálculo da incidência cumulativa de diabetes diagnosticado para uma população de mil habitantes, na faixa etária de 18 a 79 anos, de 1980 a 2007. Pode-se observar, na Figura 2-1, que, em todos os grupos, a incidência cumulativa de diabetes diagnosticado mudou discretamente durante a década de 1980. Entretanto, sua elevação iniciou em todos os grupos na década de 1990. Durante a década de 2000, continuou a subir entre as pessoas de 18 a 44 anos de idade. Notam-se alguns sinais animadores entre os participantes nos grupos etários de 45 a 64 anos e de 65 a 79 anos, ou seja, a taxa de crescimento na incidência cumulativa pareceu ter diminuído nesses dois grupos de pessoas mais idosas.

Taxa de incidência

Nos estudos epidemiológicos, às vezes, nem todos os indivíduos na população em risco são observados por todo o período devido a uma série de razões. Alguns entram no período de observação depois do seu início, enquanto outros sofrem perda de seguimento. Por esse motivo, a duração do acompanhamento não será a mesma para cada pessoa. Quando a população estudada é dinâmica, isto é, quando pessoas diferentes são acompanhadas por períodos diferentes, a taxa de incidência será usada para medir a velocidade de ocorrência de novos casos, considerando os vários momentos de observação para diferentes indivíduos. A taxa de incidência também é referida como densidade de incidência. Ela é calculada da seguinte maneira:

$$\text{Taxa de incidência} = \frac{\text{Número de novos casos da doença durante um período especificado}}{\text{Total pessoa/tempo de observação na população em risco durante o mesmo período}}$$

O numerador para a taxa de incidência é o mesmo daquele para a incidência cumulativa. A diferença entre as duas medidas reside no deno-

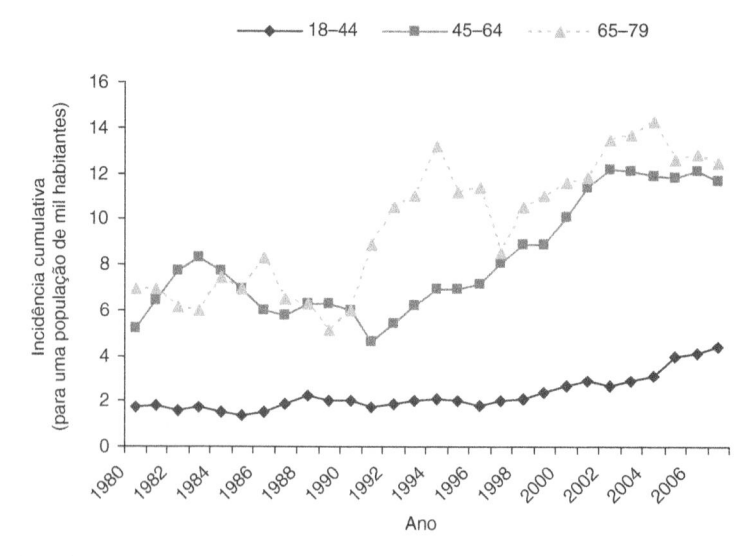

▲ **Figura 2-1** Incidência cumulativa de diabetes diagnosticado para uma população de mil habitantes na faixa etária de 18 a 79 anos, nos EUA, de 1980 a 2007. Dados dos Centers for Disease Control and Prevention. http://www.cdc.gov/diabetes/statistics/incidence/fig3.htm.

minador. O denominador da taxa de incidência é a soma dos períodos com que cada pessoa na população em risco contribuiu para desenvolver a doença. Por essa razão, a taxa de incidência mede o número de pessoas que se tornaram novos casos da doença, durante o período especificado, como uma proporção do tempo total em que as pessoas na população em risco foram observadas.

Agora, considere um estudo de cinco anos (Figura 2-2). O participante A entrou no estudo no Ano 0 e foi acompanhado até o final do Ano 3; o participante B entrou no estudo no início do Ano 1 e tornou-se um caso no final do Ano 4; o participante C entrou no estudo no início do Ano 1 e desenvolveu a doença no final do mesmo ano; o participante D entrou no início e foi acompanhado por todo o período do estudo sem desenvolver a doença de interesse; o participante E entrou no início do Ano 1 e também foi observado até o final do estudo. Uma pessoa em risco monitorada por um ano é igual a uma pessoa/ano. Nesse exemplo hipotético, os participantes A e B contribuíram com 3 pessoas/ano, cada um; o participante C contribuiu com 1 pessoa/ano; os participantes D e E contribuíram com 5 e 4 pessoas/ano, respectivamente. Isso gera um total de 16 pessoas/ano. Observe que o número total de pessoas/ano do acompanhamento é obtido pela simples soma de todos os anos contribuídos por cada participante. Também é sabido que, nesse exemplo hipotético, dois novos casos surgiram durante a observação, a taxa de incidência calculada é de 0,125 pessoa/ano, ou 12,5/100 pessoas/ano. Isso significa a expectativa, na média, de que cerca de 12,5% dos pacientes por ano desenvolveriam a doença de interesse entre os pacientes similares àqueles do exemplo. A escolha das unidades pessoa/tempo no denominador é arbitrária. A unidade de tempo usada no cálculo da taxa de incidência pode ser ano, mês e dia, dependendo da natureza da doença em estudo. Pessoa/ano costuma ser usada com relação a doenças que levam muito tempo para se desenvolver, como o diabetes melito. Para doenças que se desenvolvem rapidamente, como a *influenza*, pessoa/mês ou pessoa/dia são as usadas.

Em muitas situações, computar pessoa/tempo para uma grande população como, por exemplo, para toda a população da cidade de New York, pela contagem distinta de pessoas/ano de risco para cada indivíduo, usando o método descrito na Figura 2-2, seria impraticável. Na epidemiologia, pessoa/tempo, para uma grande população, quase sempre pode ser calculada multiplicando-se o tamanho médio da população em risco pelo período médio em que a população esteve em observação. Em muitos casos, poucas pessoas na população desenvolvem a doença de interesse e a população em observação permanece praticamente estável durante o período de acompanhamento. Nessas situações, o tamanho médio de toda a população pode ser obtido no U.S. Census Bureau*. Suponha

---

* N. de T. U.S. Census Bureau – agência federal dos EUA responsável pelo censo.

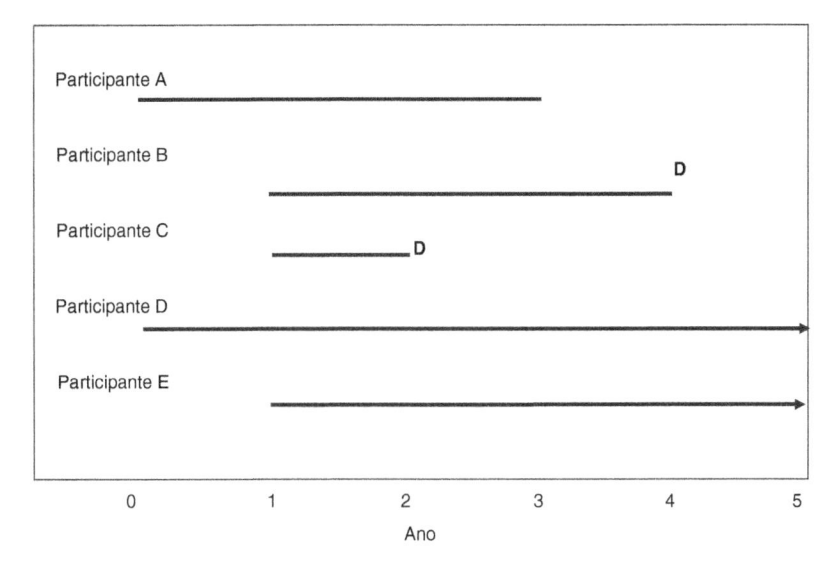

▲ **Figura 2-2** Estudo hipotético de cinco participantes. A linha horizontal cheia indica o tempo de acompanhamento enquanto os participantes estavam em risco de desenvolver a doença; D indica um caso.

o cálculo da taxa de incidência de câncer de mama nas mulheres norte-americanas em 2006: seria o número total de novos casos de câncer de mama descobertos no ano dividido pelo número total de mulheres nesse ano, assumindo que cada mulher foi observada por todo o período. Com base nos dados de Surveillance and Epidemiology End Results (Vigilância e Epidemiologia de Eventos Finais), mantidos pelo U.S. National Cancer Institute (Instituto Nacional do Câncer dos EUA), o autor encontrou a taxa de incidência de câncer de mama, ajustada para idade (ver taxa de mortalidade ajustada para idade mais adiante, neste capítulo), de 123,8 para 100 mil mulheres por ano,[13] ou 123,8 para 100 mil mulheres/ano.

▶ Prevalência

A prevalência da doença é definida como o número de casos existentes (antigos ou novos) na população (doente, saudável, de risco e não de risco). Ela foca o estado da doença de interesse e mede a proporção da população que a apresenta. Alguns indivíduos podem ter desenvolvido a enfermidade há muito tempo, e outros mais recentemente. Entretanto, todos eles devem apresentar a doença de interesse no momento da avaliação. São dois os tipos de medidas de prevalência: *prevalência de ponto* e *prevalência período*.

Prevalência de ponto

Prevalência de ponto é o número de pessoas que apresentam a doença de interesse em instante específico, dividido pelo número de pessoas na população nesse mesmo instante, por exemplo, em determinado dia. A prevalência de ponto é calculada da seguinte maneira:

$$\text{Prevalência de ponto} = \frac{\text{Número de pessoas que apresentam a doença em instante específico}}{\text{Número de pessoas na população nesse mesmo instante}}$$

A prevalência de ponto pode ser considerada como um simples instantâneo da população, isto é, o cálculo da prevalência de ponto está baseado no exame em instante específico, como uma data ou o dia da internação hospitalar. Suponha que o interesse seja saber a prevalência de ponto da colonização nasal por *Staphylococcus aureus* resistente à meticilina (SARM) em todos os pacientes hospitalizados na unidade de terapia intensiva (UTI) no estado. Em primeiro lugar, é necessário obter as culturas nasais para SARM de todos os pacientes na UTI, inclusive dos pacientes comprovados positivos para SARM em um determinado dia, para determinar o número de pacientes com cultura positiva para SARM naquele dia. Depois, dividir esse número pelo número total de pacientes de UTI no estado no referido dia. A proporção resultante é a prevalência de ponto da presença nasal de SARM na UTI no estado, naquele determinado dia. A prevalência de ponto pode ser expressa como o percentual ou número de casos por mil ou 100 mil pessoas na população, dependendo da frequência da doença de interesse. Observe que, em algumas situações, a pesquisa para prevalência de ponto levaria realmente mais tempo do que um único dia.

Prevalência período

O segundo tipo de medida de prevalência é a prevalência período. Refere-se ao número de pessoas de certa população que manifestam a doença durante determinado período, dividido pelo número de pessoas dessa população nesse mesmo período. A prevalência período é calculada da seguinte maneira:

$$\text{Prevalência período} = \frac{\text{Número de pessoas que manifestam a doença em determinado período}}{\text{Número de pessoas na população nesse mesmo período}}$$

A prevalência período é calculada da mesma maneira que a prevalência de ponto, exceto pelo fato de o numerador ser o número de pessoas que apresentaram a doença em determinado período. O numerador inclui os casos presentes no início do período, bem como os casos desenvolvidos durante esse mesmo período. A prevalência período pode ser considerada uma série de instantâneos da população durante um período específico, sinalizando o quanto determinada doença está presente em uma população em certo período. A prevalência período pode ser calculada para semana, mês, ano, década ou qualquer outra unidade de tempo.

"Prevalência período" é um termo pouco empregado. Na literatura, o termo *prevalência* costuma ser usado sem um termo modificador e, em geral, refere-se ao estado da doença em determinado instante, o que é *prevalência de ponto*.[14]

Relação entre incidência e prevalência

Conforme resumido na Tabela 2-3, a incidência cumulativa, a taxa de incidência, a prevalência de ponto e a prevalência período apresentam diferenças significativas. A primeira é que essas medidas refletem fases da doença. A incidência cumulativa e taxa de incidência medem a ocorrência de uma nova doença, ou uma alteração do estado saudável para doente, e a prevalência reflete os casos existentes, ou o ônus da doença na população. Segunda, as medidas diferem no que é exatamente medido. A incidência cumulativa mede a probabilidade de uma pessoa ficar doente em um período específico, a taxa de incidência mede a velocidade da ocorrência de novos casos, e as duas medidas de prevalência determinam a proporção da população com a doença de interesse em instante específico ou durante determinado período. Por fim, essas medidas possuem unidades diferentes. A taxa de incidência tem unidades de novos casos por unidade de pessoas/tempo, a incidência cumulativa e as medidas de prevalência não têm unidades.

A incidência e prevalência da doença também estão estritamente relacionadas pelo fato de que a incidência afeta a prevalência. Quanto maior a incidência, mais pessoas manifestarão a doença de interesse. Está claro que a prevalência também é influenciada pelas seguintes situações: primeira, quanto maior a duração da doença, maior a prevalência. Por exemplo, na hipertensão essencial, a taxa de incidência é alta, a duração da doença é longa e a prevalência é alta. Segunda, as doenças com curta duração podem ter uma prevalência baixa,

Tabela 2-3 Características das medidas de incidência e prevalência

Características	Incidência cumulativa	Taxa de incidência	Prevalência de ponto	Prevalência período
Tipo de casos	Nova	Nova	Existente	Existente
Tipo de medida	Proporção	Taxa	Proporção	Proporção
Unidade de medida	Nenhuma	Casos/pessoa-tempo	Nenhuma	Nenhuma
Variação	0 a 1	0 a ∞	0 a 1	0 a 1
Sinônimos	Risco, proporção de incidência	Densidade de incidência	Nenhuma	Nenhuma

mesmo que a taxa de incidência seja alta; verifica-se este fato para doenças benignas. Por exemplo, a taxa de incidência da roséola infantil, uma doença viral que costuma afetar crianças jovens, entre seis meses e dois anos de idade, é alta. No entanto, sua prevalência pode ser baixa porque, depois de um breve período (com febre alta, em geral três a sete dias, seguido de *rash* evidente que, como a febre, cede de horas a poucos dias) a maioria das crianças recupera-se da infecção e sai do estado de doença. Terceira, a prevalência também pode ser baixa para uma doença séria que leva rapidamente ao óbito, porque a duração é curta. Por exemplo, a prevalência de parada cardíaca súbita é baixa, mesmo sua incidência sendo considerada alta, porque costuma levar ao óbito se não tratada em minutos. Nesse caso, a prevalência baixa significa que em momento específico haverá apenas uma pequena proporção de pessoas sofrendo de uma parada cardíaca súbita. Por fim, algumas doenças são de longa duração, assim, mesmo a taxa de incidência sendo baixa, a prevalência será alta. O mal de Alzheimer e o de Parkinson são exemplos.

Um indivíduo que adoece adiciona uma pessoa na incidência da doença. Ele também adiciona uma pessoa na prevalência da doença para a duração da sua doença, até recuperar-se ou morrer. Se a prevalência de uma doença é baixa em uma população relativamente estável, a relação entre a prevalência e a taxa de incidência pode ser expressa como:

$$P \approx I \times D$$

Onde P é a prevalência, I é a taxa de incidência e D é a duração média da doença. Isso significa que, em uma população relativamente estável, ou seja, em que o número de pessoas ingressadas e o de existentes são iguais durante um momento específico, a prevalência de uma doença iguala-se ao produto da taxa de incidência pela duração média da doença.[15] Por exemplo, se a taxa de incidência de uma doença é 2% e a incidência tem sido relativamente estável ao longo dos anos, e se a duração aproximada da doença é de 15 anos, a prevalência da doença seria aproximadamente 30%.

Para ilustrar melhor a relação entre incidência e prevalência, considere um estudo hipotético de coorte (ver Capítulo 3 para descrição de estudo de coorte). O uso de um novo fármaco, Medicamento A, foi estudado para prevenção de alergias sazonais em pacientes que já haviam apresentado esse tipo de alergia no passado. Todos os 50 pacientes que receberam o Medicamento A desenvolveram alergias sazonais durante o período de acompanhamento. Eles foram observados por um total de 700 pessoas/dia antes da manifestação dos primeiros sintomas alérgicos. Ao final do estudo, cerca de 20% dos pacientes relataram manifestação de sintomas alérgicos. Sendo assim, a incidência cumulativa do desenvolvimento de alergia sazonal foi de 50/50 = 1 nesse grupo de pacientes, a taxa de incidência foi de 50/700, que significa 0,071 casos por pessoas/dia e 7,1 casos por 100 pessoas/dia, e a prevalência foi de 20%. Observe os dados do grupo não tratado: todos os 50 pacientes desenvolveram alergias sazonais, assumindo-se que a taxa de incidência foi de 0,12 casos por pessoa/dia. Cerca de 30% dos pacientes do grupo não tratado relataram manifestação dos sintomas alérgicos. A incidência cumulativa de uma pessoa nos grupos de tratados e de não tratados sugere que o tratamento com o Medicamento A não previne totalmente as alergias sazonais ou reduz o risco do seu desenvolvimento. Entretanto, a taxa de incidência foi baixa no grupo tratado, indicando que o Medicamento A atrasou ou retardou o início das alergias sazonais. Além disso, a prevalência foi mais baixa no grupo tratado, sugerindo que os pacientes tratados apresentaram uma probabilidade menor para manifestação de sintomas alérgicos na média dos dias.[16]

Uso da incidência e prevalência na farmacoepidemiologia

A incidência e a prevalência são medidas usadas para descrever a ocorrência de doenças. A prevalência é mais adequada na determinação do ônus da doença na comunidade. Por exemplo, a prevalência de câncer na comunidade é importante para a previsão da necessidade de diagnóstico dessa doença e de recursos de tratamento nessa comunidade. Por outro lado, a incidência é mais vantajosa, antes de tudo, no estudo da causa da doença e na avaliação da efetividade dos programas de prevenção do desenvolvimento de doenças. Por exemplo, a incidência de diabetes na população é informação útil no delineamento de programas educacionais para aumentar a adesão do paciente às recomendações médicas a fim de prevenir as complicações decorrentes do diabetes. Na farmacoepidemiologia, além da sua utilização epidemiológica padrão, os conceitos de incidência e prevalência podem ser aplicados ao estudo do uso e efeitos dos medicamentos. Eles podem ser empregados para medir eventos medicamentosos, bem como identificar novos usuários de medicamentos, medir a utilização existente de medicamentos e assim por diante. Uma análise farmacoepidemiológica da utilização de medicamentos está, por natureza, baseada na população. Por exemplo, para aumentar o uso de estatinas entre os diabéticos ou com doença arterial coronariana sem prescrição para estatinas nos últimos seis meses, uma companhia de gestão de benefícios de farmácia enviou materiais educacionais para os beneficiários. O estudo mostra que 12,1% dos membros, cujos prescritores receberam a intervenção, e 7,3% do grupo controle iniciaram a terapia com estatina durante um período de acompanhamento de quatro meses.[17] Esse é um exemplo da aplicação do conceito de incidência cumulativa na farmacoepidemiologia. Novos usuários de medicamentos também são referidos como *usuários incidentes* nessa área de estudo.

Pelo motivo de a prevalência ser uma medida de estado, ela também é usada para descrever a frequência de outras características diferentes da doença na população.[15] Por exemplo, a proporção de uma população que recebe uma certa farmacoterapia seria descrita como a prevalência da farmacoterapia. Em outro estudo de usuários de estatina, os usuários existentes de estatina foram identificados antes da admissão hospitalar por pneumonia. Esse estudo relatou que dos 29.900 pacientes elegíveis hospitalizados por pneumonia, 1.372 eram usuários ativos de estatina (ou usuários prevalentes), que foram definidos por, pelo menos, uma prescrição dispensada em 125 dias antes da hospitalização por pneumonia.[18]

MEDINDO MORTALIDADE

Mortalidade refere-se à ocorrência de óbito, e os dados de mortalidade são de grande interesse na epidemiologia. Esses dados podem ser usados na avaliação da saúde de uma população ou para comparar a saúde em diferentes seguimentos da população. A mortalidade também é um índice de severidade da doença; por isso, seus dados podem ser utilizados pelos profissionais da saúde e da saúde pública na identificação das doenças e condições associadas com a frequência do óbito, bem como na avaliação da efetividade dos serviços de saúde na prevenção do óbito prematuro. Entretanto, o número absoluto de óbitos raramente informa o suficiente para realizar comparações entre seguimentos da população ou examinar alterações ao longo do tempo, pois ele é altamente influenciado pelo tamanho da população e sua composição etária. Por exemplo, uma população muito grande tende a ter mais óbitos do que uma população pequena, ou uma população com um grande seguimento de idosos também tende a gerar mais eventos de óbito.[20] Como resultado, várias medidas de mortalidade são utilizadas para descrever o risco de morte na população. A próxima seção apresenta as taxas de mortalidade normalmente usadas na epidemiologia e suas aplicações na farmacoepidemiologia.

▶ Taxa bruta de mortalidade

A *taxa bruta de mortalidade* (ou de óbito) é o número total de óbitos por qualquer causa para mil pessoas de uma população durante um período específico, dividido pelo número total de pessoas dessa população durante esse mesmo período.

$$\text{Taxa bruta de mortalidade} = \frac{\text{Número de óbitos por qualquer causa durante um período específico}}{\text{Número total de pessoas dessa população durante esse mesmo período}} \times 1.000$$

A taxa bruta de mortalidade costuma ser relatada para o período de um ano. Ela também pode ser expressa como o número total de óbitos para 100 mil pessoas de uma população. Por exemplo, em 2006, 2.426.264 óbitos ocorreram nos EUA em uma população estimada de 299.398.484 habitantes em 1º de julho de 2006,[9,21] produzindo uma taxa bruta anual de mortalidade de 810,4 para 100 mil pessoas na população, em 2006. Em virtude das alterações na população ao longo do tempo, em geral, o tamanho da população no meio do ano é usado como o número aproximado de pessoas na população durante o ano. Observe que as taxas brutas de mortalidade são influenciadas pela composição etária da população.[20] Por essa razão, usar as taxas brutas de mortalidade na análise das alterações ao longo do tempo ou para realizar comparações entre subgrupos na população costuma conduzir a resultados enganosos. Dessa forma, a *taxa de mortalidade específica por idade* é usada para comparar os riscos de mortalidade entre os grupos etários.

▶ Taxa de mortalidade específica por idade

A taxa de mortalidade específica por idade mede o número total de óbitos por qualquer causa entre indivíduos de uma faixa etária específica. Em geral, ela é expressa para mil ou para 100 mil pessoas de uma população para o período de um ano. Por exemplo, a taxa de mortalidade em crianças com menos de 10 anos de idade pode ser computada usando a seguinte equação:

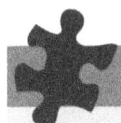

PRINCÍPIOS DA EPIDEMIOLOGIA APLICADOS... **CAPÍTULO 2** **27**

ESTUDO DE CASO 2-1

Estudo da prescrição de antidepressivos e alterações na mortalidade e no suicídio por uso desses medicamentos

Em um estudo dos registros de prescrição de atenção primária de saúde na Inglaterra, de 1993 a 2004, Morgan e colaboradores[19] examinaram a prevalência do tratamento com antidepressivos e a associação entre o uso desses medicamentos e desfechos adversos em saúde, incluindo suicídio e mortalidade por envenenamento. Os dados de prescrição de antidepressivos foram obtidos do Department of Health (Departamento de Saúde). Os dados da mortalidade por suicídio e envenenamento foram obtidos do Office for National Statistics (Gabinete

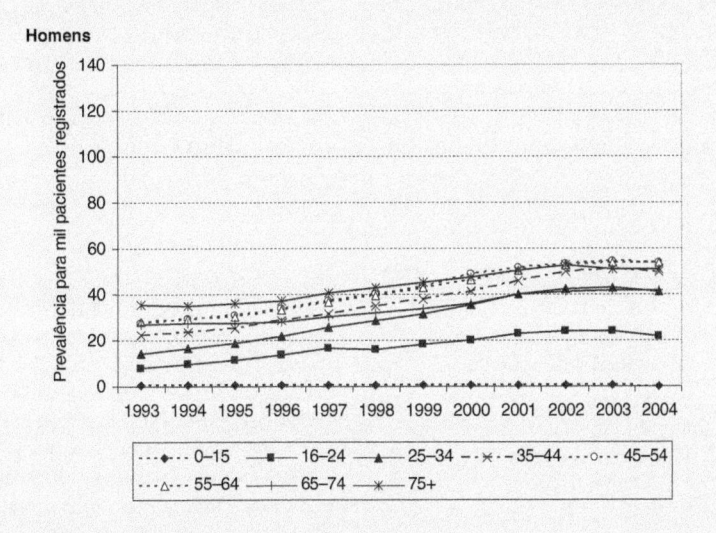

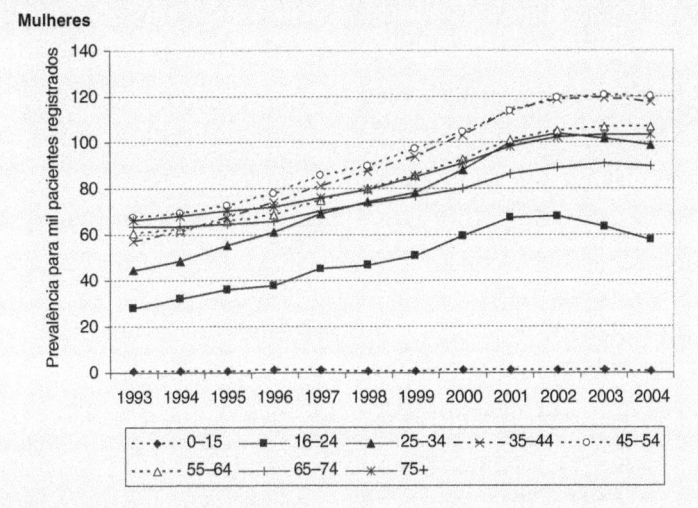

▲ **Figura 2-3** Prevalência do tratamento com antidepressivos para mil pacientes atendidos por um clínico geral, por grupo etário e sexo, na Inglaterra, de 1993 a 2004. (Reimpresso da Ref. 19 com permissão da Oxford University Press.)

de Estatística Nacional). Os dados de prescrição de antidepressivos específicos para idade e sexo foram obtidos do banco de dados de assistência primária de saúde *Health Improvement Network* (Rede para Promoção da Saúde). A Figura 2-3 ilustra a prevalência do tratamento com antidepressivo para mil pacientes atendidos por um clínico geral, por grupo etário e sexo, na Inglaterra, de 1993 a 2004. Observe, nessa figura, que existe uma tendência geral para aumento da prevalência do tratamento com antidepressivos, de 1993 a 2004, para ambos os sexos e todos os grupos etários, exceto para homens com idades entre 15 e 24 anos e mulheres entre 15 e 24 anos e 25 e 34 anos, grupos em que houve um declínio na prevalência do tratamento.

O aumento na prevalência de antidepressivos foi especialmente explicado pelo rápido aumento no número de prescrições para inibidores seletivos da recaptação da serotonina, com um gradual aumento para outros antidepressivos. A taxa de suicídio padronizada para idade e a taxa de mortalidade para antidepressivo foram relatadas para um milhão de pessoas na população. As taxas gerais para suicídio apresentaram uma redução estável de 1993 a 2004, assim como a taxa para envenenamento por não medicamentos. As taxas de mortalidade para envenenamento por antidepressivos apresentaram um discreto aumento de 1996 a 1997, seguido de um declínio até o final do estudo. Os resultados da regressão multivariada sugerem que, depois do controle por idade e sexo, o aumento do tratamento com antidepressivos não foi associado à mortalidade por envenenamento ou suicídio por antidepressivo na Inglaterra, na população.[19]

$$\text{Taxa de mortalidade específica por idade} = \frac{\text{Número de óbitos por qualquer causa, durante um período específico, de uma faixa etária determinada}}{\text{Número total de pessoas da referida faixa etária em uma população durante aquele período}} \times 1.000$$

As taxas de mortalidade específicas por idade permitem a comparação dos riscos de mortalidade para um determinado grupo etário em subpopulações diferentes. Por exemplo, em 2006, a taxa de mortalidade específica por idade para crianças entre um e quatro anos foi de 28,4 para 100 mil pessoas de ambos os sexos nos EUA, e as taxas de mortalidade específicas por idade, para homens e mulheres, foram de 30,5 e 26,3 para 100 mil pessoas, respectivamente.[9]

▶ **Taxa de mortalidade ajustada por idade**

Para considerar a variação nas distribuições etárias nas comparações das taxas brutas de mortalidade ao longo do tempo, ou nos seguimentos na população, é preciso ter uma medida resumo do risco de mortalidade. Por isso, a *taxa de mortalidade ajustada por idade* foi desenvolvida.[20] Ela é definida como "a taxa de óbito que ocorreria se as taxas de óbito específicas por idade observadas estivessem presentes em uma população com uma distribuição etária igual àquela de uma população padrão".[20] Calcular essa taxa exige a escolha de uma população padrão, isto é, uma população com distribuição etária "padrão". Essa seleção é arbitrária porque não existem muitas populações padrão. Antes de 1999, a população padrão de 1940 era usada na computação da taxa de mortalidade ajustada por idade nos EUA; desde 1999, essa taxa é calculada com base na população padrão do ano 2000.[20]

O método mais utilizado para computar a taxa de mortalidade ajustada por idade é o método de padronização direta, embora a padronização indireta também possa ser empregada. Para detalhes técnicos sobre como calcular a taxa de mortalidade ajustada por idade, por favor, consulte outras fontes.[20,22] A Figura 2-4 mostra as tendências das taxas brutas anuais de mortalidade ajustadas por idade, para 100 mil pessoas nos EUA, de 1940 a 2006.[9]

As taxas de mortalidade ajustadas por idade permitem a comparação dos riscos de mortalidade entre grupos populacionais e de localidades geográficas; elas também permitem a comparação das tendências de mortalidade ao longo do tempo. Entretanto, ela não pode substituir a taxa bruta de mortalidade ou a taxa de mortalidade específica por idade, porque a taxa de mortalidade ajustada por idade calculada é baseada na população "padrão" e não reflete o risco de mortalidade de uma população "real".[20,22]

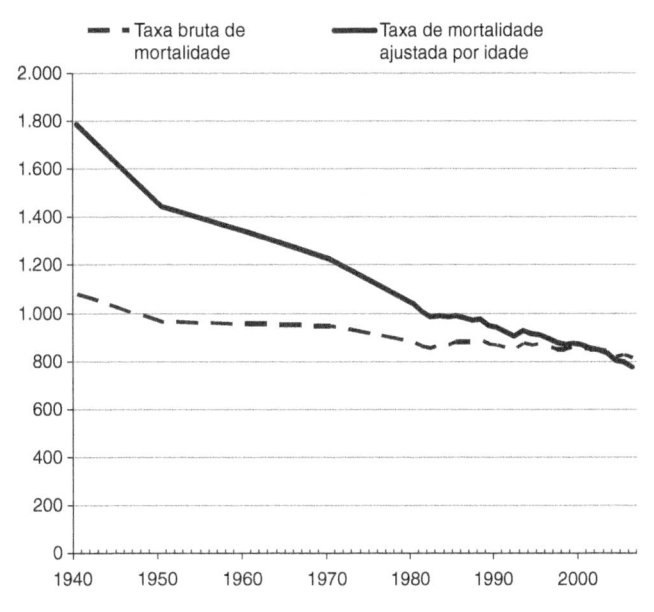

PRINCÍPIOS DA EPIDEMIOLOGIA APLICADOS... CAPÍTULO 2

▲ **Figura 2-4** Taxas brutas anuais de mortalidade ajustada por idade, para 100 mil pessoas, nos EUA, de 1940 a 2006. Dados dos Centers for Disease Control and Prevention. http://www.cdc.gov/NCHS/data/nvsr57mvsr57_14.pdf.

▶ Taxa de mortalidade específica por causa

A *taxa de mortalidade específica por causa* mede o número total de óbitos por uma causa específica. Ela restringe a mortalidade a uma causa ou diagnóstico específico. Em geral, é expressa para mil ou para 100 mil pessoas, para o período de um ano.

$$\text{Taxa de mortalidade específica por causa} = \frac{\text{Número total de óbitos devidos a uma causa específica em determinado período}}{\text{Número total de pessoas na população durante o mesmo período}} \times 1.000$$

Por exemplo, doenças cardíacas coronarianas causaram 425.425 óbitos em 2006, sendo a única causa líder de óbito nos EUA.[23] Com uma população estimada de 299.398.484 em 1º julho de 2006,[21] a taxa de mortalidade anual resultante para doença cardíaca coronariana foi de 142,1 para 100 mil, em 2006.

Causas imediatas e subjacentes de falecimento e outras condições significativas contribuem para os relatos nos atestados de óbito, os quais são determinados com o uso da revisão apropriada dos códigos da Classificação Internacional de Doenças (CID)[22]. A causa subjetiva de óbito refere-se a um único motivo selecionado de óbito, que é a doença ou lesão que inicia a série de eventos levando à morte. Todas as demais causas relatadas são não subjacentes de óbito. Um evento de morte pode ter múltiplas causas, incluindo as subjacentes e não subjacentes.[22,24] A causa subjacente de óbito é usada no cálculo da taxa de mortalidade específica por causa. Observe que a má classificação e o erro de codificação podem afetar a precisão da taxa relatada de mortalidade específica por causa.

De forma similar, é possível determinar restrições a outras características demográficas, como sexo, raça e áreas geográficas, para calcular a taxa de mortalidade específica por característica, como taxas de mortalidade específicas por raça. Além disso, também é possível impor restrições em mais de uma característica simultaneamente, por exemplo, para calcular a taxa de mortalidade ajustada por idade para mulheres de determinada raça. Essas restrições devem ser consideradas no numerador e denominador, simultaneamente, de forma que todos no denominador estejam em risco para se tornarem parte integrante do numerador. A Figura 2-5 ilustra a taxa de mortalidade ajustada por idade para sexo e raça nas populações norte-americanas, de 1960 a 2006.

▶ Taxa de letalidade

A *taxa de letalidade* mede a propensão de uma doença causar o óbito de pessoas afetadas. Embora

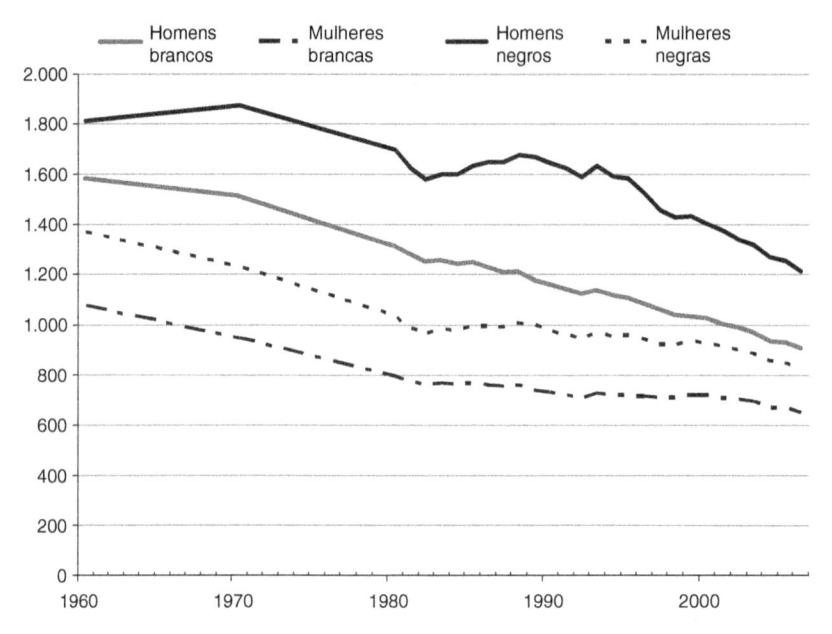

▲ **Figura 2-5** Taxa de mortalidade ajustada por idade, por raça e sexo, nos EUA, de 1960 a 2006. Dados dos Centers for Disease Control and Prevention. http://www.cdc.govnchs/data/nvsr/nvsr57/nvsr57_14.pdf.

quase sempre seja referida como *taxa* de letalidade, ela não é uma taxa verdadeira, mas uma proporção. A taxa de letalidade costuma ser expressa como uma percentagem. Ela é calculada da seguinte maneira:

$$\text{Taxa de letalidade} = \frac{\text{Número de óbitos por uma doença durante um período específico}}{\text{Número de pessoas com a doença especificada durante o mesmo período}} \times 100$$

Em outras palavras, a taxa de letalidade representa a proporção de pessoas portadoras da doença que morreram. Por exemplo, entre 30 de agosto e 31 de outubro de 2009 (início da estação de *influenza* 2009-2010), houve 672 óbitos associados à virose por *influenza* confirmada em laboratório, relatados aos Centers for Disease Control and Prevention (CDC). Durante esse período, ocorreram 45.585 casos de virose por *influenza* confirmados nos EUA.[25] A taxa de letalidade para *influenza* foi calculada em 1,47% para o período de dois meses.

Observe que, no cálculo da taxa bruta de mortalidade para uma doença, o denominador inclui todas as pessoas em uma população que estão em risco para manifestar a doença; entretanto, no cálculo da taxa de letalidade, o denominador apenas inclui aqueles que apresentaram a doença de interesse. Algumas doenças, como o câncer pancreático, podem ter uma taxa bruta de mortalidade baixa, em razão de a doença ser rara. No entanto, a letalidade é elevada, uma vez que a pessoa seja portadora da doença, a probabilidade de essa doença causar o óbito é alta.

Mortalidade proporcional

Mortalidade proporcional é a proporção de óbitos atribuíveis a uma doença específica. Por exemplo: "De todos os óbitos que ocorreram nos EUA em 2006, que proporção é atribuível às doenças cardíacas?".

Embora, às vezes, referida como "taxa de mortalidade proporcional", ela não é uma taxa ou razão; ela é uma proporção porque o numerador é sempre uma parte do denominador. A mortalidade proporcional costuma ser expressa como uma percentagem. É computada da seguinte maneira:

$$\text{Mortalidade proporcional} = \frac{\text{Número de óbitos de uma determinada doença, durante um período específico}}{\text{Número total de óbitos durante o mesmo período}} \times 100$$

PRINCÍPIOS DA EPIDEMIOLOGIA APLICADOS... CAPÍTULO 2

Para encontrar a proporção de óbitos causados por doenças cardíacas nos EUA, em 2006, basta dividir o número de óbitos causados por doenças cardíacas pelo número total de óbitos em 2006; a mortalidade proporcional calculada é de 631.636 / 2.426.264 × 100 = 26%. A Tabela 2-4 resume as 15 causas principais de óbito em 2006, responsáveis por 85,1% de todos os óbitos ocorridos nos EUA, além da taxa bruta de mortalidade, da taxa de mortalidade ajustada por idade e da mortalidade proporcional para cada causa.[9]

Aplicações das medidas de mortalidade na farmacoepidemiologia

A mortalidade é reconhecida como uma medida de referência dos desfechos de saúde, porque avaliamos os riscos e benefícios dos tratamentos ou medidas preventivas. A terapia medicamentosa, como muitos outros tratamentos de assistência à saúde, pode apresentar efeitos intencionais (benéficos) e/ou não intencionais (benéficos ou adversos) nos

Tabela 2-4 Taxa bruta de mortalidade, mortalidade proporcional e taxas de mortalidade ajustada por idade para as 15 causas principais de óbito para a população total em 2006, nos EUA

Classificação	Causa do óbito	Número	Taxa bruta de mortalidade	Taxa de mortalidade ajustada por idade	Mortalidade proporcional
	Qualquer causa	2.426.264	810,4	776,5	100
1	Doenças cardíacas	631.636	211,0	200,2	26,0
2	Neoplasmas malignos	559.888	187,0	180,7	23,1
3	Doenças cerebrovasculares	137.119	45,8	43,6	5,7
4	Doenças respiratórias inferiores crônicas	124.583	41,6	40,5	5,1
5	Acidentes (lesões não intencionais)	121.599	40,6	39,8	5,0
6	Diabetes melito	72.449	24,2	23,3	3,0
7	Mal de Alzheimer	72.432	24,2	22,6	3,0
8	*Influenza* e pneumonia	56.326	18,8	17,8	2,3
9	Nefrite, síndrome nefrótica e nefrose	45.344	15,1	14,5	1,9
10	Septicemia	34.234	11,4	11,0	1,4
11	Lesão autoinflingida (suicídio)	33.300	11,1	10,9	1,4
12	Doença hepática crônica e cirrose	27.555	9,2	8,8	1,1
13	Hipertensão essencial e doença renal hipertensiva	23.855	8,0	7,5	1,0
14	Mal de Parkinson	19.566	6,5	6,3	0,8
15	Assalto (homicídio)	18.573	6,2	6,2	0,8
	Qualquer outra causa (residual)	447.805	149,6	NA	18,5

Taxas brutas de mortalidade em base anual para 100 mil pessoas; taxas ajustadas por idade para 100 mil pessoas na população padrão norte-americana. Dados de Heron M, Hoyert D.L, Murphy S.L et al. Dados finais em 2006. *National Vital Stat Report.* 57(14). http://www.cdc.gov/nchs/data/nvsr/nvsr57/nvsr57_14.pdf.

pacientes. O óbito pode ocorrer como uma falha na realização total dos efeitos intencionais benéficos dos tratamentos, um efeito adverso não intencional do tratamento ou um resultado do não tratamento.

Os efeitos adversos podem variar quanto à severidade desde triviais até de risco de ameaça à vida. Na farmacoepidemiologia, as medidas de mortalidade são usadas para examinar a associação entre a exposição ao medicamento e o desfecho no paciente. A mortalidade por qualquer causa ou por causa específica costuma ser utilizada na literatura farmacoepidemiológica, às vezes, com restrições sobre outras características individuais, tal como a mortalidade por qualquer causa para certo grupo etário, ou mortalidade específica por causa para homens *versus* mulheres. As medidas de mortalidade são usadas isoladas ou combinadas com outras medidas de desfechos. A mortalidade por causa específica apresenta grande especificidade, mas há incertezas inerentes da determinação da causa da morte.[26] Distorções por erro de classificação podem ser uma ameaça para sua validade. A medida de mortalidade por qualquer causa evita o equívoco na determinação das causas do óbito, mas a análise perde a especificidade que as medidas de mortalidade por causa específica fornecem.[26,27] De preferência, a mortalidade por causa específica deverá ser relatada junto com a taxa bruta de mortalidade (por qualquer causa).

Analise um exemplo do uso das medidas de mortalidade no estudo dos efeitos da medicação: um estudo de coorte retrospectiva da não adesão ao tratamento (ver Capítulo 8 para uma abordagem detalhada sobre adesão) e desfechos adversos na saúde entre pacientes diabéticos. A extensão da não adesão foi avaliada para três classes de medicamentos importantes no controle dos pacientes diabéticos, incluindo hipoglicêmicos orais, anti-hipertensivos e medicamentos com estatinas.[28] Os resultados desse estudo sugerem que a não adesão ao tratamento prescrito é prevalente entre os pacientes diabéticos e que está associada ao aumento da mortalidade por qualquer causa e hospitalização.[28] Nesse estudo, a mortalidade por qualquer causa foi utilizada como uma das medidas do desfecho adverso para a saúde. O Caso 2-2 ilustra o uso da mortalidade específica por causa na farmacoepidemiologia.

MEDINDO ASSOCIAÇÕES ENTRE EXPOSIÇÕES E DESFECHOS

Na epidemiologia, *associação* refere-se a uma relação estatística entre duas ou mais variáveis. *Exposição* refere-se a ter quaisquer características causais potenciais, como comportamento (p. ex., tabagismo) ou tratamento (p. ex., farmacoterapia). Em geral, os epidemiologistas estão interessados na avaliação das associações entre exposições e desfechos. Por exemplo: "Existe um excesso de risco para desenvolver a doença X em virtude de uma exposição a Y?"

O risco relativo (RR) e a razão de chance (RC) são as duas medidas mais utilizadas para associação na epidemiologia. Elas medem a força da associação entre uma exposição e o desfecho de interesse. A magnitude indica a probabilidade, maior ou menor, de o grupo exposto vivenciar o desfecho em comparação com o grupo não exposto. O restante deste capítulo descreve as medidas de associações na epidemiologia e suas aplicações na farmacoepidemiologia.

▶ Risco relativo

No confronto com um conjunto de fatores de risco para doença ou mortalidade, é necessário avaliar a força da associação entre a exposição e o desfecho. Risco relativo é a razão de risco do desenvolvimento do evento (doença ou óbito) entre os indivíduos expostos (R_e) e não expostos (R_u).

$$RR = \frac{R_e}{R_u}$$

Na equação, R_e é o risco (incidência cumulativa) no grupo exposto e R_u é o risco (incidência cumulativa) no grupo não exposto. Na literatura epidemiológica, RR também é referida como *razão de risco*. Às vezes, esse termo é empregado para descrever RR e razões de taxa (ou seja, na comparação dos grupos exposto e não exposto, no que diz respeito às taxas de incidência ou mortalidade).[15]

Considere-se um estudo hipotético de coorte (ver Capítulo 3 para descrição de estudo de coorte) em que 500 fumantes ativos (grupo exposto) e 500 pessoas que nunca fumaram (grupo não exposto) foram acompanhadas por cinco anos. Assume-se que, depois desse período, os pesquisadores revelaram que 25 participantes do grupo exposto e cinco do não exposto desenvolveram câncer pulmonar. Qual é a RR para desenvolvimento de câncer pulmonar no grupo exposto (fumantes), comparado com o grupo não exposto (não fumantes)? Com base na definição, a RR solicitada é calculada da seguinte maneira:

$$RR = \frac{25/500}{5/500} = 5,0$$

O risco de desenvolvimento de câncer pulmonar no grupo de fumantes é cinco vezes maior do

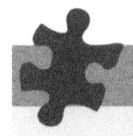

ESTUDO DE CASO 2-2[28]

Estudo de um efeito adverso prevalente de varfarina levando à ação regulatória da Food and Drug Administration

A efetividade clínica da varfarina sódica, anticoagulante oral, na prevenção e tratamento de desordens tromboembólicas, está estabelecida em vários ensaios clínicos bem delineados e para várias condições, incluindo tromboembolismo venoso, tromboembolismo pulmonar, fibrilação atrial, substituição de válvula cardíaca por artificial e derrame cerebral. A complicação mais comum na terapia com varfarina é o sangramento. Em um estudo de vários bancos de dados nacionais, Wysowski e colaboradores[29] revisaram dados de prescrição de varfarina do National Prescription Audit, do banco de dados do IMS Health de 1998 até 2004 e da prevalência das complicações graves de sangramento associadas ao uso de varfarina, usando o *FDA's Adverse Event Reporting System* de 1993 até 2006. Eles também obtiveram o número anual de eventos de óbito em que anticoagulantes estavam listados como a causa secundária da morte ou como total das referências (a soma das referências de anticoagulantes como causa intermediária, contribuinte ou subjacente ou como condição significativa levando ao óbito) do *site* do National Center for Health Statistics para o período entre 1998 e 2004, nos EUA. Os dados do National Hospital Care Survey de 1999 e 2003 foram utilizados para determinar o número de consultas no serviço de emergência associadas à varfarina e ao sangramento relacionado à varfarina. Eles relataram que o uso da varfarina aumentou em 45%, de 21,1 milhões, em 1998, para 30,6 milhões, em 2004. Durante esse período, o número de óbitos atribuídos aos anticoagulantes como causa subjacente do óbito aumentou de 0,45 por 100 mil para 0,52 por 100 mil pessoas na população residente nos EUA. Os resultados desse estudo mostram urgência na colocação de uma legenda de advertência na bula do produto, a respeito do risco de sangramento da varfarina. Como resultado, a FDA solicitou que os fabricantes da varfarina, comercial e genérica, incluíssem uma "tarja preta" na bula dos seus produtos advertindo sobre as complicações de sangramento. Por exemplo, a Bristol-Myers Squibb, fabricante da varfarina Coumadin, colocou uma "tarja preta" de advertência na bula do produto, incluindo o guia do medicamento, com os dizeres:

"ADVERTÊNCIA: RISCO DE SANGRAMENTO.

A varfarina sódica pode causar sangramento importante ou fatal. O sangramento é mais provável de ocorrer durante o período inicial e com uma dosagem mais elevada, resultando em uma Razão Normalizada Internacional (RNI) mais elevada. Os fatores de risco para sangramento incluem alta intensidade de anticoagulação (RNI > 4,0), idade ≥ 65 anos, RNIs altamente variáveis, história de sangramento gastrintestinal, hipertensão, doença cerebrovascular, doença cardíaca grave, anemia, malignidade, trauma, insuficiência renal, medicamentos concomitantes e duração prolongada da terapia com varfarina. Um monitoramento regular da RNI deverá ser realizado em todos os pacientes tratados. Aqueles de alto risco para sangramento podem se beneficiar de um acompanhamento mais frequente da RNI, ajustes cuidadosos na dosagem para uma RNI desejada e uma duração mais curta da terapia. Todos os pacientes deverão ser instruídos sobre as medidas de prevenção para minimizar o risco de sangramento e sobre a necessidade de relatar imediatamente aos médicos os sinais e sintomas de sangramento."[30]

que no grupo dos não fumantes, ou seja, existe um aumento de 400% no risco de desenvolvimento de câncer pulmonar no grupo dos fumantes. Uma RR de 1, ou próxima desse valor, indica que o risco do evento (doença ou óbito) é igual nos dois grupos e que a exposição é improvável de causar o evento de interesse; uma RR acima de 1 significa que a exposição está associada ao evento e quanto mais elevada a RR, mais forte é a associação; uma RR de 0, ou próxima, sugere que, de alguma maneira, a exposição tem efeitos protetores contra o evento, ou seja: o risco do evento é muito baixo nas pessoas expostas.

▶ Razão de chance (*odds ratio*)

Razão de chance é a razão entre a probabilidade de um evento de interesse (p. ex., doença de interesse ou óbito) e a probabilidade de não haver evento. A razão entre duas chances, ou seja, a razão de chance, é uma medida extremamente popular da associação nos estudos caso-controle (ver Capítulo 3 para descrição de estudo caso-controle). A RC de desenvolvimento da doença ou óbito é a razão entre o número de eventos e não eventos nos casos e no grupo controle.

Em epidemiologia, está demonstrado que a RC da doença (RC_{doe}) é matematicamente equivalente à RC de exposição (RC_{exp}).[31] A Tabela 2-5 apresenta os dados da tabulação cruzada de um estudo caso-controle tradicional.

A RC é calculada da seguinte maneira:

$$RC_{exp} = \frac{a/c}{b/d} = \frac{ad}{bc} = \frac{a/b}{c/d} = RC_{doe}$$

A RC pode ser qualquer número positivo. Uma RC de valor 1 é uma linha basal para comparação. Uma RC acima de 1 indica que a razão para evento está maior no grupo exposto (à doença) do que no grupo não exposto (ou saudável). RC abaixo de 1 sugere que um evento é menos provável no grupo exposto do que no grupo não exposto.[32]

Conforme visto no estudo hipotético de caso-controle de hipertensão e derrame cerebral, na Tabela 2-6, derrame cerebral "presente" no caso e "ausente" no grupo controle, a hipertensão no estágio 2 e a pressão arterial normal são as exposições. Nesse exemplo, a RC é:

$$RC = \frac{417/83}{744/752} = \frac{417 \times 752}{83 \times 744} = 5,08$$

Uma RC de 5,08 sugere que o derrame cerebral é 5,08 vezes mais frequente no grupo hipertensão no estágio 2, comparado com o grupo pressão arterial normal.

A estimativa da RR e RC são usadas para medir a força da associação entre exposição e desfecho. Resumindo, ambas as medidas podem variar de zero ao infinito com a mesma interpretação geral. Uma RR ou RC igual a 1 indica que não existe associação entre exposição e desfecho; um valor de RR ou RC acima de 1 significa uma associação positiva, ou seja, o risco do desfecho é maior quando exposto ao fator de risco específico. Um valor abaixo de 1 indica que a exposição reduz o risco ou chance do desfecho, uma associação negativa entre exposição e desfecho.[32] Observe que a RC pode ser usada para estimar a RR, quando a probabilidade do evento é pequena (< 10%). Esse caso é referido como "hipótese de doença rara".

O Capítulo 5 também apresenta outras discussões sobre a relação entre a RC e RR.

▶ Medindo efeitos terapêuticos

Os epidemiologistas sempre estão interessados na medição dos efeitos das intervenções no aumento da probabilidade dos desfechos positivos na saúde ou na redução do risco de desenvolvimento de desfechos negativos, como doença ou óbito. Existem quatro medidas para efeitos terapêuticos tradicionais: *redução do risco relativo* (RRR, do inglês *relative risk reduction*), *redução do risco absoluto* (RRA/ARR, do inglês *absolute risk reduction*), *número necessário para tratar* (NNT, do inglês *number needed to treat*) e *número necessário para causar dano* (NNCD/NNH, do inglês *number needed to harm*). Essas medidas também são medidas de associação. Estão apresentadas em separado porque costumam ser empregadas para avaliar os efeitos de um tratamento ou terapia, por exemplo, um novo medicamento ou procedimento cirúrgico.

Redução do risco relativo

Em certas ocasiões, é necessário considerar as consequências de exposição *versus* não exposição, ou tratamento *versus* não tratamento. A RRR mede a extensão em que a exposição (terapia) reduz um risco, comparada com os indivíduos do grupo não exposto (sem terapia). Em geral, a RRR é expressa como uma proporção do risco no grupo não tratado. Em ouras palavras, a RRR é a diferença nas taxas de evento expressa como uma proporção da taxa de evento no grupo não exposto. A RRR é calculada da seguinte maneira:

Tabela 2-5 Tabulação cruzada de um estudo caso-controle

Exposição	Desfecho		
	Presente	Ausente	Total
Sim	a	b	a + b
Não	c	d	c + d
Total	a + c	b + d	a + b + c + d

Tabela 2-6 Estudo hipotético de caso-controle do derrame cerebral em relação à hipertensão sistólica

Estado da pressão arterial sistólica[a]	Derrame cerebral		
	Presente	Ausente	Total
Hipertensão sistólica moderada	417 (a)	744 (b)	1.161 (a + b)
Pressão arterial normal	83 (c)	752 (d)	835 (c + d)
Total	500 (a + c)	1.496 (b + d)	1.996 (a + b + c + d)

[a] Hipertensão sistólica moderada– hipertensão sistólica é definida como pressão arterial sistólica ≥ 160 mmHg; pressão arterial normal é definida como pressão arterial sistólica < 120 mmHg.

$$RRR = \frac{R_u - R_e}{R_u}$$

Conforme discutido na seção Risco relativo, a RR é a razão do risco de evento (desenvolvimento da doença ou óbito) em indivíduos expostos para os não expostos. Sendo assim, a equação RRR pode ser reescrita como a seguir:

$$RR = 1 - \frac{R_e}{R_u} = 1 - RR$$

Para ilustrar o cálculo da RRR, observe a Tabela 2-7. Ela mostra os resultados de um estudo de coorte retrospectiva de um novo medicamento na prevenção primária do infarto do miocárdio em indivíduos de alto risco. Nesse estudo, as pessoas do grupo tratado receberam o novo medicamento por três anos; aquelas do grupo não tratado não o receberam. O ponto terminal principal foi a ocorrência de infarto do miocárdio.

Tabela 2-7 Resultados de um estudo hipotético de coorte para avaliar o efeito terapêutico de um novo medicamento para prevenção do infarto do miocárdio em população de alto risco

Farmacoterapia	Infarto do miocárdio		
	Presente	Ausente	Total
Sim	75	925	1.000
Não	95	905	1.000
Total	170	1.830	2.000

Na Tabela 2-7, a proporção (risco) do grupo não tratado para quem teve, pelo menos, um infarto do miocárdio foi de 9,5%; a proporção do grupo tratado para quem teve, pelo menos, um infarto do miocárdio foi de 7,5%.

$$RRR = \frac{9,5\% - 7,5\%}{9,5\%} = 21,0\%$$

Conclui-se que a RRR com o novo medicamento é de 21%. Observe que esse exemplo está extremamente simplificado.

Por favor, consulte o Capítulo 3 para explanações detalhadas sobre estudo de coorte e o Capítulo 6 para viés e confundimento nos estudos epidemiológicos.

Redução do risco absoluto

RRA/ARR é a medida mais simples do efeito terapêutico. Ela é definida como o valor absoluto da diferença aritmética nas taxas de evento dos grupos exposto (ou tratado) e não exposto (ou não tratado). Também é referida como diferença de risco e pode ser calculada como segue:

$$ARR = |R_e - R_u|$$

No exemplo da Tabela 2-7, a RRA/ARR foi calculada como I7,5% − 9,5%I = 2,0%. Dessa forma, a diferença entre as taxas de infarto do miocárdio nos grupos tratado e não tratado é de 2,0%. Observe que, diferentemente da RRR, a RRA/ARR não transmite ideia de redução proporcional entre os grupos tratado e não tratado. Torna-se menor quando as taxas de evento são baixas em ambos os grupos, e a estimativa da RRR, em geral, não é influenciada pela magnitude das taxas de evento. Quando a taxa de evento no grupo tratado é maior do que no outro, essa medida absoluta da diferença do risco também é referida como aumento do risco absoluto.

Observe que RRA/ARR, às vezes, é referida como um risco atribuível na literatura epidemiológica. Entretanto, o termo *risco atribuível* também é usado para descrever vários outros conceitos diferentes. Para evitar confusão, recomenda-se que o termo *risco atribuível* não seja empregado.

Número necessário para tratar

O NNT é uma medida relacionada com a RRA/ARR. É definido como o número de indivíduos que deve receber o tratamento para que um deles se beneficie por um período especificado.[33,34] Costuma ser expresso como a recíproca da RRA/ARR. Por exemplo: "Quantas pessoas diabéticas teriam de ser tratadas com agentes hipoglicêmicos orais, por cinco anos, para evitar algum óbito devido às complicações do diabetes?"

O NNT é útil em grande escala quando os tratamentos são comparados e é útil no nível individual quando são tomadas as decisões para tratamento. Quando determinado paciente recebe uma terapia, o NNT também reflete a probabilidade de essa pessoa se beneficiar com o tratamento. Um NNT calculado de 10 indica que, para determinado tratamento ser benéfico para uma pessoa, 10 pessoas precisam receber a terapia em questão. Quando o tratamento é administrado para uma pessoa, o NNT de 10 também indica que, para cada pessoa que recebeu o tratamento, haveria uma em 10 chances de essa pessoa se beneficiar com o tratamento.[33]

Se o RRA/ARR é grande, o NNT calculado é pequeno, ou seja, apenas um pequeno número de pessoas precisa ser tratado para que uma delas se beneficie. Entretanto, deverá ser observado que os NNTs só podem ser comparadas diretamente quando o mesmo desfecho dos tratamentos são avaliados.[33] Por exemplo, um NTT de 5, para um benefício menor, como o de prevenir pessoas de contraírem um resfriado comum, pode ser menos importante do que um NNT de 10 para prevenir uma pessoa de ter um infarto do miocárdio.

Número necessário para causar dano

Em medicina, tratamentos, incluindo medicamentos e outras intervenções terapêuticas, podem causar dano, de várias maneiras, aos pacientes. Alguns danos são brandos e outros severos, resultando em dano ou óbito. A significância relativa dos danos causados pelos fármacos e outras terapias depende da condição sendo tratada e da natureza e severidade do dano. Por exemplo, em uma doença menor, como um simples resfriado, um evento adverso com potencial de ameaçar a vida não seria aceitável, mesmo que a chance de vivenciar o evento fosse pequena. Se uma condição, por si só, é fatal, o risco de óbito ou dano no tratamento é aceitável.[35] A NNCD/NNH é o número de pessoas que é necessário tratar para que uma delas apresente um evento adverso. Seu cálculo é feito dividindo 1 pelo excesso do risco absoluto. Um NNCD/NNH alto indica que os eventos adversos são raros, e um valor baixo sugere que eventos adversos são comuns.

▶ Aplicação das medidas de associação na farmacoepidemiologia

A utilização das ferramentas nos estudos epidemiológicos e farmacológicos ajuda para que eles possam gerar conhecimento sobre quem usa um medicamento, por quais razões (diagnóstico) e quando os pacientes usam o medicamento. A farmacoepidemiologia também é capaz de gerar conhecimento sobre as associações entre o uso do medicamento e o desfecho em saúde, como os casos de cura ou melhora, desfechos negativos prevenidos, eventos medicamentosos adversos e mortalidade.

Por exemplo, em um estudo de coorte prospectiva de pacientes com 18 ou mais anos de idade e que estiveram em um grande centro médico acadêmico por três ou mais dias durante 2004 e 2007, Herzig e colaboradores[36] examinaram a associação entre o uso de medicação supressora de ácido gástrico e a pneumonia hospitalar. No total de 63.878 admissões hospitalares elegíveis, eles verificaram que a medicação supressora de ácido gástrico foi usada em 52% dos pacientes e a pneumonia hospitalar ocorreu em 3,5% das admissões. Depois do controle dos confundidores (ver capítulos 5 e 6 para explanação detalhada de confundimento e confundidor), usando análise multivariável de regressão logística e de índice combinado de propensão (ver capítulos 5 e 6 para análise multivariável de regressão logística e de índice combinado de propensão), eles relataram que a RC ajustada para pneumonia hospitalar foi 1,3 (intervalo de confiança 95% [IC 95%], 1,1-1,4) no grupo exposto à medicação supressora de ácido gástrico, o que significa que o uso dessa medicação foi associado a 30% do aumento na chance de pneumonia hospitalar. Na análise do subconjunto, a associação foi apenas significativa para inibidores da bomba de próton (OR, 1,3; IC 95%, 1,1-1,4), mas não para antagonistas do receptor de histamina (OR, 1,2; IC

PRINCÍPIOS DA EPIDEMIOLOGIA APLICADOS... CAPÍTULO 2

95%, 0,98 – 1,4). No estudo farmacoepidemiológico de coorte, a associação entre exposto (uso da medicação supressiva de ácido gástrico) e o desfecho (incidência de pneumonia hospitalar) foram medidos usando a RC, que é uma boa aproximação do RR, pois a incidência do evento era baixa (3,5%).

▼ RESUMO

Neste capítulo, a discussão inicial foi sobre diferentes abordagens para medir a morbidade e a mortalidade das doenças. A incidência e a prevalência são duas medidas básicas da morbidade. A incidência mede a ocorrência de novos casos e a prevalência mede casos existentes de uma doença. Muitas das medidas de mortalidade frequentemente usadas em saúde pública também foram discutidas e diferenciadas. Além disso, foram revisadas as formas de medir as associações de exposição e desfecho na epidemiologia. Todas essas medidas normalmente usadas na epidemiologia podem ser aplicadas no estudo da utilização e efeitos dos medicamentos nas populações.

QUESTÕES PARA DISCUSSÃO

1. Qual é a relação entre incidência e prevalência da doença? Dê dois exemplos de uso de medidas de incidência e prevalência na farmacoepidemiologia.
2. Qual é a melhor medida para estimar a velocidade da ocorrência de novos casos de *influenza* por H1N1 entre os estudantes de um *campus* universitário?
3. Suponha que, em uma população de mil pessoas, 20 morram. A taxa bruta de mortalidade pode ser calculada com base nos dados? Explique.
4. Qual é a melhor medida de mortalidade para estimar a probabilidade de óbito das pacientes diagnosticadas com câncer de mama?
5. Descreva de forma resumida as principais similaridades e diferenças entre as combinações a seguir:
   a. incidência e prevalência;
   b. incidência cumulativa e taxa de incidência;
   c. taxa bruta de mortalidade e taxa de mortalidade ajustada por idade;
   d. redução do risco relativo e redução do risco absoluto.
6. Suponha que a população de uma cidade, em 1º de julho de 2009, fosse de 13 mil habitantes. Cerca de 150 novos casos de diabetes ocorreram entre 1º de janeiro e 31 de dezembro de 2009. O número total de pessoas diabéticas era de 1.430 em 2009, e 26 morreram de diabetes em 2009. Qual é a taxa de incidência de diabetes em 2009? Qual é a prevalência da diabetes em 2009? Qual é a letalidade de caso da diabetes?
7. Explique como interpretar o risco relativo e a estimativa da razão de chance (*odds ratio*).

REFERÊNCIAS

1. Strom BL, Kimmel SE. *Textbook of Pharmacoepidemiology*. West Sussex, England: John Wiley & Sons Ltd, 2006.
2. Gordis L. Introduction. *Epidemiology*, 4th ed. Philadelphia, PA: Elsevier Saunders, 2009:3-17.
3. Giesecke J. What is special about infectious epidemiology? *Modern Infectious Disease Epidemiology*, 2nd ed. London, UK: Arnold, 2002:3-7.
4. McKenna MT, Taylor WR, Marks JS, Koplan JP. Current issues and challenges in chronic disease control. In: Brownson RC, Remington P, Davis JR, eds. *Chronic Disease Epidemiology and Control*, 2nd ed. Washington, DC: American Public Health Association, 1998:1-26.
5. Wilson PW. Established risk factors and coronary artery disease: The Framingham Study. *Am J Hypertens*. 1994;7(7 Pt 2):7S-12S.
6. Wilson PW, D'Agostino RB, Levy D, Belanger AM, Silbershatz H, Kannel WB. Prediction of coronary heart disease using risk factor categories. *Circulation*. 1998;97(18): 1837-1847.
7. Aschengrau A, Seage GR III. Measures of Disease Frequency. In: *Essentials of Epidemiology in Public Health*. SudBury, MA: Jones and Bartlett Publishers, 2003:33-57.
8. Last JM. *Dictionary of Epidemiology*, 2nd ed. New York: Oxford University Press, 1988.
9. Heron M, Hoyert DL, Murphy SL, Xu J, Kochanek KD, Tejada-Vera B. Deaths: Final data for 2006. *Natl Vital Stat Rep*. 2009;57(14):1-134.
10. U.S. Census Bureau. Profiles of general demographic characteristics.*2000 Census of Population and Housing*. U.S. Census Bureau Web site. http://www.census.gov/prod/cen2000/dp1/ 2kh00.pdf. Accessed January 26, 2010.
11. National Quality Measures Clearinghouse Web site. http:// www.qualitymeasures.ahrq.gov/summary/summary.aspx?doc_id=13201. Accessed January 26, 2010.

12. Rothman KJ, Greenland S. Measures of occurrence. In: Rothman KJ, Greenland S, Lash TL, eds. *Modern Epidemiology*, 3rd ed. Philadelphia, PA: Lippincott Williams & Wilkins, 2010:32-50.
13. National Cancer Institute Web site. http://seer.cancer.gov/statfacts/html/breast.html. Accessed January 26, 2010
14. Gordis L. Measuring the occurrence of disease: I. Morbidity. In: *Epidemiology*, 4th ed. Philadelphia, PA: Elsevier Saunders, 2009:37-58.
15. Greenland S, Rothman KJ, Lash TL. Measures of effect and measures of association. In: Rothman KJ, Greenland S, Lash TL, eds. *Modern Epidemiology*, 3nd ed. Philadelphia, PA: Lippincott Williams &Wilkins, 2008:51-70.
16. Greenberg RS, Daniels SR, Flanders WD, Eley JW, Boring JR. Epidemiologic measures. In: *Medical Epidemiology*, 2nd ed. Stamford, CT: Appleton & Lange, 1996:15-26.
17. Stockl KM, Tjioe D, Gong S, Stroup J, Harada AS, Lew HC. Effect of an intervention to increase statin use in Medicare members who qualified for a medication therapy management program. *J Manag Care Pharm*. 2008;14(6):532-540.
18. Thomsen RW, Riis A, Kornum JB, Christensen S, Johnsen SP, Sorensen HT. Preadmission use of statins and outcomes after hospitalization with pneumonia: Population-based cohort study of 29,900 patients. *Arch Intern Med*. 2008;168(19): 2081-2087.
19. Morgan O, Griffiths C, Majeed A. Antidepressant prescribing and changes in antidepressant poisoning mortality and suicide in England, 1993–2004. *J Public Health (Oxf)*. 2008;30(1): 60-68.
20. Anderson RN, Rosenberg HM. Age standardization of death rates: Implementation of the year 2000 standard. *Natl Vital Stat Rep*. 1998;47(3):1-16, 20.
21. U.S. Census Bureau Web site. http://www.census.gov/popest/ states/NST-ann-est2006.html. Accessed January 26, 2010.
22. Gordis L. Measuring the occurrence of disease: II. Mortality. In: *Epidemiology*, 4th ed. Philadelphia, PA: Elsevier Saunders, 2009:59-84.
23. American Heart Association Web site. http://www.americanheart.org/presenter.jhtml?identifier=4478. Accessed January 26, 2010.
24. Centers for Disease Control and Prevention Web site. http://www.cdc.gov/nchs/icd/icd10.htm. Accessed January 26, 2010.
25. Centers for Disease Control and Prevention. Update: Influenza activity—United States, August 30–October 31, 2009. Available at CDC Web site. http://www.cdc.gov/mmwr/preview/ mmwrhtml/mm5902a3.htm. Accessed January 26, 2010.
26. Black WC, Haggstrom DA, Welch HG. All-cause mortality in randomized trials of cancer screening. *J Natl Cancer Inst*. 2002;94(3):167-173.
27. Kopans DB, Halpern E. Re: All-cause mortality in randomized trials of cancer screening. *J Natl Cancer Inst*. 2002;94(11): 863-866.
28. Ho PM, Rumsfeld JS, Masoudi FA, et al. Effect of medication nonadherence on hospitalization and mortality among patients with diabetes mellitus. *Arch Intern Med*. 2006;166(17): 1836-1841.
29. Wysowski DK, Nourjah P, Swartz L. Bleeding complications with warfarin use: A prevalent adverse effect resulting in regulatory action. *Arch Intern Med*. 2007;167(13):1414-1419.
30. Bristol-Myers Squibb Company Web site. http://www.accessdata.fda.gov/drugsatfda_docs/label/2006/009218s102lbl.pdf. Accessed January 26, 2010.
31. Szklo M, Nieto FJ. Measuring associations between exposures and outcomes. In: *Epidemiology: Beyond the Basics*. Gaithersburg, MD: Aspen Publishers, Inc., 2000:91-121.
32. Agresti A. Contingency tables. In: *An Introduction to Categorical Data Analysis*, 2nd ed. New York: John Wiley & Sons, Inc., 2007:21-64.
33. Barratt A, Wyer PC, Hatala R, et al. Tips for learners of evidence-based medicine: 1. Relative risk reduction, absolute risk reduction and number needed to treat. *CMAJ*. 2004;171(4): 353-358.
34. Schechtman E. Odds ratio, relative risk, absolute risk reduction, and the number needed to treat— which of these should we use? *Value Health*. 2002;5(5):431-436.
35. Zermansky A. Number needed to harm should be measured for treatments. *BMJ*. 1998;317(7164):1014.
36. Herzig SJ, Howell MD, Ngo LH, Marcantonio ER. Acid- suppressive medication use and the risk for hospital-acquired pneumonia. *JAMA*. 2009;301(20):2120-2128.

Delineamentos de estudos farmacoepidemiológicos

3

Spencer E. Harpe

Ao final deste capítulo, o leitor será capaz de:
1. identificar os objetivos gerais da pesquisa;
2. debater os princípios importantes do delineamento de estudo;
3. distinguir entre abordagens experimentais, quase-experimentais e observacionais da pesquisa farmacoepidemiológica;
4. descrever os vários delineamentos de estudo quase-experimental usados na farmacoepidemiologia;
5. descrever os vários delineamentos de estudo observacional usados na farmacoepidemiologia;
6. expor as vantagens e desvantagens dos vários delineamentos de estudos;
7. descrever o papel da metanálise na farmacoepidemiologia.

VISÃO GERAL DO DELINEAMENTO DE ESTUDO

▶ Objetivos da pesquisa

Antes de selecionar um determinado delineamento de estudo, é importante considerar o objetivo geral da realização do estudo. É interessante categorizar um estudo em um dos três objetivos gerais: descrição, identificação/exploração de associações ou determinação das relações causais (Tabela 3-1).

Em virtude de certos delineamentos de estudo serem mais convenientes do que outros para um determinado objetivo de pesquisa, identificar o esperado a partir desse objetivo orienta na escolha de um delineamento apropriado. Por exemplo, se o objetivo é identificar os potenciais fatores de risco para determinado desfecho, será de pouco valor selecionar um delineamento que apenas descreva a ocorrência do resultado.

Outra maneira de conceituar o objetivo da pesquisa é determinar o que se deseja: desenvolver como hipóteses potenciais (ou seja, a geração de hipóteses) ou testar com precisão hipóteses que já foram desenvolvidas (i.e., o teste de hipóteses).

Os delineamentos epidemiológicos tradicionais (p. ex., coorte e caso-controle) são vantajosos ao possibilitar que o pesquisador desenvolva hipóteses. O processo de testar com precisão uma *hipótese* é o alvo na elaboração de alguma afirmativa causal (p. ex., usar um medicamento X causará uma redução na pressão arterial) e, quase sempre, é o objetivo subjetivo da realização de uma pesquisa.[1] Alguns tipos de estudo de intervenção, como o ensaio clínico aleatorizado ou quase-experimental, costumam ser considerados necessários para testar uma hipótese com precisão e chegar a uma conclusão causal, no entanto, avanços nas técnicas estatísticas aumentam a soberania das afirmativas causais de alguns delineamentos de estudo observacional.[2] Uma discussão mais aprofundada sobre os princípios da causalidade é apresentada no Capítulo 6.

▶ Princípios de delineamento do estudo

Desenhar estudos de pesquisa requer a consideração de certos conceitos importantes, independentemente da abordagem específica utilizada. A

Tabela 3-1 Objetivos gerais da pesquisa e exemplos

Objetivo	Delineamentos potenciais de estudo	Exemplos de questões de pesquisas
Descrição	Estudos de casos, série de casos, estudos de prevalência, estudos transversais	• Quantos pacientes aderem ao regime terapêutico? • Quantos médicos trocaram a terapia medicamentosa por causa dos efeitos adversos?
Identificação/exploração das associações	Estudos quase-experimentais, estudos de coorte, estudos de caso-controle, estudos transversais	• Quais fatores estão associados à adesão do paciente à terapia medicamentosa? • É provável que os médicos que trocam a terapia medicamentosa tenham mais pacientes relatando efeitos adversos do que aqueles que não trocam a terapia?
Determinação das relações causais	Ensaios clínicos aleatorizados, quase-experimentais	• Um novo programa de adesão do paciente resulta em aumento de adesão? • A introdução de um novo alerta eletrônico reduz a taxa de prescrição de medicamentos inadequados?

capacidade de elaborar afirmativas ou conclusões precisas é uma das mais importantes considerações. Essa ideia de precisão está no núcleo do conceito de *validade*. Esse conceito pode ser dividido em duas partes complementares: *validade interna* e *validade externa*.[3] Um conceito geral de validade interna é o grau de certeza de que os efeitos declarados são realmente o resultado da exposição de interesse (p. ex., algum medicamento ou programa) e não de outra variável de interferência. A validade externa pode ser considerada na medida em que as conclusões de certo estudo podem ser generalizadas para além da amostra atual e da população-alvo, ou seja, para a população geral ou para outra situação. Os ensaios clínicos aleatorizados são desenhados para aumentar a validade interna necessária para confirmar as afirmativas causais. Infelizmente, isso pode ser à custa da validade externa.

Um dos pontos favoráveis da abordagem epidemiológica para pesquisa é o fato de ela utilizar dados externos às situações experimentais, podendo aumentar a validade externa potencial. Essa é uma das razões da utilidade dos ensaios clínicos aleatorizados na avaliação da eficácia do fármaco, visto que outros delineamentos de estudos epidemiológicos são proveitosos para examinar a efetividade do fármaco.[4]

A validade costuma ser afetada pela introdução de alguns tipos de *erro sistemático*, ou *viés*, em virtude de um delineamento de estudo inadequado, da amostra de indivíduos imprópria ou mesmo da análise de dados inadequada. Alguns perigos comuns à validade interna, no contexto epidemiológico, incluem viés de confundimento, viés de seleção e viés de informação.[3] Esses vieses são abordados em detalhes no Capítulo 6.

Além da validade, a *confiabilidade* é outro conceito importante ao se desenhar estudos. Em geral, a confiabilidade é descrita como a precisão de uma estimativa, sua consistência ao longo do tempo ou por meio dos indivíduos do estudo, ou a extensão da reprodução da estimativa. No contexto do processo de medida, entende-se que a confiabilidade pode ser afetada pelo erro aleatório. Na teoria, qualquer medida contém erros sistemáticos e aleatórios, mas o processo de medida deverá ser desenvolvido de forma a reduzir essas fontes de erros.[5] Em relação à exposição ao medicamento, o autorrelato do uso do fármaco, por exemplo, pode ser menos confiável como método de medição do que o método que considera os dados de prescrição.

O processo de delineamento do estudo envolve a seleção do delineamento apropriado para a questão da pesquisa pretendida, além do desenvolvimento e da implementação dos procedimentos para assegurar a obtenção de conclusões válidas. Para conseguir essas conclusões válidas, deve-se agir para reduzir o viés e para garantir a medida e os métodos de análise apropriados.

Há vários métodos disponíveis para reduzir o viés, mas, em geral, são classificados considerando sua implementação na fase de delineamento do estudo ou na fase da análise estatística.[6,7] Esses métodos são abordados nos Capítulos 5 e 6.

▶ Orientações para apresentação

São inúmeras as fontes de orientações para os pesquisadores apresentarem os resultados dos estudos de pesquisas. Embora seja comum o emprego de tais fontes na fase de apresentação dos resultados de um estudo para publicação, elas podem ser auxiliares na fase de concepção dos estudos farmacoepidemiológicos, já que os conceitos importantes de precisão e de transparência na apresentação dos resultados podem ser proveitosos na elaboração do delineamento de um estudo. É provável que a Consolidated Standards of Reporting Trials (Consort)[8] para ensaios clínicos aleatorizados seja a mais conhecida relação de padrões de apresentação, entretanto, está focada nos ensaios clínicos aleatorizados. Os mesmos princípios que motivaram a criação da Consort originaram uma variedade de outras orientações que podem ser empregadas na condução de pesquisas farmacoepidemiológicas.

A Tabela 3-2 apresenta algumas orientações gerais para apresentação que podem ser de especial interesse.

DELINEAMENTOS EXPERIMENTAIS E QUASE-EXPERIMENTAIS

No conjunto, os delineamentos de estudos experimentais e quase-experimentais podem ser conceituados como estudos de intervenção, pois o pesquisador, em diferentes graus, implementa de forma ativa uma intervenção ou um tratamento. Embora existam outras diferenças, a característica primária que distingue um delineamento experimental do quase--experimental reside no fato de que a aleatorização das pessoas para os grupos de tratamento não é realizada nos estudos quase-experimentais.[9]

Aleatorização ou *distribuição aleatória* é o processo de designar os indivíduos para um ou mais grupos com base no método aprovado que permite a cada pessoa a mesma probabilidade de estar em qualquer grupo (p. ex., grupo de tratamento ou de placebo). O ensaio clínico aleatorizado costuma ser considerado o delineamento mais vantajoso na pesquisa biomédica, do ponto de vista de testar hipóteses e de confirmar conclusões causais.[2,10] É provável que os ensaios clínicos aleatorizados sejam conhecidos da maioria dos leitores por causa da frequência do seu emprego na literatura biomédica. Por outro lado, os estudos quase-experimentais são menos familiares e abordados de forma superficial, sem muitos detalhes.

Na percepção mais tradicional, os estudos epidemiológicos não envolvem manipulação ativa de qualquer variável de interesse (ou seja, uma intervenção). Ao contrário, os epidemiologistas utilizam os métodos observacionais que buscam determinar, da forma mais precisa possível, o estado de exposição do indivíduo. No entanto, para algumas situações, uma abordagem experimental pode ser útil no estudo da utilização do fármaco, no caso do desenvolvimento de algum programa para melhorar o emprego dos medicamentos (p. ex., prescrição apropriada). Salvedt e colaboradores[11] utilizaram um ensaio aleatorizado para examinar os padrões de prescrição entre pacientes adultos, vulneráveis, idosos, hospitalizados. Na admissão, cada paciente foi aleatorizado tanto para avaliação geriátrica e unidade de controle como para a ala médica geral. A prescrição apropriada, conforme definida pelos critérios de Beers,[12] foi comparada nos dois grupos. Ao final do estudo, os autores encontraram padrões de prescrição significativamente melhores entre os pacientes aleatorizados para a unidade geriátrica do que entre os pacientes da ala médica geral.

Conforme mencionado, a ausência da alocação aleatória nos grupos de tratamento é uma característica importante dos estudos quase-experimentais. Uma abordagem geral quase-experimental de especial utilidade na pesquisa farmacoepidemiológica é o *delineamento de séries temporais truncadas*. Esse delineamento implica repetidas medidas, antes e depois da intervenção ou da ocorrência de uma evidente alteração. Em geral, ele é empregado para avaliar os efeitos associados à implementação de um novo programa ou política. Por exemplo, quando é realizada uma alteração no formulário terapêutico, esse delineamento pode ser empregado para determinar o impacto dessa alteração no comportamento de prescrição do médico. Algumas variações desse delineamento geral envolvem a inclusão de um grupo controle que não experimentou a intervenção, o evento de interesse ou a remoção subsequente (ou revogação) da intervenção de interesse (Figura 3-1). Esses delineamentos são bastante oportunos nas situações em que a aleatorização não é possível (p. ex., na aplicação de uma política para todos na população), mas os dados mantêm-se disponíveis, possibilitando as medições repetidas antes e depois da alteração. Averiguando a tendência nas observações antes da intervenção ou da alteração na política, o pesquisador pode estabelecer um padrão de resultados de interesse, que pode ser comparado com o padrão depois da intervenção ou da alteração. Por exemplo, Chen e seus colaboradores[13] examinaram o uso mensal de antidepressivos e de antipsicóticos por um período de 12 meses antes e de 12 meses depois da implementação do plano de cobertura de medicamentos Medicare Parte D. Os autores notaram um aumento estável no uso de antidepressivos antes da implementação do Medicare Parte D. Depois da implementação, a tendência ascendente no uso mensal de antidepressivos apresentou aumento significativo. Com relação aos antipsicóticos, ocorreu uma tendência de redução no uso dos agentes antes do Medicre Parte D. Na verdade, essa tendência reverteu e o uso dos antipsicóticos aumentou nos meses após o início da cobertura da Parte D.

Tabela 3-2 Instruções ou orientações para apresentações que podem ser úteis na condução de pesquisas farmacoepidemiológicas

Orientação/instrução	Comentários
Lista de verificação Aprimorando a Apresentação de Resultados de Estudos Observacionais em Epidemiologia (Strobe, do inglês Strengthening the Reporting of Observational Trials in Epidemiology)	Inclui informações específicas para elaboração de vários delineamentos de estudos epidemiológicos; não direciona necessariamente os assuntos distintos para o uso de bancos de dados secundários. Publicada na Ann Intern Med. 2007;147(8):573-577 e disponível no *site* www.strobe-statement.org.
Lista de verificação Apresentação Clara das Avaliações com Delineamentos Não Aleatorizados (Trend, do inglês Transparent Reporting of Evaluations with Nonrandomized Designs)	Originalmente desenvolvida para intervenções comportamentais e em saúde pública; de especial ajuda nos estudos quase-experimentais. Publicada no Am J Public Health. 2004;94(3):361-366 e disponível no *site* www.trend-statement.org.
ISPE – Orientações para as Boas Práticas na Farmacoepidemiologia	Contém orientações para ajudar nas pesquisas com questões sobre planejamento, condução e avaliação das pesquisas farmacoepidemiológicas. Há seções em separado sobre relatos de evento adverso e comunicação de resultados. Publicadas no Pharmacoepidemiol Drug Saf. 2008;17(2):200-208.
ISPOR – Lista de Verificação para Estudos de Banco de Dados Retrospectivos	Direciona questões específicas para o uso de bancos de dados retrospectivos para propósitos de pesquisas. Pode ser usada em conjunto com outras orientações para apresentações. Publicada no Value Health. 2003;6(2):90-97 e disponível no *site* www.ispor.org/workpaper/healthscience/ret_dbTFR0203.asp.
ISPOR – Lista de Verificação para Estudos da Aceitação e Adesão ao Tratamento Usando Dados Retrospectivos	Direciona questões específicas para o uso de bancos de dados retrospectivos nos estudos que visam aceitação e persistência medicamentosas. Pode ser usada em conjunto com outras orientações para apresentações. Publicada no Value Health. 2007;10(1):3-12 e disponível no *site* www.ispor.org/workpaper/MedComplianceChecklist.asp.
Guia Padrões para Excelência na Apresentação de Melhor Qualidade (Squire, do inglês Standards for Quality Improvement Reporting Excellence)	Desenvolvido para auxiliar os autores a aprimorar a apresentação de esforços na melhoria da qualidade. Foca a precisão e o empenho local de apresentação de forma consistente para melhorar a assistência em saúde de forma que eles possam ser aplicados em outras situações. Publicado no Qual Saf Health Care. 2008;17(suppl. 1):113-132 e disponível no *site* www.squire-statement.org.
Lista de verificação e fluxograma Itens para Revisões Sistemáticas e Metanálises (Prisma, do inglês Preferred Reporting Items for Systematic Reviews and Meta-Analysis)	Desenvolvida para orientar os autores na realização e apresentação das revisões sistemáticas e metanálises de ensaios clínicos aleatorizados, é também conhecido como "lista QUOROM". Publicada no Ann Intern Med. 2009;15(4):264-269 e disponível no *site* www.prisma-statement.org.
Lista de verificação e fluxograma Metanálise de Estudos Observacionais em Epidemiologia (MOOSE, do inglês Meta-analysis of Observational Studies in Epidemiology)	Similar à lista Prisma, diferenciando-se pelo fato de objetivar metanálises de estudos observacionais. Publicada no J Am Med Assoc. 2000;283(15):2088-2012.

ISPOR, International Society for Pharmacoeconomics and Outcomes Research (Sociedade Internacional de Pesquisas e Resultados Farmacoeconômicos); ISPE, International Society for Pharmacoepidemiology (Sociedade Internacional de Farmacoepidemiologia). Modificado com permissão da Ref. 57.

Os delineamentos de séries temporais são de total proveito no exame do modo como os eventos que afetam simultaneamente grupos inteiros de pessoas, por exemplo a introdução do Medicare Parte D [14,15] ou a introdução de várias atividades para melhoria da qualidade [16,17] ou a publicidade direta ao consumidor [18] podem influenciar a utilização dos medicamentos.

DELINEAMENTOS DE ESTUDOS...

Delineamento de grupo controle não equivalente

```
O   X   O
- - - - - -
O       O
```

Delineamentos de séries temporais truncadas

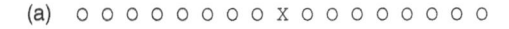

(a) O O O O O O O O X O O O O O O O O

(b) O O O O O O O O X O O O O O O O O
- -
    O O O O O O O O   O O O O O O O O

(c) O O O O O O O O X̶ O O O O O O O O

▲ **Figura 3-1** Delineamentos quase-experimentais selecionados que podem ser úteis na pesquisa farmacoepidemiológica. O símbolo "O" representa os momentos no tempo, quando uma observação ou medida foi realizada (p. ex., o uso de um determinado medicamento durante um mês). O "X" representa o início de alguma intervenção, programa ou política (p. ex., implementação de consultoria farmacêutica para a seleção do fármaco entre adultos idosos debilitados). Por fim, o "X̶" representa a remoção (ou eliminação) do programa, política ou intervenção. Um "X" pode ser algo que está sob o controle do pesquisador ou algo de interesse que aconteceu durante o tempo que não estava sob o controle direto do pesquisador (p. ex., uma mudança na política institucional).

Outro delineamento quase-experimental utilizado na pesquisa farmacoepidemiológica é o *delineamento de grupo controle não equivalente* (Figura 3-1). Esse delineamento é considerado similar ao ensaio clínico aleatorizado tradicional, exceto pelo fato de que o membro do grupo é determinado por algum processo não aleatório. Uma vez que a alocação das pessoas nos grupos de tratamento não é um processo aleatório, os grupos não podem ser considerados "equivalentes" no sentido estatístico, por motivo do termo "não equivalente" no nome do delineamento. O delineamento do grupo controle não equivalente oferece total vantagem do ponto de vista da validade interna.

Duas situações habituais originam membros do grupo não aleatório. Uma é a *autosseleção*, em que ao paciente é dada a opção de participar ou não de determinada intervenção (p. ex., um programa de suprimento automático por uma farmácia comunitária, para aumentar a adesão ao tratamento).

O fato é que os grupos de tratamento não são formados de forma aleatória e isso deixa potencial para o *viés de seleção*, que talvez seja o perigo mais significativo para a validade interna desse delineamento. A extensão do viés de seleção varia, dependendo de como os grupos foram formados. Com autosseleção, a chance de viés é maior do que com outros métodos.[19]

A outra situação ocorre quando o pesquisador está trabalhando com pessoas alocadas em grupos pré-formados (p. ex., pacientes em tratamento com um médico, com profissionais de saúde em algum hospital ou em uma determinada área geográfica). Embora essa situação possa parecer uma autosseleção, a diferença está na intervenção aplicada de forma explícita a um ou mais grupos, não aplicada a uma pessoa de cada vez. As iniciativas de melhoria da qualidade aplicadas aos grupos de provedores de cuidados de saúde em uma região geográfica são um dos exemplos da ideia de empregar uma intervenção em um grupo íntegro. Por exemplo, Martens e colaboradores[20] examinaram os efeitos da difusão cooperativa das orientações multidisciplinares desenvolvidas para o comportamento de prescrição nos Países Baixos. Uma seleção aleatória de médicos da região de Maastricht serviu como grupo de intervenção, enquanto uma seleção aleatória de médicos, fora dessa região, foi usado como grupo controle. Um estudo similar foi realizado em Wisconsin* por meio do envio de cartas sobre o uso apropriado de dipiridamol para médicos em três regiões do Estado com uma quarta região servindo de grupo controle.[21]

Há outros estudos experimentais e quase-experimentais menos empregados nas pesquisas farmacoepidemiológicas. Esses estudos são usados em proporções diversas em outras áreas de pesquisa de cuidados de saúde, como informática médica e melhora da qualidade.[23] Por causa da relativa baixa frequência do seu uso na farmacoepidemiologia, uma discussão detalhada não é contemplada neste livro.**

DELINEAMENTOS OBSERVACIONAIS

Na ausência de experimentos, os estudos observacionais têm uma longa, não obstante um pouco controversa, história de uso na pesquisa biomédica.[10,24-27] No entanto, em muitas situações não é possível intervir em uma população do ponto de vista experimental nem do quase-experimental. Além disso, em alguns casos, o experimento pode ser desnecessário, inapropriado, ou mesmo antiético.[7] Cresce o reco-

---

* N. de T. Maastricht – cidade da Holanda; Wisconsin – Estado dos EUA localizado na região norte-central.

** Ver Ref. 19 para outras informações sobre a inferência causal dos estudos quase-experimentais.

nhecimento de que, provavelmente, os ensaios clínicos aleatorizados não sejam a melhor abordagem de pesquisa no exame dos padrões de utilização de fármacos ou de resultados do uso de fármacos, em especial nos resultados relacionados à segurança, nos quais estudos de pré-comercialização costumam carecer de tamanhos de amostras suficientes para detectar qualquer acontecimento, exceto em relação a efeitos adversos comuns.[28,29] Até agora, os delineamentos de estudos observacionais são extremamente úteis na avaliação do uso de medicamentos e de seus resultados associados, incluindo efeitos benéficos involuntários dos fármacos.[30]

▶ Relatos de casos e séries de casos

O papel do *relato de caso* e das *séries de casos* não pode ser ignorado na perspectiva do delineamento de estudo. Um relato de caso é um delineamento de estudo que descreve a experiência clínica de um paciente com um determinado medicamento, e uma série de casos é similar ao relato de caso, exceto pelo fato de descrever a experiência de vários pacientes. Embora esses sejam apenas estudos descritivos, eles podem fornecer informações úteis que servem como base para a geração de hipóteses, para mais refinamento ou testes de certificação. Esses tipos de estudos são considerados como relatos de evento medicamentoso adverso publicado. É importante lembrar que esses estudos não precisam ser limitados apenas aos efeitos medicamentosos adversos involuntários, uma vez que podem ser úteis para identificar novas utilizações de medicamentos ou efeitos benéficos involuntários, os quais merecem uma pesquisa futura.[31-33] Em virtude do delineamento desses estudos, não existe qualquer maneira de controle ou aleatorização. Por isso, esses relatos não oferecem evidências suficientes para elaborar quaisquer determinações causais. Entretanto, podem ser úteis em mais elucidações das relações causais determinadas anteriormente.[34]

▶ Estudos ecológicos

Em algumas situações, os dados não estão disponíveis no *nível do paciente*, mas, sim, no *nível de grupo* ou *coletivo*. Por que os dados no nível de grupo são disponibilizados e os no nível do paciente não o são? Há situações em que a obtenção dos dados no nível do paciente é tanto proibitiva em relação ao custo quanto não exequível, em virtude dos regulamentos que envolvem os dados de saúde. Uma maneira de superar isso é conseguir informações no nível coletivo, desse modo os indivíduos não são identificados (ou mesmo acessíveis). Por exemplo, é bastante difícil (do ponto de vista logístico e regulatório) para um pesquisador obter dados do paciente de uma cadeia local de farmácias de uma comunidade ou de um grupo de planos de saúde. Por outro lado, é mais fácil conseguir o número de prescrições dispensadas ou o número de solicitações aprovadas para um determinado medicamento. O uso desses dados do nível coletivo resulta em estudos ecológicos. Algumas informações de grupo que costumam ser utilizadas na farmacoepidemiologia envolvem o uso do medicamento em âmbito nacional ou estadual. Situações similares podem surgir quando todas as clínicas médicas, os planos de saúde ou os hospitais são pesquisados.

É comum notar estudos ecológicos conduzidos em múltiplos momentos para examinar as tendências. O Estudo de Caso 3-1 descreve um exemplo de estudo ecológico empregando dados do âmbito hospitalar em múltiplos anos para examinar a relação entre o uso de antibiótico e a resistência bacteriana.[35]

Embora os estudos ecológicos possam ser úteis, é importante conhecer suas limitações. A grande desvantagem do estudo ecológico é a possibilidade de o confundimento ser uma fonte de importância significativa de viés, uma vez que a informação não é coletada no nível do paciente. Nos estudos do nível do paciente, essa informação extra seria controlada por meio da análise estatística. Os estudos ecológicos devem ser interpretados com cuidado para evitar a *falácia ecológica*, ou a falácia de tirar conclusões no nível do paciente quando apenas os dados coletivos foram utilizados. Esse é o complemento para a *falácia atomística* em que conclusões para o nível coletivo são feitas quando os dados coletados são do nível dos pacientes.[36] Em geral, a mesma *unidade de análise* é usada tanto para a exposição como para as variáveis de resultado. Por exemplo, se o uso de um medicamento é medido no nível de Estado, por conseguinte os dados dos resultados no nível de Estado (p. ex., taxas de mortalidade e taxas de incidência de doenças para os específicos Estados em estudo) são considerados. Com o aumento da disponibilidade e uso de técnicas de modelagem multiníveis,[36,37] mais pesquisas estão incorporando tanto dados do nível coletivo como do paciente no mesmo estudo.[38,39]

▶ Estudos transversais

Como o nome sugere, um *estudo transversal* envolve procurar por amostras de uma população de interesse em um dado momento (i.e., um corte transversal), em geral, o presente. Diferentemente de outros delineamentos de estudos epidemiológicos, o resultado de interesse e a exposição de interesse

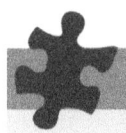

ESTUDO DE CASO 3-1

Um estudo ecológico da relação entre o uso de fluoroquinolona e a resistência bacteriana

A resistência bacteriana aos agentes antibióticos é uma preocupação importante na assistência à saúde. Uma das causas mais citadas de resistência é o uso aumentado e, em geral, inapropriado, de antibióticos, em especial agentes de amplo espectro. MacDougall e seus colaboradores usaram uma abordagem ecológica para examinar a relação entre o uso da fluoroquinolona e a resistência em *Pseudomonas aeruginosa* e *Staphylococcus aureus* em um grupo de hospitais. As informações sobre o uso de levofloxacina, maxifloxacina, gatifloxacina e ciprofloxacina em cada hospital foi coletada como o número de doses diárias definido (DDD; ver Capítulo 4) e normalizadas para mil pacientes/dia (i.e., DDD/1.000 pacientes/dia). De forma similar, a resistência bacteriana no nível hospitalar foi medida como o percentual de isolados de *P. aeruginosa* resistente às fluoroquinolonas e o percentual de isolados de *S. aureus* designados como *S. aureus* resistente à meticilina (SARM). Esses dados foram coletados anualmente para cada hospital participante pelo período de 1999 a 2003. Usando a análise de regressão linear, o nível de uso da fluoroquinolona foi associado à resistência do *P. aeruginosa* e do *S. aureus*, no mesmo ano, por três dos cinco anos examinados. Resultados similares foram encontrados quando a análise foi repetida separadamente para levofloxacina e ciprofloxacina. Quando o método de equações estimadas generalizadas foi empregado para levar em consideração os níveis prévios de resistência (ou seja, a relação entre a utilização de fluoroquinolona e a resistência em 2001, considerando o nível de resistência em 2000), a única relação foi entre o uso de levofloxacina e SARM.

---

são determinados simultaneamente (Figura 3-2). Isso requer apenas um ponto de coleta de um único dado, que forneça certos efeitos nas perspectivas logística e financeira, já que o pesquisador não precisa esperar que um resultado aconteça.

Embora os estudos transversais não gerem estimativas de incidência, eles são bem adaptados para fornecer estimativas de prevalência de uma condição ou exposição. Na verdade, estudos transversais podem, às vezes, ser referidos como estudos de prevalência. Stang e colaboradores,[40] por exemplo, conduziram um estudo com o objetivo primário de descrever a prevalência da coprescrição de medicamentos contraindicados com estatinas, ou seja, de inibidores da 3-hidroxi-3-metilglutaril (HMG) coenzima A redutase, independentemente das advertências sobre os perigos de certas interações medicamentosas. Pela descrição da prevalência do resultado no grupo dos expostos e da prevalência do resultado no grupo dos não expostos, as relações potenciais entre as exposições e os resultados podem ser identificadas. Essas relações não deverão, entretanto, ser interpretadas como relações causais devido, em grande parte, à incapacidade de determinar se a exposição ocorreu antes do desfecho. Em seu lugar, eles são mais bem conceituados como hipóteses para verificações e estudos futuros.

Embora os estudos transversais envolvam apenas um ponto no tempo, podem ser conduzidos ao longo de múltiplos momentos, ou séries de cortes transversais. Liberman e colaboradores[41] examinaram o uso de anti-hipertensivos, antidiabéticos e anti-hiperlipêmicos em crianças e adolescentes. Os autores empregaram dados de uma grande empresa de gerenciamento do benefício-farmácia para examinar a prevalência mensal de cada uma dessas classes de fármacos de setembro de 2004 a junho de 2007. Os estudos com várias medidas transversais são úteis para analisar as alterações na prevalência ao longo do tempo e podem ser usados para aproximar os dados de um estudo longitudinal conduzido de forma similar, no entanto, gera dúvidas sobre a precisão da coleta dos dados da fonte de dados.[42]

Estudos longitudinais verdadeiros, como os estudos de coorte, são mais convincentes do que as várias medidas transversais, pois existem múltiplas medidas para cada paciente ao longo do tempo, permitindo que cada indivíduo trabalhe como seu próprio controle, além de a exposição ser conhecida por ter ocorrido antes do desfecho. Os estudos longitudinais permitem a observação das alterações tanto dentro da unidade de estudo como através das unidades. Diferentes dos estudos transversais, as alterações dos indivíduos podem ser separadas

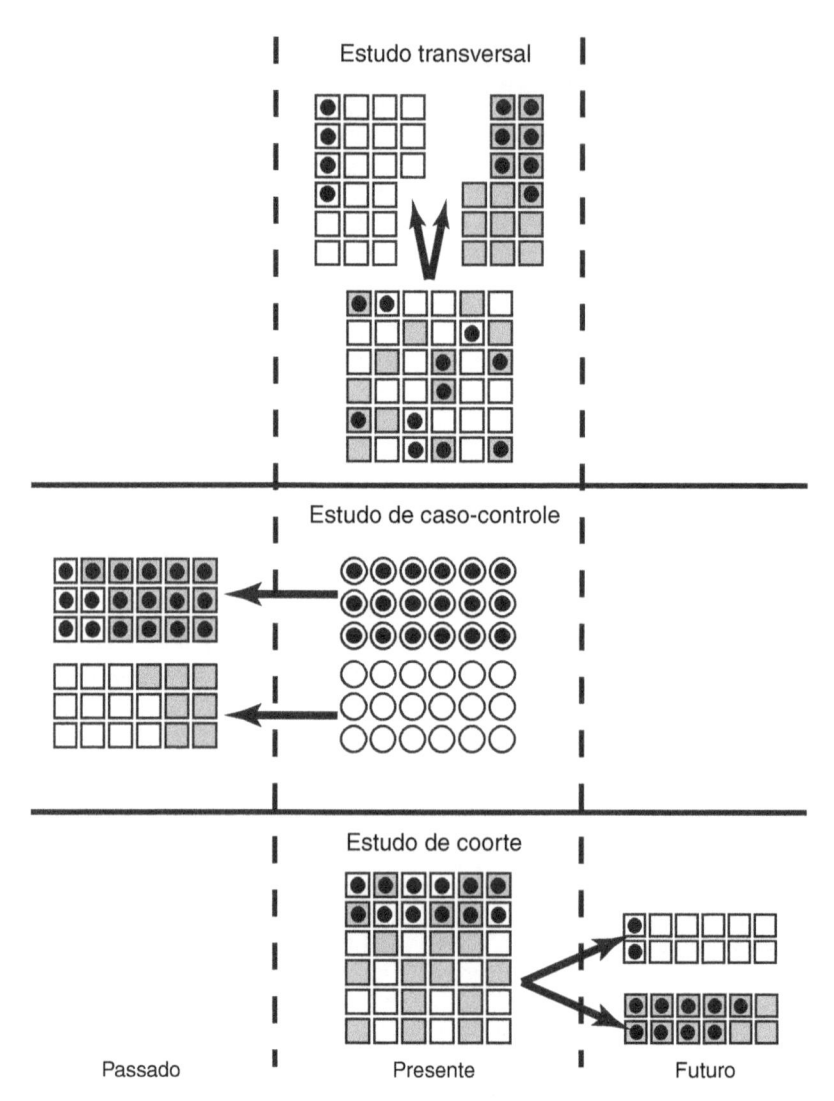

▲ **Figura 3-2** Delineamentos de estudos observacionais que podem ser usados na pesquisa farmacoepidemiológica. O quadrado sombreado representa um indivíduo exposto, enquanto os indivíduos não expostos não estão sombreados. Um círculo sólido dentro do quadrado representa que um resultado de interesse está presente. Aqueles quadrados sem o círculo estão livres dos resultados.

das diferenças basais individuais nos estudos longitudinais verdadeiros.[43]

▶ Estudos de caso-controle

Estudos de caso-controle são delineamentos de estudos amplamente utilizados na epidemiologia.[44] Esses estudos apresentam especial utilidade quando o desfecho examinado é relativamente raro. Esse fato é uma das razões por que os estudos de caso--controle são muito empregados para estudar os efeitos adversos dos fármacos, como no câncer [45,46] ou na insuficiência renal,[47] ou a ocorrência de erros de prescrição.[48] Os estudos de caso-controle iniciam pela identificação de uma amostra de indivíduos com o desfecho de interesse (p. ex., câncer ou óbito), para servir como casos, e outra amostra sem o resultado de interesse, para servir de controles (Figura 3-2). Em seguida, o pesquisador determina o estado de exposição de cada indivíduo em ambas as amostras. As proporções relativas àquelas pessoas expostas dos casos são comparadas com aquelas dos controles, gerando a razão de chances (chances de exposição nos casos *versus* chances de exposição no controle).[49] Estudos de caso-controle oferecem mais eficiência do que as abordagens prospectivas, uma vez que iniciam com o resultado de interesse, não esperam pela ocorrência do resultado. Como os estudos transversais, a abordagem caso-controle é de particular utilidade no desenvolvimento de hipóteses. Os casos-controle também são vantajosos ao possibilitarem o exame de múltiplas exposições ou de fatores de risco de interesse para determinado resultado. Uma vez disponibilizados dados suficientes, as relações entre qualquer número de exposições diferentes e o resultado poderão ser examinados, mas é importante assegurar que a exposição ocorreu antes do desfecho. Para realizar isso, a cada caso é designada uma data índice, com base na data em que o resultado foi observado. Em seguida, o estado de exposição é determinado no período anterior à data índice. Embora os controles não tenham uma data índice real, pois o resultado não ocorreu, a data índice deles pode ser a mesma dos seus pares controles (se os casos e controles estiverem igualados) ou selecionada aleatoriamente com base no período de estudo ou, ainda, a partir das datas índices disponíveis dos casos.

Mesmo que a incidência de um resultado não possa ser estimada no estudo de caso-controle, porque toda a população em risco não é identificada no início do estudo, a razão de chance (*odds ratio*) desse tipo de estudo deverá ser uma estimativa válida da razão da taxa ou da razão do risco em certas circunstâncias. Primeira, os casos são representativos da população fonte identificada. Dependendo do tamanho da população, todos os casos podem ser usados ou apenas uma amostra aleatória. Ambas as possibilidades deverão resultar em casos representativos. Segunda, os controles deverão ser selecionados da mesma população que originou os casos. Em virtude da grandeza do potencial grupo de controles, é comum observar a realização de uma amostra aleatória para a seleção de controles. Enfim, os controles deverão ser selecionados sem levar em conta o estado de exposição.[44,49] Uma maneira de assegurar isso é desenvolver e aplicar o mesmo critério de elegibilidade nos casos e nos controles.[34]

No entanto, existe uma série de desvantagens importantes a considerar. Primeira, os estudos de caso-controle estão particularmente sujeitos a certos vieses, conforme descrito mais adiante, no Capítulo 6. Em relação ao *viés de seleção*, casos e/ou controles incluídos em um estudo podem ser sistematicamente diferentes daqueles não incluídos. Quando o processo de inclusão ou participação no estudo também está relacionado à exposição ou ao resultado, a relação exposição-resultado estimada do estudo poderá estar sujeita ao viés. *Viés de informação* é outra consideração significativa. Nos estudos de caso-controle, o viés de informação é o resultado de erro de medida ou erro de classificação. Essa última noção carrega especial inquietação quando ocorre de uma maneira diferencial. Por exemplo, nos estudos que pesquisam os efeitos adversos de medicamentos, é possível que os casos (ou seja, os pacientes com os desfechos adversos dos de interesse) tenham mais dados coletados e com mais detalhes do que os controles oriundos da população em geral. Esse erro de classificação diferencial é problemático, porque pode resultar em uma superestimação ou subestimação imprevisível das potenciais relações entre a exposição e o resultado.[3] O *viés de memória* também é uma importante fonte de propensão, que pode ser conceituada como um tipo de viés de informação. Sempre que a informação de exposição ou de resultado é obtida pelo autorrelato ou pela entrevista, o potencial para erro é maior. Por exemplo, é mais provável que aqueles indivíduos que estão vivenciando um evento adverso, ou mesmo os cuidadores dessas pessoas, lembrem-se de informações detalhadas sobre sua utilização do medicamento do que aqueles sem um evento adverso. O uso dos dados das fontes de coleta automatizada ou de informações registradas antes da ocorrência do resultado pode ajudar a reduzir o potencial para viés de informação.[50] Outra desvantagem potencial dos estudos de caso-controle é que são mal-adaptados para a pesquisa dos fármacos raramente utilizados.[34]

Uma variação comum do estudo de caso-controle é combinar (parear) casos e controles em uma ou mais variáveis estranhas consideradas confundidoras (ver Capítulo 6). O pareamento pode ser uma ferramenta útil para aumentar a precisão e o poder estatístico desse tipo de estudo, mas também apresenta limitações, em especial a introdução de viés na estimativa da razão de chance (*odds ratio*). Essa limitação pode ser evitada pelo uso de uma estratégia analítica que considera o fator de pareamento.[51] Por exemplo, em um estudo caso-controle combinado, um caso pode ser associado a um controle, resultando em uma série de pares combinados. A razão de chance será calculada considerando o pareamento para evitar estimativas com viés da razão de chance ou uma subestimação do erro padrão associado à razão de chance como um resultado do processo combinatório.[52] O cálculo seria a razão do número de pares, em que os controles seriam não expostos e os casos expostos, para um número de pares em que os controles seriam expostos e os casos não expostos.* Este é um exemplo de como a escolha da estratégia analítica precisa ser apropriada para o delineamento de estudo utilizado (ver Capítulo 5). Dependendo da natureza do estudo, pode haver mais de um controle combinado com cada caso. Um método para determinar o número apropriado de controles combinados é sugerido por Hennessy e colaboradores.[53]

▶ Estudos de coorte

Outro delineamento de estudo muito empregado na epidemiologia é o *estudo de coorte*. Sua abordagem é vantajosa quando a exposição intencional de uma pessoa a algum medicamento ou intervenção, como na forma experimental, é tanto impossível como antiética.[54] O objetivo geral desses estudos é estimar o risco ou a taxa de algum resultado entre os indivíduos de uma coorte.[55] Para estimar esses valores, todos os indivíduos no estudo (ou seja, a coorte) devem estar livres do desfecho de interesse no início do estudo (Figura 3-2). A identificação de uma coorte inicial livre do desfecho pode ser contrastada com o estudo de caso-controle em que um grupo de indivíduos com o desfecho de interesse e um grupo sem o desfecho são identificados primeiro. Logo que o estudo de coorte inicial é identificado, cada indivíduo é classificado com base no estado de exposição. Isso permite o cálculo do risco ou da taxa para cada estado de exposição e a subsequente comparação por meio do risco relativo ou da razão da taxa. De modo geral, o estudo de coorte pode ser considerado uma abordagem modificada para um ensaio clínico aleatorizado, em que a designação para o grupo de tratamento não é aleatória e não está sob o controle do pesquisador. Por essa razão, o estudo de coorte é tido como um método mais convincente do que a abordagem caso-controle. A principal razão para essa abordagem metodológica rigorosa é que todos os indivíduos incluídos no estudo são risco puro para o resultado, uma vez que são livres do desfecho no início do estudo, exatamente como nos ensaios clínicos aleatorizados. A disponibilidade dos indivíduos livres do desfecho e a informação precisa da exposição permitem a identificação das relações temporais entre a exposição e o desfecho, o que é uma consideração importante na inferência causal.[34,56]

---

* Em uma análise de pares combinados (ou equiparação de indivíduos), quase sempre são usados na análise apenas os pares em que os estados de exposição do caso e do controle do par não combinam (ou seja, pares discordantes). Esse procedimento ocorre porque, quando casos e controles são expostos ou ambos são não expostos (i.e., são pares concordantes), eles não contribuem para o cálculo da razão de chance. Para mais informações, ver Ref. 52

Os estudos de coorte podem ser realizados de maneira totalmente prospectiva, em que a identificação da coorte livre do desfecho inicia no presente e os indivíduos são acompanhados até o futuro. Em oposição, os estudos de *coorte retrospectiva* envolvem analisar o passado para identificar um momento em que os indivíduos estiveram livres do desfecho e em seguida acompanhá-los até o presente ou até o futuro para determinar a ocorrência de um desfecho. A destreza de conduzir um estudo de coorte retrospectiva depende de dispor de informações suficientes para facilitar a determinação precisa do estado do desfecho, bem como da sequência das informações de exposição. O uso de bancos de dados secundários (ver Capítulo 4) possibilita que estudos de coorte retrospectiva sejam conduzidos com mais facilidade.[57] Revisar quadros e tabelas dos hospitais é um método de realização de estudo de coorte retrospectiva, como o estudo de Doepker e colaboradores.[58] (ver Estudo de Caso 3-2).

Além das opções prospectivas e retrospectivas, os estudos de coorte também podem examinar coortes abertas ou fechadas. Uma coorte aberta, ou coorte dinâmica, é aquela cujo tamanho não é fixo e pode variar ao longo do tempo, com indivíduos entrando e saindo da referida coorte. Algumas fontes recomendam descrever tais estudos como de uso de população aberta ou dinâmica em vez de descrevê-los como de coorte aberta.[56] Os estudos de coorte, usando dados do monitoramento do evento de prescrição, em geral, envolvem coortes abertas, uma vez que as pessoas podem entrar ou sair da coorte com base nas várias datas de início ou de suspensão de uso do medicamento antes de ter o desfecho em estudo. Em geral, as coortes abertas incluem um período de "arrolamento", durante o qual os indivíduos livres do desfecho podem entrar no estudo de coorte. Quando indicados para o grupo de expostos, cada data índice específica do indivíduo, ou data de início, é definida como o início da exposição, a primeira prescrição de um determinado medicamento.[50] Para os indivíduos não expostos, a data índice é o início do acompanhamento ou do arrolamento no estudo. A ideia de uma coorte aberta opõe-se à de uma coorte fixa em que todos os indivíduos são definidos em relação à exposição no início do estudo e ninguém entra no estudo ou troca de grupo, de expostos para não expostos ou vice--versa. Embora nenhum participante adicional possa ser incluído nessa coorte fixa, é possível haver perda de seguimento de alguns indivíduos ao longo do tempo. Deve-se tomar um cuidado especial para garantir que a perda de acompanhamento seja reduzida, uma vez que perdas significativas podem introduzir viés ao estudo. Uma coorte fechada é similar à coorte fixa no fato de que a exposição é definida no início

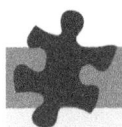

ESTUDO DE CASO 3-2

Estudo de coorte retrospectiva de desfechos tromboembolíticos

O estudo de coorte retrospectiva é uma maneira de manter o fundamento metodológico enquanto ganha alguma eficiência associada ao uso dos dados existentes. Doepker e seus colaboradores[58] empregaram uma abordagem de coorte retrospectiva para examinar a relação entre a incidência de tomboembolismo venoso (TEV) e o uso de vasopressina em pacientes com choque. Os autores examinaram os prontuários médicos para identificar todos os pacientes na idade de 18 anos ou mais, que foram admitidos na unidade cirúrgica ou de cuidados intensivos, de setembro de 2001 a junho de 2004, com diagnóstico de código de choque. Para garantir que os indivíduos selecionados estivessem livres do resultado no início do estudo, os autores excluíram quaisquer pacientes admitidos nas unidades de cuidado crítico com tratamento ativo para TEV. Eles também excluíram os indivíduos com uma história pretérita de TEV anterior à terapia com vasopressina, bem como aqueles recebendo vasopressina por qualquer razão diferente do tratamento de choque (p. ex., hemorragia por varizes). Usando o critério citado, selecionaram uma amostra aleatória de 350 indivíduos para o estudo. Com esse estudo de coorte determinado, os indivíduos foram separados em dois grupos, com base na situação de exposição à vasopressina mais terapia com catecolamina (p. ex., epinefrina e dopamina) ou terapia com catecolamina isolada. Cada indivíduo poderia ter uma data índice diferente (início), com base na admissão na unidade de cuidado crítico, já que esse era um estudo de coorte aberta. Os prontuários médicos dos pacientes foram verificados para a ocorrência de TEV depois do início da terapia com vasopressina ou com catecolamina. Para reduzir o potencial de viés na identificação do resultado, os autores requereram evidência positiva de um TEV tanto por ultrassom de Doppler como por tomografia computadorizada espiral ou por diagnóstico documentado de TEV na nota de alta hospitalar oficial. A incidência de TEV no grupo de vasopressina foi de 7,4%, comparada com 8% no grupo de terapia com catecolamina. Essa incidência não representou diferença significativa, permanecendo após ajuste para potenciais confundidores.

---

do estudo e nenhum participante adicional pode ser incluído depois do início do acompanhamento, no entanto, não há perdas de seguimento na coorte fechada, resultando em tempo de observação ou tempo de acompanhamento igual para todos os membros da coorte, possibilitando a verificação direta do risco (ou da incidência cumulativa).[55] Na situação de coortes abertas ou de coortes fixas, o tempo de observação é discretamente diferente para cada membro da coorte, devido às diferenças na entrada na coorte ou da perda de seguimento. Estudos que empregam esses tipos de coortes costumar focar nas medidas de pessoa/tempo e no cálculo de uma taxa de incidência (ou densidade de incidência), em vez de na taxa de riscos, como ocorre nas coortes fechadas.[43]

Independentemente das vantagens inerentes, os estudos de coorte apresentam certas limitações. Quando comparados com algumas outras abordagens epidemiológicas, os estudos de coorte apresentam-se relativamente dispendiosos e consumidores de tempo para sua realização. Isso é mais bem comprovado nos estudos de coorte prospectivos, em que o pesquisador precisa esperar o tempo necessário para o desenvolvimento dos resultados. Por essa razão, talvez os estudos de coorte não sejam apropriados para examinar resultados relativamente raros. O tempo necessário até que os resultados sejam teoricamente possíveis depende, em parte, do período de indução necessário.[56] O período de latência ou tempo de indução é o período entre a exposição e a ocorrência de um desfecho. No exame dos efeitos da utilização do medicamento, o período de indução pode ser ditado por vários mecanismos biológicos. O conceito de período de indução também pode ser aplicado a programas ou políticas designados para influenciar a utilização do fármaco (p. ex., um programa educacional para melhorar a qualidade de prescrição em adultos idosos). Embora um estudo com duração de dois anos possa ser adequado para examinar os efeitos de um programa sobre práticas de melhora da qualidade de prescrição, é provável que não seja suficiente para analisar os efeitos de um fármaco na causa ou na prevenção de câncer, devido aos períodos de indução diferentes. Apesar de estudos de coorte retrospectivos delinearem a disponibilidade da existência de exposição e/ou de dados do resultado, a necessidade potencial de coleta de dados adicionais não pode ser esquecida, o que pode aumentar tanto os custos como o tempo associados à condução do estudo. Conforme acontece com os estudos de caso-controle, a informação precisa é uma consideração importante nos estudos de coorte. Nos estudos prospectivos, o pesquisador tem mais controle sobre o que é coletado e como é coletado.

Até agora, a fonte de informação tem implicações importantes. O viés de memória pode ser uma limitação significativa quando os indivíduos são solicitados a lembrar de informações de exposição pretéritas. Em um estudo empregando os dados do estudo Nurses' Health Study, Curhan e colaboradores [59] utilizaram as informações dos autorrelatos sobre o uso de analgésicos durante a vida para examinar o risco de redução na função renal. Nessa situação, o potencial para viés de memória é óbvio, visto que é difícil para uma pessoa estimar com precisão o uso de analgésicos, não narcóticos, ao longo da sua vida, mesmo que sejam profissionais de saúde.

▶ Outros delineamentos observacionais

Além dos mais tradicionais estudos epidemiológicos discutidos anteriormente, existem muitos delineamentos de utilidade potencial que merecem uma breve exposição. Em geral, esses delineamentos fornecem um tipo de hibridização de outros delineamentos de estudo para manter o rigor metodológico associado aos estudos de coorte, ao mesmo tempo em que aumentam a eficiência, como visto nos estudos de caso-controle. Dois delineamentos são abordados nesta seção.

Estudos de caso-controle aninhados

Os *estudos de caso-controle aninhados* representam um estudo de caso-controle conduzido em uma coorte bem definida. Uma vez definida toda a coorte, é possível, a partir dela, selecionar amostras de casos e de controles aleatoriamente. A abordagem de caso-controle aninhado é mais rigorosa do que a abordagem de caso-controle tradicional, porque o pesquisador garante que apenas os casos incidentes são usados, já que o estudo de coorte original era livre dos desfechos por definição. Além disso, com a *amostragem do conjunto de risco (ou densidade)*, a razão de chance mais precisa aproxima-se do risco relativo, que seria calculada de um estudo de coorte similar.[60] Nessa abordagem, uma amostra aleatória de controles é selecionada dentre aqueles indivíduos de risco para o desfecho quando um caso é identificado. Isso resulta em uma série de controles que apresenta quase a mesma contribuição pessoa/tempo que os casos.[44] Do ponto de vista da eficiência, a abordagem caso-controle aninhado permite o uso de uma amostra menor de indivíduos, o que pode ser auxiliador se algumas informações precisarem de testes ou medidas dispendiosas para determinar o estado de exposição (p. ex., exames laboratoriais).[61]

Estudos de caso cruzado

O *delineamento de estudo de caso cruzado* pode ser considerado o delineamento epidemiológico análogo ao cruzado aleatorizado na pesquisa clínica experimental. Assim como na versão experimental, cada indivíduo vivencia um período de exposição e um período de não exposição e o desfecho de interesse é medido após cada período. Dessa maneira, cada indivíduo é seu próprio controle, eliminando confundidores potenciais relacionados às diferenças nos indivíduos, que costumam ser observadas em outros delineamentos de estudos. Como na maioria dos delineamentos, o indivíduo, e não o pesquisador, determina sua sequência e frequência da exposição. Na forma mais simples, um estudo de caso cruzado compararia o estado de exposição durante o período imediatamente anterior a um desfecho com o estado de exposição no período em que um desfecho não ocorreu. Uma vez que os períodos são oriundos da mesma pessoa, cada uma é seu próprio par controle.[62] Alguns pesquisadores sugeriram que os estudos de caso-controle fornecem uma resposta para a pergunta "Por que eu?" ao passo que os estudos caso cruzado respondem à pergunta "Por que agora?", pela consideração das diferenças no estado de exposição nos períodos de desfecho e de livre do desfecho nos mesmos indivíduos.[63] O delineamento de caso cruzado é de particular utilidade no exame de exposições intermitentes ou transientes, bem como de resultados que podem ser transientes por natureza,[62,64,65] mas também mostra-se útil no estudo das exposições que ocorrem por longos períodos.[66] Alguns exemplos de resultados e exposições estudados empregando o delineamento de caso cruzado incluem o uso de benzodiazepinas e os acidentes por veículos motorizados,[67] o uso de medicação e o risco de quedas em idosos[68] e a adesão ao tratamento com estatinas e o acompanhamento do cuidador.[69]

METANÁLISE

Conforme publicado, pesquisas na área de farmacoepidemiologia continuam aumentando e algum método para combinar os resultados de vários estudos em uma determinada área seria de grande utilidade.

A *metanálise* é uma técnica estatística que permite a combinação de estudos para produzir a estimativa geral do efeito.[70] Essa combinação tradicional quantitativa de resultados de numerosos estudos é o que separa a metanálise da *revisão sistemática* mais tradicional.[71] A metanálise compreende quatro objetivos principais: (1) aumentar o poder de examinar situações finais primárias ou de realizar análises de subgrupos; (2) resolver discrepâncias entre os resultados de diferentes estudos; (3) melhorar as estimativas da magnitude do efeito ou estimar a magnitude do efeito geral; e (4) examinar questões não originariamente incluídas como objetivos nos estudos iniciais.[72]

Os passos na condução de uma metanálise incluem formulação adequada da questão de pesquisa, definição dos dados necessários para responder à questão, identificação e coleta dos estudos apropriados, extração de dados dos estudos identificados e análise dos dados.[73] Na condução de uma metanálise, o processo de análise dos dados pode ser tão simples quanto calcular uma estimativa ponderada do efeito (p. ex., razão de chance ou risco relativo), ou podem-se empregar técnicas mais complicadas, como uma *metarregressão*.[74]

Assim como em outros estudos, existem certos vieses importantes na realização de uma metanálise. Um viés de publicação pode resultar da falha de inclusão de estudos não publicados. Isso é importante pelo fato de que existe uma tendência para estudos com resultados não significativos ou desfavoráveis não serem publicados. O viés de agregação é o mesmo conceito fundamental do viés ecológico e pode ser importante na interpretação das metanálises. A transparência na seleção e no registro dos estudos a serem incluídos em uma metanálise também são muito importantes. Existem diretrizes que ajudam os pesquisadores na descrição dos métodos utilizados e na apresentação dos resultados das suas metanálises. A lista de verificação e fluxograma Itens para Revisões Sistemáticas e Metanálises (Prisma, do inglês Preferred Reporting Items for Systematic Reviews and Meta-Analyses)[75] foi desenvolvida para revisões sistemáticas e metanálises ou ensaios clínicos aleatorizados, e a lista de verificação e fluxograma Metanálise de Estudos Observacionais em Epidemiologia (MOOSE, do inglês Meta-analysis of Observational Studies in Epidemiology)[76] está disponível para metanálises de estudos epidemiológicos.

RESUMO

Selecionar um delineamento de estudo apropriado é um passo importante na condução de qualquer tipo de pesquisa. Uma série de delineamentos de estudos é de grande utilidade na farmacoepidemiologia. Eles variam de delineamentos de estudos observacionais tradicionais, como o estudo de coorte ou o estudo de caso-controle, até vários delineamentos de intervenção, como ensaio clínico aleatorizado ou quase-experimentais. Cada delineamento de um estudo em particular tem certos pontos favoráveis e desfavoráveis que deverão ser levados em consideração. A escolha do delineamento do estudo deverá refletir o objetivo da pesquisa desejada e os passos apropriados deverão ser seguidos para assegurar que o estudo seja desenvolvido de forma a permitir conclusões válidas.

QUESTÕES PARA DISCUSSÃO

1. Qual é a diferença primária entre a abordagem experimental para pesquisa e a abordagem quase-experimental?

2. Descreva de forma resumida o que é a autosseleção e por que ela pode introduzir viés em uma pesquisa.

3. Defina de forma resumida a falácia ecológica e explique como ela difere da falácia atomística.

4. Por que, às vezes, os estudos transversais são referidos como estudos de prevalência?

5. Você está interessado em examinar a relação entre o uso dos suportes à adesão (p. ex., caixa de comprimidos diários) e a adesão ao tratamento. Ao desenhar o estudo, você examina os registros de farmácia do último ano para identificar cem pacientes que são aderentes. Você faz o mesmo para identificar cem pacientes que não são aderentes. Em cada grupo você pergunta a cada paciente se ele usa ou não qualquer tipo de suporte à adesão. Com base nessa descrição, explique que tipo de delineamento de estudo foi utilizado.

6. Em um estudo de coorte da relação entre o tipo de quarto do hospital (privado *versus* compartilhado) e o desenvolvimento de infecção hospitalar (IH), os pesquisadores usaram prontuários médicos eletrônicos para identificar todos os pacientes admitidos no hospital nos últimos seis meses. O tipo de quarto foi determinado para cada paciente. Pacientes que trocaram de um quarto compartilhado para um privado, ou vice-versa, durante suas hospitalizações foram

excluídos. A incidência de IH foi observada entre os pacientes de cada tipo de quarto.
   a. Explique se esse é um estudo de coorte prospectiva ou retrospectiva.
   b. A coorte descrita é aberta ou fechada?
7. Compare as vantagens e desvantagens de um estudo de caso-controle com as de um estudo de coorte.
8. Em que um estudo de caso-controle aninhado difere de um estudo de caso-controle "tradicional"?
9. Em que situações os estudos de caso cruzado são particularmente úteis?
10. Quais são as duas razões que levam um pesquisador a desejar realizar uma metanálise?

REFERÊNCIAS

1. Newman TB, Browner WS, Hulley SB. Enhancing causal inference in observational studies. In: Hulley SB, Cummings SR, Browner WS, Grady DG, Newman TB, eds. *Designing Clinical Research*, 3rd ed. Philadelphia, PA: Lippincott Williams & Wilkins, 2007:127-146.
2. Rubin DB. The design versus the analysis of observational studies for causal effects: Parallels with the design of randomized trials. *Stat Med.* 2007;26(1):20-36.
3. Rothman KJ, Greenland S, Lash TL. Validity in epidemiologic studies. In: Rothman KJ, Greenland S, Last TL, eds. *Modern Epidemiology*, 3rd ed. Philadelphia, PA: Lippincott Williams & Wilkins, 2008:128-147.
4. Gandhi SK, Salmon JW, Kong SX, Zhao SZ. Administrative databases and outcomes assessment: An overview of issues and potential utility. *J Manag Care Pharm.* 1999;5(3):215-222.
5. Hulley SB, Martin JN, Cummings SR. Planning the measurements: Accuracy and precision. In: Hulley SB, Cummings SR, Browner WS, Grady DG, Newman TB, eds. *Designing Clinical Research*, 3rd ed. Philadelphia, PA: Lippincott Williams & Wilkins, 2007:37-49.
6. Rothman KJ, Greenland S, Lash TL. Design strategies to improve study accuracy. In: Rothman KJ, Greenland S, Last TL, eds. *Modern Epidemiology*, 3rd ed. Philadelphia, PA: Lippincott Williams & Wilkins, 2008:168-182.
7. Black N. Why we need observational studies to evaluate the effectiveness of health care. *BMJ.* 1996;312(7040):1215-1218.
8. Moher D, Schulz KF, Altman DG. The CONSORT statement: revised recommendations for improving the quality of reports of parallel-group randomized trials. *Ann Intern Med.* 2001;134(8):657-662.
9. Friis RH, Sellers TA. *Epidemiology for Public Health Practice*, 2nd ed. Gaithersburg, MD: Aspen Publishers, 1999:190-191.
10. Concato J, Shah N, Horwitz RI. Randomized, controlled trials, observational studies, and the hierarchy of research designs. *New Engl J Med.* 2000;342(25):1887-1892.
11. Saltvedt I, Spigset O, Ruths S, Fayers P, Kasa S, Sletvold O. Patterns of drug prescription in a geriatric evaluation and management unit as compared with the general medical wards: A randomised study. *Eur J Clin Pharmacol.* 2005;61(12):921-928.
12. Beers MH. Explicit criteria for determining potentially inappropriate medication use by the elderly. An update. *Arch Intern Med.* 1997;157(14):1531-1536.
13. Chen H, Nwangwu A, Aparasu R, Essien E, Sun S, Lee K. The impact of Medicare Part D on psychotropic utilization and financial burden for community-based seniors. *Psychiatr Serv.* 2008;59(10):1191-1197.
14. Yin W, Basu A, Zhang JX, Rabbani A, Meltzer DO, Alexander GC. The effect of Medicare Part D prescription drug benefit on drug utilization and expenditures. *Ann Intern Med.* 2008;148(3):169-177.
15. Schneeweiss S, Patrick AR, Pedan A, et al. The effect of Medicare Part D coverage on drug use and cost sharing among seniors without prior drug benefits. *Health Aff (Millwood).* 2009;28(2):w305-w316.
16. Grégoire JP, Moisan J, Potvin L, Chabot I, Verreault R, Milot A. Effect of drug utilization reviews on the quality of in-hospital prescribing: A quasi-experimental study. *BMC Health Serv Res.* 2006;6:33.
17. MacBride-Stewart SP, Elton R, Walley T. Do quality incentives change prescribing patterns in primary care? An observational study in Scotland. *Fam Pract.* 2008;25(1):27-32.
18. Law MR, Majumdar SR, Soumerai SB. Effect of illicit direct to consumer advertising on use of etanercept, mometasone, and tegaserod in Canada: Controlled longitudinal study. *BMJ.* 2008;337:a1055.
19. Shadish WR, Cook TD, Campbell DT. *Experimental and Quasi-Experimental Designs for Generalized Causal Inference.* Boston, MA: Houghton Mifflin, 2002:156-158.
20. Martens JD, Winkens RAG, van der Weijden T, de Bruyn D, Severens JL. Does a joint development and dissemination of multidisciplinary guidelines improve prescribing behaviour: A

pre/post study with concurrent control group and a randomised trial. *BMC Health Serv Res.* 2006;6:145.

21. Collins TM, Mott DA, Bigelow WE, Zimmerman DR. A controlled letter intervention to change prescribing behavior: results of a dual-targeted approach. *Health Serv Res.* 1997; 32(4):471-489.

22. Harris AD, McGregor JC, Perencevich EN, et al. The use and interpretation of quasi-experimental studies in medical informatics. *J Am Med Inform Assoc.* 2006;13(1):16-23.

23. Eccles M, Grimshaw J, Campbell M, Ramsay C. Research designs for studies evaluating the effectiveness of change and improvement strategies. *Qual Saf Health Care.* 2003;12(1): 47-52.

24. Pocock SJ, Elbourne DR. Randomized trials or observational tribulations? *New Engl J Med.* 2000;342(25):1907-1909.

25. Benson K, Hartz AJ. A comparison of observational studies and randomized, controlled trials. *New Engl J Med.* 2000;342 (25):1878-1886.

26. Liu PY, Anderson G, Crowley JJ. Observational studies and randomized trials. *New Engl J Med.* 2000;343(16):1195– 1197.

27. Kunz R. Randomized trials and observational studies: Still mostly similar, still crucial differences. *J Clin Epidemiol.* 2008; 61(3):207-208.

28. Schneeweiss S. Developments in post-marketing comparative effectiveness research. *Clin Pharmacol Ther.* 2007;82(2):143-156.

29. Perfetto EM, Epstein RS, Morris LS. Assessing patient outcomes of drug therapy: The role of pharmacoepidemiology. In: Hartzema AG, Porta MS, Tilson HH, eds. *Pharmacoepidemiology: An Introduction*, 3rd ed. Cincinnati, OH: Harvey Whitney Books, 1998:182-212.

30. Strom BL, Melmon KL. The use of pharmacoepidemiology to study beneficial drug effects. In: Strom BL, ed. *Pharmacoepidemiology*, 4th ed. New York: Wiley, 2005:611-628.

31. Rubeiz BJ, Marrone CM, Leclerc JR. Treatment of heparin-induced thrombocytopenia with drotrecogin alfa (activated). *Pharmacotherapy.* 2006;26(3):428-434.

32. Darrouj J, Puri N, Prince E, Lomonaco A, Spevetz A, Gerber DR. Dexmedetomidine infusion as adjunctive therapy to benzodiazepines for acute alcohol withdrawal. *Ann Pharmacother.* 2008;42(11):1703-1705.

33. Brahm NC, Fast GA, Brown RC. Buspirone for autistic disorder in a woman with an intellectual disability. *Ann Pharmacother.* 2008;42(1):131-137.

34. Edlavitch S. Pharmacoepidemiology study methodologies. In: Hartzema AG, Porta MS, Tilson HH, eds. *Pharmacoepidemiology: An Introduction*, 3rd ed. Cincinnati, OH: Harvey Whitney Books, 1998:69-114.

35. MacDougall C, Harpe SE, Powell JP, Johnson CK, Edmond MB, Polk RE. Pseudomonas aeruginosa, Staphylococcus aureus, and fluoroquinolone use. *Emerg Infect Dis.* 2005;11(8):1197-1204.

36. Diez-Roux AV. Bringing context back into epidemiology: Variables and fallacies in multilevel analysis. *Am J Public Health.* 1998;88(2):216-222.

37. Greenland S. Principles of multilevel modelling. *Int J Epidemiol.* 2000;29(1):158-167.

38. Ohlsson H, Lindblad U, Lithman T, et al. Understanding adherence to official guidelines on statin prescribing in primary health care—a multi-level methodological approach. *Eur J Clin Pharmacol.* 2005;61(9):657-665.

39. Johnell K, Råstam L, Lithman T, Sundquist J, Merlo J. Low adherence with antihypertensives in actual practice: The association with social participation—a multilevel analysis. *BMC Public Health.* 2005;5:17.

40. Stang P, Morris L, Kempf J, Henderson S, Yood MU, Oliveria S. The coprescription of contraindicated drugs with statins: Continuing potential for increased risk of adverse events. *Am J Ther.* 2007;14(1):30-40.

41. Liberman JN, Berger JE, Lewis M. Prevalence of antihypertensive, antidiabetic, and dyslipidemic prescription medication use among children and adolescents. *Arch Pediatr Adolesc Med.* 2009;163(4):357-364.

42. Rothman KJ. *Epidemiology: An Introduction.* New York: Oxford University Press, 2002:89-91.

43. Diggle PJ, Heagerty P, Liang KY, Zeger SL. *Analysis of Longitudinal Data*, 2nd ed. New York: Oxford University Press, 2002:1–14.

44. Rothman KJ, Greenland S, Lash TL. Case-control studies. In: Rothman KJ, Greenland S, Last TL, eds. *Modern Epidemiology*, 3rd ed. Philadelphia, PA: Lippincott Williams & Wilkins, 2008:111-127.

45. Coogan PF, Rosenberg L, Palmer JR, Strom BL, Zauber AG, Shapiro S. Statin use and the risk of breast and prostate cancer. *Epidemiology.* 2002;13(3):262-267.

46. Velicer CM, Heckbert SR, Lampe JW, Potter JD, Robertson CA, Taplin SH. Antibiotic use in relation to the risk of breast cancer. *JAMA.* 2004;291(7):827-835.

47. Fored CM, Ejerblad E, Lindblad P, et al. Acetaminophen, aspirin, and chronic renal failure. *New Engl J Med.* 2001;345 (25):1801-1808.

48. Fijn R, Van den Bemt PMLA, Chow M, De Blaey CJ, De Jong-Van den Berg LTW, Brouwers JRBJ. Hospital prescribing errors: Epidemiological assessment of predictors. *Br J Clin Pharmacol.* 2002;53(3):326-331.

49. Etminan M, Samii A. Pharmacoepidemiology I: A review of pharmacoepidemiologic study designs. *Pharmacotherapy*. 2004;24(8):964-969.
50. Newman TB, Browner WS, Cummings SR, Hulley SB. Designing cross-section and case-control studies. In: Hulley SB, Cummings SR, Browner WS, Grady DG, Newman TB, eds. *Designing Clinical Research*, 3rd ed. Philadelphia, PA: Lippincott Williams & Wilkins, 2007:109-126.
51. Rothman KJ, Greenland S, Lash TL. Design strategies to improve study accuracy. In: Rothman KJ, Greenland S, Lash TL, eds. *Modern Epidemiology*, 3rd ed. Philadelphia, PA: Lippincott Williams & Wilkins, 2008:168-182.
52. Greenland S. Application of stratified analysis methods. In: Rothman KJ, Greenland S, Lash TL, eds. *Modern Epidemiology*, 3rd ed. Philadelphia, PA: Lippincott Williams & Wilkins, 2008:283-302.
53. Hennessy S, Bilker WB, Berlin JA, Strom BL. Factors influencing the optimal control-to-case ratio in matched case-control studies. *Am J Epidemiol*. 1999;149(2):195-197.
54. Waning B, Montagne M. *Pharmacoepidemiology: Principles and Practice*. New York: McGraw-Hill, 2000:56-58.
55. Rothman KJ, Greenland S. Cohort studies. In: Rothman KJ, Greenland S, Lash TL, eds. *Modern Epidemiology*, 3rd ed. Philadelphia, PA: Lippincott Williams & Wilkins, 2008: 100-110.
56. Rothman KJ, Greenland S, Poole C, Lash TL. Causation and causal inference. In: Rothman KJ, Greenland S, Lash TL, eds. *Modern Epidemiology*, 3rd ed. Philadelphia, PA: Lippincott Williams & Wilkins, 2008:5-31.
57. Harpe SE. Using secondary data sources for pharmacoepidemiology and outcomes research. *Pharmacotherapy*. 2009;29 (2):138-153.
58. Doepker BA, Lucarelli MR, Lehman A, Shirk MB. Thromboembolic events during continuous vasopressin infusions: A retrospective evaluation. *Ann Pharmacother*. 2007;41(9): 1383-1389.
59. Curhan GC, Knight EL, Rosner B, Hankinson SE, Stampfer MJ. Lifetime nonnarcotic analgesic use and decline in renal function in women. *Arch Intern Med*. 2004;164(14):1519-1524.
60. Etminan M. Pharmacoepidemiology II: The nested case-control study—a novel approach in pharmacoepidemiologic research. *Pharmacotherapy*. 2004;24(9):1105-1109.
61. Cummings SR, Newman TB, Hulley SB. Designing a cohort study. In: Hulley SB, Cummings SR, Browner WS, Grady DG, Newman TB, eds. *Designing Clinical Research*, 3rd ed. Philadelphia, PA: Lippincott Williams & Wilkins, 2007:97-107.
62. Maclure M, Mittleman MA. Should we use a case-crossover design? *Annu Rev Public Health*. 2000;21:193-221.
63. Maclure M. 'Why me?' versus 'why now?'—Differences between operational hypotheses in case-control versus case-crossover studies. *Pharmacoepidemiol Drug Saf*. 2007;16(8): 850-853.
64. Schneeweiss S, Stürmer T, Maclure M. Case-crossover and case-time-control designs as alternatives in pharmacoepidemiologic research. *Pharmacoepidemiol Drug Saf*. 1997;6 (suppl. 3):S51-S59.
65. Delaney JAC, Suissa S. The case-crossover study design in pharmacoepidemiology. *Stat Methods Med Res*. 2009;18(1): 53-65.
66. Wang PS, Schneeweiss S, Glynn RJ, Mogun H, Avorn J. Use of the case-crossover design to study prolonged drug exposures and insidious outcomes. *Ann Epidemiol*. 2004;14(4):296-303.
67. Hebert C, Delaney JAC, Hemmelgarn B, Lévesque LE, Suissa S. Benzodiazepines and elderly drivers: A comparison of pharmacoepidemiological study designs. *Pharmacoepidemiol Drug Saf*. 2007;16(8):845-849.
68. Neutel CI, Perry S, Maxwell C. Medication use and risk of falls. *Pharmacoepidemiol Drug Saf*. 2002;11(2):97-104.
69. Brookhart MA, Patrick AR, Schneeweiss S, et al. Physician follow-up and provider continuity are associated with long-term medication adherence. *Arch Intern Med*. 2007;167(8): 847-852.
70. Petitti DB. *Meta-Analysis, Decision Analysis, and Cost-Effectiveness Analysis*. New York: Oxford University Press, 2000:13-15.
71. Berlin JA, Kim CJ. The use of meta-analysis in pharmacoepidemiology. In: Strom BL, ed. *Pharmacoepidemiology*, 4th ed. New York: Wiley, 2005:681-708.
72. Sacks HS, Berrier J, Reitman D, Ancona-Berk VA, Chalmers TC. Meta-analyses of randomized controlled trials. *New Engl J Med*. 1987;316(8):450-455.
73. Einarson TR. Meta-analysis of the pharmacotherapy literature. In: Hartzema AG, Porta MS, Tilson HH, eds. *Pharmacoepidemiology: An Introduction*, 3rd ed. Cincinnati, OH: Harvey Whitney Books, 1998:310-346.
74. Greenland S, O'Rourke K. Meta-analysis. In: Rothman KJ, Greenland S, Lash TL, eds. *Modern Epidemiology*, 3rd ed. Philadelphia, PA: Lippincott Williams & Wilkins, 2008:652-682.
75. Moher D, Liberati A, Tetzlaff J, Altman DG. Preferred reporting items for systematic reviews and meta-analyses: The PRISMA statement. *Ann Intern Med*. 2009;151(4):264-269.
76. Stroup DF, Berlin JA, Morton SC, et al. Meta-analysis of observational studies in epidemiology: A proposal for reporting. *JAMA*. 2000;283(15):2008-2012.

Utilização dos dados secundários na farmacoepidemiologia

4

Spencer E. Harpe

Ao final deste capítulo, o leitor será capaz de:
1. identificar os dois tipos de dados mais importantes para os estudos farmacoepidemiológicos;
2. debater as relativas vantagens e desvantagens dos dados secundários;
3. descrever as diversas fontes de dados para estudos farmacoepidemiológicos;
4. interpretar as várias tabelas de codificação para os medicamentos, procedimentos e diagnósticos;
5. descrever os métodos de aferição da exposição e dos desfechos;
6. expor algumas considerações especiais quando do uso dos dados secundários.

COLETA DE DADOS PARA ESTUDOS FARMACOEPIDEMIOLÓGICOS

Após a identificação das questões da pesquisa e do desenho do estudo, uma fonte de dados adequada deverá ser selecionada. Os estudos farmacoepidemiológicos podem envolver dados coletados de forma prospectiva (ou seja, dados primários), para o objetivo do estudo, e dados já coletados por algum outro propósito (i.e., dados secundários). A princípio, os dados são coletados para um intento específico e não estariam disponíveis previamente de forma consolidada. Esse tipo de dados pode ser coletado de várias maneiras: por questionários, em entrevistas ou pelas revisões de tabelas ou gráficos. Em geral, os dados primários oferecem maior controle do tipo e da quantidade de informações disponíveis quando comparados com os dados secundários. Por exemplo, se a necessidade fosse por informações sobre algum comportamento específico referente ao uso de um medicamento, a pergunta "qual é a frequência de uma dose do medicamento administrada à refeição?" poderia ser feita sobre um participante de um estudo empregando a coleta de dados primários. É provável que essa informação não esteja disponível nos dados secundários originados dos dados da dispensação das prescrições fornecidos por uma farmácia. Embora as revisões manuais das tabelas ou gráficos possam proporcionar níveis mais elevados de detalhes dos dados coletados, isso pode consumir muito tempo e tornar o custo proibitivo do ponto de vista temporal e/ou financeiro, se o tamanho da amostra for grande e forem necessários revisores adicionais das tabelas ou gráficos. De forma similar, a condução de entrevistas também pode consumir muito tempo, independentemente da riqueza dos dados gerados. Esse custo relativamente alto do ponto de vista temporal e financeiro costuma ser considerado uma das limitações do uso dos dados primários.[1,2]

Os dados secundários consistem em dados preexistentes coletados por outro propósito, como para uma questão de pesquisa anterior (p. ex., para um ensaio clínico aleatorizado), ou para facilitar algum processo (p. ex., registros de alta hospitalar). Esses dados secundários podem oferecer uma vantagem distinta em termos de eficiência, quando comparados com os dados primários, porque o período necessário não é dedicado à coleta dos dados. Dependendo da fonte específica, os dados secundários também são vantajosos em termos do tamanho da amostra e da generalização.[3] Essas

Tabela 4-1 Vantagens e desvantagens das fontes de dados primários e secundários

	Dados primários	Dados secundários
Vantagens	• Alto nível de controle do tipo e da quantidade de dados obtidos para objetivos de estudo. • Em geral, os dados são validados pelo pesquisador (p. ex., análise do prontuário médico ou entrevista com o paciente). • Amostras de pacientes costumam ser relativamente homogêneas, em virtude dos critérios de inclusão e de exclusão dos ensaios aleatorizados. • Em geral, os grupos são comparáveis (caso os dados primários sejam oriundos de ensaios aleatorizados).	• Possui a característica de ser menos dispendioso do que a coleta de novos dados. • Amostras grandes e períodos de acompanhamento longos são disponibilizados de imediato. • Permite o estudo de condições ou de medicamentos raros. • O tempo para obtenção dos dados é relativamente curto. • Ambientes clínicos representativos do "mundo real". • Amostras disponíveis de pacientes podem ser heterogêneas em termos de situações demográficas e doenças.
Desvantagens	• Pode ser bastante dispendioso, em especial se a amostra for grande e uma coleta detalhada de dados for necessária. • Quase sempre requer períodos longos para processar as respostas dos pacientes ou os períodos de acompanhamento. • Possível sensibilidade para vieses associados aos procedimentos de coleta de dados (p. ex., viés de memória). • Não é necessariamente representativo dos pacientes ou da utilização de medicamentos nas condições clínicas reais.	• Falta de controle dos dados incluídos fornecidos pelos participantes do estudo. • Validação pode ser difícil ou impossível, embora certas avaliações de qualidade possam ser realizadas (p. ex., nenhum homem foi admitido para procedimento de parto). • Podem não ter sido originalmente coletados para objetivos da pesquisa. • Problemas potenciais associados à codificação. • Dependendo da fonte, certas informações não estão disponíveis (p. ex., dados laboratoriais de um banco de dados de solicitações). • Grupos podem ser mais difíceis de comparar devido a certos vieses.

vantagens resultam no uso dos dados secundários para estudar uma grande variedade de temas, incluindo prescrição médica, utilização e adesão ao tratamento, efeitos inesperados (adversos e benéficos) e problemas de políticas da saúde.[4] Há algumas limitações potenciais no uso dos dados secundários para os objetivos de pesquisa. Embora alguns desses dados possam ter sido originalmente coletados para os referidos objetivos ou em relação à pesquisa desejada (p. ex., conjuntos de dados dos ensaios clínicos aleatorizados ou registros dos pacientes), a limitação mais conhecida e frequente dos dados secundários é que eles não são coletados para o propósito específico de responder à questão da pesquisa almejada, assim, existem certos perigos a considerar quando essas fontes são utilizadas para os objetivos da pesquisa. O emprego dos dados secundários não proporciona aos pesquisadores o mesmo nível de controle da quantidade e da precisão das informações, ao contrário da utilização dos dados primários.[4] Essa é a razão pela qual os estudos farmacoepidemiológicos usam métodos estatísticos ou desenhos de estudos sofisticados para aumentar a validade interna. A Tabela 4-1 compara as relativas vantagens e desvantagens dos dados primários e secundários. O foco deste capítulo está no uso das fontes de dados secundários, devido às suas considerações singulares e ao lugar importante que ocupa na pesquisa farmacoepidemiológica.

TIPOS DE FONTES DE DADOS SECUNDÁRIOS

Os dados secundários estão disponíveis em diferentes fontes, como em bancos de dados de faturamento, prontuários médicos eletrônicos e sistemas de notificação voluntária. A quantidade e o tipo das fontes de dados disponíveis aumentam à medida que a implementação da tecnologia da informação torna-se mais abrangente no sistema de saúde norte-americano. As fontes individuais variam em relação ao tipo de informação incluída, no nível de detalhe da informação e no número de indivíduos participantes. Com o aumento do escopo e da complexidade de algumas fontes de dados, encontrar múltiplos tipos de dados dentro de uma fonte é cada vez mais comum (p. ex., tanto dados financeiros como de utilização nos níveis de instituição e de provedor). Na verdade, isso pode ser vantajoso, na medida em que simplifica o processo de obtenção dos dados para um projeto.

Independentemente da fonte específica de dados utilizada, é importante compreender a estrutura geral de qualquer fonte de dados secundários. As fontes de dados costumam conter inúmeras documentações associadas. Uma parte muito importante da documentação é o *dicionário de dados*. De modo fundamental, ele contém a explicação de todas as variáveis nas fontes de dados, bem como os conteúdos dessas variáveis e as entradas válidas. Os significados das variáveis codificadas também são apresentados na documentação (p. ex., Gênero: 1 = Feminino, 2 = Masculino, 3 = Outros, 8 = Desconhecido, 9 = Omitido). O dicionário de dados ou alguma versão reduzida podem ser disponibilizados na fase de preparação da solicitação de dados de determinada fonte. Uma vez obtidos os dados, uma versão desse dicionário, que contém as variáveis para seu conjunto de dados, deverá ser fornecida.

▶ Serviço de saúde automatizado

Visto que a tecnologia está implementada em várias áreas atendidas pelo sistema de saúde norte-americano, uma grande quantidade de dados é coletada automaticamente sempre que um paciente recorre ao sistema de saúde e ocorre algum tipo de evento, como hospitalização ou prescrição médica. Nessas ocasiões, os dados são capturados de forma automatizada, em geral, de forma eletrônica. Esses *bancos de dados do serviço de saúde automatizado*, ou bancos de dados tradicionais, são uma fonte de dados secundários que se tornou muito comum desde as últimas décadas.[5] Simplificando, esses bancos de dados são criados para facilitar o reembolso dos profissionais de saúde sempre que serviços são prestados aos pacientes. Os bancos de dados automatizados oferecem uma série de vantagens, incluindo redução do custo do estudo, acesso a condições raras ou populações subestudadas/sub-representadas, e potencial para amostras de grande porte.[6] Essas amostras de grande representatividade são importantes para fornecer recursos suficientes para o estudo de desfechos raros, como alguns eventos adversos.[7] Considerando que os bancos de dados do serviço de saúde automatizado representam o uso dos medicamentos na prática clínica real, pesquisas usando essas fontes costumam ser vistas como de maior generalidade e permitem o estudo da efetividade em vez da eficácia, conforme estudado nos ensaios aleatorizados controlados.[3,8] Outra vantagem potencial desses bancos de dados é oferecerem proteção contra alguns vieses introduzidos pela observação direta dos participantes da pesquisa ou pelo autorrelato das informações (p. ex., viés de memória).[8,9,10]

Uma das limitações mais importantes dos bancos de dados do serviço de saúde automatizado é devido à imprecisão com que podem refletir o que aconteceu de verdade, a partir da exposição e/ou do ponto de vista do desfecho. Por exemplo, identificar uma solicitação de prescrição válida para uma pessoa não necessariamente significa que o indivíduo usou o medicamento de verdade. De forma similar, os medicamentos de venda livre de prescrição ou suplementos dietéticos não costumam ser relatados nos dados de solicitações da farmácia, tanto essas situações podem resultar em erro de classificação de exposição como de desfecho. Embora alguns estudos de validação sugiram que os dados automatizados para prescrição dos fármacos têm alto grau de precisão, em especial quando comparados ao autorrelato do uso do medicamento,[11,12] outras pesquisas sugerem que as imprecisões potenciais dos dados de medicação ainda são uma importante limitação a considerar quando da utilização dos bancos de dados do serviço de saúde automatizado.[13] As informações sobre as condições clínicas e procedimentos podem ser menos precisas do que os dados do medicamento devido aos erros de codificação.[14,15] Embora os erros na codificação dos diagnósticos e dos procedimentos possam ser o resultado de erro humano, pode haver incentivos diretos ou indiretos para codificar seletivamente aquelas condições que resultam em níveis mais altos de reembolsos.[8,16,17] Apesar de haver quase nada a ser feito para combater essa prática de erro de codificação, o viés potencial que ela introduz deverá ser levado em consideração.

Outra consideração importante é que a informação nos bancos de dados automatizados só é capturada quando o indivíduo recebe atendimento vinculado ao sistema de serviço de saúde (p. ex., uma prescrição médica ou uma admissão hospitalar).[4] Esses indivíduos que estão quase sempre doentes ou que apresentam uma saúde precária costumam utilizar mais os serviços de saúde do que os menos doentes. O resultado é que aquelas pessoas com mais informações aparecem como mais "doentes" do que aquelas com poucas informações.[18]

Dados de registros administrativos

Quando uma pessoa assistida por algum plano de saúde recebe um serviço de saúde, uma solicitação é submetida à seguradora para pagamento ou reembolso. Esse procedimento pode ser realizado de maneira eletrônica ou por formulário em papel, preenchido pelo próprio paciente ou pelo provedor em nome do paciente. Independentemente do processo de submissão, essas solicitações são exigidas pelos planos de saúde para o pagamento ou reembolso devido pelos serviços cobertos.[8] No processamento dessas solicitações, os planos de saúde geram e armazenam grandes quantidades de dados, detalhando os serviços prestados e a situação do pagamento desses serviços. Para justificar o processamento dessas solicitações, informações adicionais, como um diagnóstico médico, também podem constar nos formulários de solicitações. Além disso, os planos de saúde mantêm informações básicas demográficas dos associados, como idade, gênero e raça. O conjunto dessas informações pode ser uma ferramenta útil para os objetivos de pesquisa.

Alguns exemplos de dados de registros administrativos incluem solicitações médicas para pacientes hospitalizados e para pacientes ambulatoriais de um plano de saúde privado (p. ex., Anthem ou Humana) ou dados de requisições de farmácia, mantidos por uma administradora de benefícios de farmácia (p. ex., Express Scripts ou Medco Health). As solicitações submetidas para reembolso de serviços do Medicaid ou Medicare são exemplos de dados do setor público. Os dados de solicitações administrativas abrangem uma série de serviços de saúde diferentes, incluindo consultas médicas ambulatoriais, hospitalizações, prescrições de medicamentos e equipamento médico permanente. Uma consideração importante ao utilizar dados de registros administrativos é que tipos diferentes de solicitações podem não constar no mesmo banco de dados, dependendo do desenho do sistema do plano de saúde particular. Por exemplo, requisições de farmácia são processadas em separado das demais solicitações médicas pela administradora de benefícios de farmácia.[8] Ainda que algumas perguntas possam ser respondidas com o emprego de qualquer uma das fontes isoladas, o conjunto das várias fontes aumenta bastante a utilidade dos dados. O processo de *relacionamento de banco de dados* permite separar as fontes para serem combinadas em um banco de dados coeso.[19] Esse aspecto é discutido em detalhes a seguir, neste capítulo.

Certos desafios estão associados ao uso dos dados dos registros administrativos. A taxa de rotatividade dos segurados é um desafio comum nos planos de saúde. Sempre que um segurado muda de emprego, ou o empregador troca de plano de saúde, no caso de seguro de saúde empresarial, as solicitações para esse indivíduo (e quaisquer outros associados dependentes) não são mais capturadas. Para superar essa dificuldade, os dados qualificáveis costumam ser utilizados para identificar as pessoas nos dados administrativos, as quais são sempre elegíveis para benefícios durante o curso do estudo. Se essa informação sobre a elegibilidade não for considerada, uma interrupção nos dados de solicitações pode aparecer como uma descontinuação dos medicamentos, a resolução ou a "cura" de uma condição clínica, mas, na realidade, a pessoa não está mais segurada pelo mesmo plano de saúde. Outro desafio potencial nos dados de registros administrativos refere-se às alterações na codificação, o que é de especial importância nos estudos que se estendem por muitos anos. Essas mudanças na codificação podem ser resultantes de alterações nas políticas de reembolso, de alterações no uso da documentação ou mesmo de alterações nos próprios códigos. O conhecimento das alterações importantes no uso dos códigos ajuda no processo. Por exemplo, hoje, a Classificação Internacional das Doenças – Nona Revisão, Modificação Clínica (ICD-9-CM, do inglês, International Classification of Diseases, Ninth Revision, Clinical Modification) é utilizada para codificar doenças e condições. No futuro, será introduzida a próxima versão (ICD-10-CM), que fará uma alteração significativa na codificação médica.[8] Isso será de importância significativa se o objetivo de certo estudo for examinar um período que se sobreponha à mudança do ICD-9-CM para ICD-10-CM. Mesmo as menores modificações ou atualizações no sistema ICD-9-CM são importantes e devem ser consideradas. Outro desafio no emprego dos dados de registros administrativos, de importância relevante para os estudos farmacoepidemiológicos, é o fato de que certas informações referentes ao medicamento não podem ser capturadas, fato mais observado nas hospitalizações. Em virtude de a característica do reembolso das diárias hospitalares ser baseada nos grupos relativos a diagnósticos (DRG), um hospital recebe um valor pré-especificado para um determinado diagnóstico.[20] Mesmo que os valores sejam ajustados de acordo com as variações geográficas, a mistura de casos da instituição e a severidade da doença do paciente,[21] os medicamentos não concorrem no reembolso, sendo assim, não costumam ser relatados. Tal situação pode ser um problema para outros tipos de dados que não são requeridos para os objetivos de reembolso (p. ex., resultados laboratoriais).[8] Felizmente, essa informação costuma ser obtida em outras fontes de dados.

Outros dados transacionais e operacionais

Os dados coletados como o resultado de atividades que sustentam a prestação de um serviço, por exemplo, cuidados médicos, são referidos, em geral, como dados transacionais ou operacionais. Na realidade, os dados dos registros administrativos já mencionadas representam um subconjunto específico de dados transacionais, oriundo da submissão das solicitações de serviços de saúde para reembolso. Conforme citado, uma grande quantidade de informações é coletada sobre várias "transações" que ocorrem durante a prestação da assistência à saúde. Algumas dessas informações, como aviamento de receita e venda de medicamentos ou resultados laboratoriais, não geram reembolso, mas são de grande utilidade para os propósitos de pesquisas.[20] Continuando com o exemplo anterior, os dados sobre os medicamentos de um paciente hospitalizado caracterizam a situação em que a informação não costuma estar disponível nos dados dos registros administrativos, no entanto, é provável que esteja disponível em outros dados transacionais. O sistema de assistência farmacêutica das unidades hospitalares pode ser um sistema computadorizado isolado ou o módulo de um conjunto integrado de outros programas clínicos. Em qualquer caso, o sistema de assistência farmacêutica desempenha um papel vital na prescrição, dispensação e controle da farmacoterapia em um hospital. A informação sobre a administração real do medicamento também pode estar disponível no sistema de assistência farmacêutica.[22]

Do ponto de vista da pesquisa, os dados sobre a dispensação e a administração do medicamento podem ser usados para examinar o uso do fármaco individual do paciente, da unidade de enfermagem ou do hospital. Além da assistência farmacêutica, outros sistemas de informações do paciente hospitalizado, como laboratoriais e microbiológicos, podem ser fontes importantes de dados. A obtenção e o pareamento dos dados dessas fontes isoladas podem se cansativas, mas é possível e quase sempre necessário para conduzir uma pesquisa significativa. Independentemente desse esforço, os dados desses sistemas transacionais, em geral, estão disponíveis em tempo real, porque provêm de sistemas usados para sustentar as operações das organizações de assistência em saúde. Muitos sistemas de saúde tentam consolidar as informações de várias fontes, como dados farmacêuticos, laboratoriais, diagnósticos e demográficos do paciente, dentro de um banco de dados que pode ser usado para suportar uma série de funções, incluindo decisões clínicas, revisão da utilização ou pesquisa clínica.[23-25]

Os dados transacionais também podem não constar nos sistemas de saúde. Considerando que as prescrições dos medicamentos costumam ser capturadas dos dados dos registros administrativos, os pacientes que não estão segurados ou aqueles que pagam em dinheiro não estão representados nos dados das requisições de farmácia. As informações sobre a dispensação das prescrições de medicamentos poderiam ser obtidas para determinada farmácia ou grupo de farmácias de uma área específica (p. ex., a farmácia local de uma comunidade ou todas as farmácias da mesma cadeia de supermercados de uma região). De forma similar, as informações sobre as vendas dos produtos farmacêuticos poderiam ser obtidas das farmácias, o que seria de especial utilidade nos estudos sobre medicamentos livres de prescrição ou alternativos. No nível nacional e internacional, grandes empresas de pesquisas, como a IMS Health, podem fornecer dados sobre a venda de medicamentos. Embora seja difícil ligar dados de vendas aos pacientes com propósitos de pesquisa, os dados de vendas são proveitosos no aspecto abrangente para descrever a utilização geral do medicamento.[26] Esses dados também podem ser empregados como método de vigilância sindrômica com objetivo de prever a deflagração de doenças.[27,28]

▶ Prontuário médico eletrônico

Apesar do papel expansivo da tecnologia da informação na assistência em saúde, a implementação dos *prontuários médicos eletrônicos* (PME) é relativamente baixa nos hospitais e na prática médica ambulatorial, no entanto, seu uso está crescendo.[29,30] Embora não exista definição padrão para o PME, em geral, esses sistemas consistem do acesso eletrônico imediato às informações sobre a assistência médica prestada a uma pessoa ao longo do tempo.[31] Uma vasta gama de funções, desde notas clínicas e relação de resultados laboratoriais eletrônicos até suporte avançado para decisões clínicas e para visualização de imagem diagnóstica, pode ser incluída nas várias implementações do PME.[30]

No conteúdo dos PME, há informações abundantes para objetivos de pesquisa. Uma vantagem óbvia do emprego do PME para a pesquisa é a produtividade em relação à revisão manual das tabelas ou gráficos. Em geral, os PME oferecem um nível de detalhes mais alto do que os registros administrativos ou os questionários respondidos pelos pacientes ou médicos. Visto que o PME baseia-se nos dados em tempo real, o período de latência entre a geração dos dados e a sua disponibilidade para pesquisa é mínimo ou inexistente, em particular se um PME de uma instituição local estiver sendo utilizado.[31,32] Isso pode ser comparado com o tempo de 3 a 6 meses para o processamento de dados oriundos das declarações notificadas ou levantamentos nacionais, que podem levar mais de um ano antes de estarem disponíveis para uso público.

Algumas considerações são importantes em relação ao uso dos PME para propósitos de pesquisa. Os dados contidos nesses relatórios são muito complexos, em virtude da sua natureza longitudinal e do volume de informações. Assim, esse tipo de dados pode exigir esforço extra no preparo de qualquer análise estatística. O uso das informações de uma instituição (ou seja, um estudo de um único lugar) pode ser uma limitação. Alguns fornecedores de PME trabalham junto com seus clientes para criar um banco de dados contendo informações de várias instituições. Essas fontes múltiplas oferecem vantagens em termos de tamanho de amostra, mas pode haver problemas com a consistência dos dados decorrente do conhecimento do uso da documentação e das funções implementadas que variam nas instituições participantes. Outra consideração é a falta de padronização da estrutura dos dados reais entre os fornecedores de PME. Embora isso não seja importante quando se trabalha com os dados de uma única instituição, pode ser problemático quando forem capturados dados de várias instituições que usam fornecedores diferentes de PME.[31] Até o momento, os padrões vigentes de codificação dos provedores são importantes. Do ponto de vista prático, a maneira pela qual a informação é capturada também é uma consideração significativa. Dados em texto, como notas clínicas ou resultados laboratoriais, podem ser codificados ou capturados como texto estruturado ou texto não estruturado (formato livre). A análise de dados em código (p. ex., sensibilidade a antibióticos codificada como 1 = sensível, 2 = médio, 3 = resistente) é absolutamente direta. A análise de dados em texto, estruturado ou não, pode requerer o emprego de técnicas complexas de fragmentação de texto.[33,34] Em algumas situações, o PME completo não está adequado para os objetivos de pesquisa. Por exemplo, registros de texto não estruturado, como notas clínicas, relação de problemas e alguns relatos de doenças, às vezes, não são fornecidos quando os dados baseados no PME tornam-se disponíveis para pesquisa.[35]

▶ Levantamentos ou conjuntos de dados nacionais

Alguns órgãos governamentais disponibilizam dados específicos para objetivos de pesquisa. Essas fontes fornecem um grande volume de informações e costumam apresentar extensa documentação além das comunidades usuárias, que podem ser de grande auxílio ao oferecer valiosa assistência informal por meio do contato direto e de publicações anteriores. A Tabela 4-2 apresenta uma descrição resumida de algumas fontes de dados mantidas por órgãos governamentais nacionais ou regionais (dos EUA), as quais costumam ser usadas para o estudo dos problemas relacionados aos medicamentos.

Nos EUA, os dados das solicitações Medicare e Medicaid, incluindo dados da Parte D, estão disponíveis por uma taxa para pesquisadores de projetos aprovados pelos Centros para os serviços do Medicare and Medicaid Services (CMS). Além desses dados de registros administrativos, o CMS realiza sondagens periódicas dos beneficiários do Medicare pelo Medicare Current Beneficiary Survey (MCBS). Essas avaliações examinam o estado e o trabalho na saúde, as fontes de custos e de pagamentos da assistência à saúde e as coberturas do seguro entre os beneficiários da Medicare. O conjunto de dados Long-Term Care Minimum Data Set (MDS) também está disponível para pesquisa. Esses dados representam uma avaliação abrangente de todos os internos em longo prazo, nas unidades de assistência, que recebem reembolsos do Medicare e do Medicaid. O Research Data Assistance Center (ResDAC) é um contratante do governo que trabalha para facilitar o acesso aos recursos de dados gerados e armazenados no CMS.[36]

Além dos dados do CMS, várias agências do governo federal mantém fontes de dados. A Agency for Healthcare Research and Quality (AHRQ) mantém duas fontes úteis: a Healthcare Cost and Utilization Project (HCUP) e a Medical Expenditure Panel Survey (MEPS). A HCUP é um grupo de bancos de dados que contém informações longitudinais relacionadas à assistência prestada a todos os pacientes hospitalizados, independentemente da fonte de pagamento, em 38 Estados de todo o país, representando mais de mil hospitais e de 8 milhões de hospitalizações por ano.[37] Embora dados distintos de medicamentos não estejam disponíveis, os códigos ICD-9-CM estão incluídos, o que pode ser útil na identificação do diagnóstico relacionado ao medicamento. O MEPS é um grande levantamento das pessoas e famílias. A cada ano, a pesquisa identifica uma amostra de participantes, chamada de painel, e acompanha esses indivíduos por um período de dois anos, possibilitando a verificação das alterações longitudinais. Ao longo desse período de dois anos, há cinco séries de avaliações. Em virtude do desenho do MEPS, os painéis de participantes se sobrepõem de forma que, em determinado ano, um painel está terminando sua participação no MEPS enquanto outro painel está iniciando.

Existem vários conjuntos de dados incluídos no MEPS. O Household Component contém dados das pessoas e famílias e está disponível de forma gratuita ao público. O Insurance Component inclui informações dos empregadores sobre os tipos

Tabela 4-2 Fontes federais de dados de uso potencial na farmacoepidemiologia

Fonte de dados	Descrição
Medication Expenditure Panel Survey (MEPS)	Grande levantamento representativo das famílias e prestadores de serviços médicos dos EUA. Apresenta informações sobre custos e utilização da assistência à saúde, incluindo prescrição de medicamentos. *Website*: www.meps.ahrq.gov.
Health Care Utilization Project (HCUP)	Consolidação dos extratos de informações e de pagamentos hospitalares de todo o território norte-americano. Contém todos os pacientes privados ou cobertos por seguro saúde e não disponibiliza informações sobre a utilização dos medicamentos, no entanto, aquelas referentes a hospitalizações devido a overdoses ou a envenenamentos estão inclusas. Estão disponíveis vários recursos de *softwares* para ajudar na análise. *Website*: www.hcup-us.ahrq.gov.
National Ambulatory Medical Care Survey NAMCS)/National Hospital Ambulatory Medical Survey (NHAMCS)	Amostra de representação nacional para verificar a utilização dos serviços de assistência ambulatorial em saúde nos EUA. Inclui informação clínica e de farmacoterapia básica. NHAMCS está focado na assistência ambulatorial prestada nas unidades hospitalares de atendimento emergencial ou nas clínicas de atendimento ambulatorial. *Website*: http://www.cdc.gov/nchs/ahcd.htm.
Dados do Medicare/Medicaid	Dados de registros administrativos para os pacientes atendidos pelos planos Medicare ou Medicaid em todo o território norte-americano. Inclui dados Parte D do Medicare e o acesso ocorre pelo Research Data Acquisition Center (ResDAC). *Website*: www.resdac.umn.edu/Available_CMS_Data.asp ou www.cms.hhs.gov/home/rsds.asp.
Medicare Current Beneficiary Survey (MCBS)	Amostra de representação nacional dos usuários do Medicare para determinar as despesas e fontes de pagamentos para todos os serviços utilizados pelos beneficiários do Medicare, incluindo medicamentos. Orientado via levantamento das hospitalizações com dados administrativos. O acesso ocorre pelo Research Data Acquisition Center (ResDAC). *Website*: www.resdac.umn.edu/MCBS/data_available.asp ou www.cms.hhs.gov/home/rsds.asp.
Long-Term Care Minimum Data Set (MDS)	Ferramenta de triagem e avaliação de internações de longo prazo em todas as instituições de assistência em saúde que participam do Medicare e Medicaid. As avaliações completas são obtidas sobre todas as internações na admissão, anualmente e em uma alteração significativa do estado, com dados revisados pelo menos a cada trimestre. Informações sobre o número de medicamentos administrados e determinados medicamentos importantes na população de idosos (p. ex., antipsicóticos ou hipnóticos) são solicitadas pelo CMS, mas alguns Estados exigem informações mais detalhadas dos medicamentos. *Website*: www.resdac.umn.edu/mds ou www.cms.hhs.gov/home/rds.asp.
Adverse Event Reporting System (AERS)	Banco de dados da FDA de eventos adversos de medicamentos e projetos biológicos terapêuticos aprovados. Inclui relatos obrigatórios do fabricante e relatos voluntários dos profissionais de saúde e dos pacientes pelo programa MedWatch. *Web site*: www.fda.gov/cder/aers.
Vaccine Adverse Event Reporting System (VAERS)	Similar ao AERS, exceto pelo fato de conter informações sobre as vacinas aprovadas. *Website*: vaers.hhs.gov.
National Electronic Injury Surveillance System (NEISS)	Sistema de relatórios de consultas no setor de atendimento emergencial por danos relacionados a produtos medicinais de uma amostra de representação nacional de hospitais em todo o território norte-americano. Expandido, em 2000, para incluir danos relacionados a medicamentos. A Cooperative Adverse Drug Event Surveillance System (NEISS-CADES) iniciou-se em 2002, para avaliar todos os medicamentos prescritos e aqueles não prescritos, vacinas, imunizações, vitaminas e suplementos herbáceos/dietéticos. *Website*: www.cpsc.gov/library/neiss.html.

de opções de seguros oferecidos a eles. Esse recurso está disponível em vários formatos resumidos no site do MEPS ou pelo acesso limitado ao AHRQ Data Center. O Medical Provider Component suplementa e esclarece informações no Household Component, por meio de contato com médicos, farmácias, hospitais e provedores de atendimento domiciliar identificados pelos respondentes do Household Component. Embora o Medical Provider Component não esteja disponibilizado para o público, suas informações estão incorporadas nos arquivos do Household Component pela atualização e pelo esclarecimento dos dados fornecidos nos painéis pelos participantes. Na medida em que o MEPS é um levantamento de painel, os arquivos de dados de uso público podem ser obtidos para representar cada painel (i.e., dados do período de dois anos para aquele painel) ou para representar todos os participantes de dois painéis que se sobrepõem em um determinado ano (i.e., arquivos de dados consolidados no ano completo).[38]

O National Center for Healthcare Statistics (NCHS) também mantém um conjunto de avaliações relativas à saúde da população norte-americana. As duas avaliações mais usadas são o National Ambulatory Medical Care Survey (NAMCS) e o National Hospital Ambulatory Medical Care Survey (NHAMCS).[39] Esses dois bancos de dados são amostras representativas da população norte-americana e coletam dados referentes à administração e prescrição dos medicamentos durante a consulta dos respondentes ou como um resultado da consulta. As informações sobre as queixas principais, os diagnósticos realizados e outros serviços prestados também fazem parte dos dados. Além disso, os Centers for Disease Control and Prevention (Centros de Controle e Prevenção de Doenças [CDC]) mantêm disponíveis abrangentes bancos de dados que podem ser usados para pesquisa farmacoepidemiológica (p. ex., o National Health and Nutrition Examination Survey [NHANES] ou o National Health Insurance Survey).[40]

Em outros países, também existem várias fontes importantes de dados que são utilizadas para o estudo dos problemas relacionados aos medicamentos. O General Practice Research Database (GPRD) é um banco de dados de médicos clínicos do Reino Unido. Os dados do GPRD representam mais de 10 milhões de pacientes de mais de 450 clínicas de cuidados primários em todo o Reino Unido. Os dados disponíveis com qualidade para pesquisa referem-se a mais de 6,5 milhões de pacientes. O GPRD é administrado pelo Medicines and Healthcare Products Regulatory Authority, agência britânica equivalente à Food and Drug Administration (FDA) nos EUA.[41] De forma similar, o Population Health Research Data Repository, administrado pelo Manitoba Center for Healthcare Policy, fornece dados de pessoas residentes no Canadá, na província de Saskatchewan.[42]

▶ Sistemas de relatos de eventos adversos

Os métodos farmacoepidemiológicos desempenham um papel importante na vigilância pós-comercialização dos medicamentos aprovados. As notificações de eventos adversos associados, ou tidos como associados, ao uso de medicamentos podem ser uma fonte importante de dados para os estudos da segurança dos medicamentos. Nos EUA, os dados sobre eventos adversos são reunidos por um sistema de notificações voluntárias de eventos conhecido como MedWatch. Essa base computadorizada de dados mantida pela FDA armazena os relatos dos fabricantes, dos profissionais da saúde e dos pacientes.[43] Embora a FDA faça suas próprias análises, os dados estão disponíveis para análises externas através do banco de dados *Adverse Event Reporting System* (AERS).[44] O sistema *Vaccine Adverse Event Reporting System* (VAERS) é um sistema distinto mantido pela FDA em parceria com o CDC para monitorar os problemas de segurança envolvendo as vacinas.[45] Assim como para os eventos adversos, também há esforços para reunir relatos de erros na medicação no nível nacional, como o programa *Medmarx Advent Drug Reporting* gerido na plataforma Quantros.[47] Os sistemas de relatos de eventos adversos também existem em outras partes do mundo,[48] como o *Yellow Card Scheme* no Reino Unido.[49]

Uma das desvantagens do uso desses sistemas de relatos voluntários é o nível de sub-relatos associados aos eventos adversos. Algumas narrativas sugerem que, na verdade, menos de 1% das suspeitas de reações adversas sérias são relatadas à FDA.[50] Nos EUA esse sub-relato pode estar relacionado ao fato de que a sub-missão deles é voluntária para os pacientes e para os profissionais de saúde.[43] Ainda que seja exigido dos fabricantes, os cuidadores e os pacientes não precisam relatar os eventos adversos para os fabricantes. Outra limitação potencial é a quantidade de detalhes clínicos submetidos junto com os relatos, os quais estão inseridos nos bancos de dados. Em geral, as informações suficientes e os detalhes clínicos não constam do próprio relato para a determinação da causalidade.[51] Os dados dos relatos de segurança de medicamentos e de eventos adversos também estão disponíveis na instituição local. Essas fontes locais oferecem vantagens sobre as grandes fontes nacionais, devido à disponibilidade para o usuário do acesso a mais informações clínicas detalhadas.

▶ Outras fontes

Existe uma variedade de outras fontes de dados que não se enquadram nas categorias anteriores e que podem ser úteis nos estudos farmacoepidemiológicos. Embora o uso dos ensaios clínicos aleatorizados não seja comum na farmacoepidemiologia, os dados desses estudos podem ser aproveitados em análises secundárias. Alguns ensaios clínicos aleatorizados de grande porte e/ou patrocinados pelo governo podem ter seu uso disponibilizado após a aprovação da equipe de pesquisa inicial. Esses conjuntos de dados são válidos para responder às questões que não foram apresentadas originalmente. Por exemplo, Reid e colaboradores examinaram a relação entre o uso de pravastatina e as fraturas ósseas nos dados do estudo Long--Term Intervention with Pravastatin in Ischaemic Disease (LIPID) Trial (Intervenção a Longo Prazo com Pravastatina na Doença Isquêmica)[53] (Estudo de Caso 4-1). Outros estudos observacionais ou epidemiológicos também são disponibilizados para análises secundárias, como os dados do estudo *Nurses' Health Study** para examinar a relação entre o uso de analgésico e a função renal[54] e o estudo *Cardiovascular Health Study* para examinar a relação entre o uso da estatina e a demência em estágio inicial.[55]

Os registros também são fontes de dados auxiliadoras. Essas fontes, de forma descompromissada, podem ser conceituadas como uma coleção de registros de pacientes sobre uma determinada questão.[56] Os registros podem estar focados em uma doença ou no uso de algum fármaco. Alguns bancos de dados são bastante utilizados, por exemplo, os programas *U.S. Renal Data System* (USRDS)[57] e o *National Cancer Institute's Surveillance, Epidemiology and End Results* (SEER).[58] Embora os registros de doenças variem na quantidade de informações constantes sobre o uso de medicamentos, alguns deles facilitam a coleta desses dados tanto pelo pareamento com outra fonte de dados, como os dados dos registros administrativos,[59,60] como pelos métodos de pesquisa ou entrevistas[61] para projetos autorizados. Também existem vários registros criados sobre o uso de um determinado fármaco ou de uma classe de fármacos. Em geral, são utilizados para monitorar os problemas de segurança dos medicamentos, como o programa iPLEDGE para isotretinoína[62] e o Antiepileptic Drug Pregnancy Registry.[63] Há também os registros baseados na população criados para objetivos de pesquisas. Alguns dos bancos de dados nacionais já mencionados, como o Population Health Research Database in Saskatchewan, podem ser considerados como registros.[42]

DEFININDO DESFECHOS

Os desfechos de interesse nos estudos farmacoepidemiológicos podem incluir doenças ou condições, procedimentos médicos (p. ex., hemodiálise ou ventilação mecânica), valores de exames laboratoriais (p. ex., hemoglobina A1c ou glicemia) ou uso de uma determinada medicação, incluindo a adesão ao tratamento. Se os dados são obtidos pela revisão direta dos prontuários médicos, os desfechos de interesse podem ser identificados com relativa facilidade, embora a coleta dos dados prospectivos consuma mais tempo. Quando é utilizada uma fonte de dados secundária, é normal que a informação seja registrada por algum sistema de codificação estabelecido. A indicação sobre a descrição das codificações utilizadas deverá constar da documentação que acompanha a fonte de dados utilizada. A Tabela 4-3 apresenta uma visão geral de alguns sistemas de codificação importantes para as próximas discussões sobre a definição dos desfechos e das exposições.

▶ Alta hospitalar

Um dos desfechos de interesse mais básicos é a mortalidade. Em relação aos pacientes internados, isso pode ser facilmente identificado na nota de alta hospitalar. Existem vários tipos de alta hospitalar, podendo ser resumidos na dicotomia "alta com vida" *versus* "óbito". Outros tipos de alta hospitalar são: transferência para uma unidade de enfermagem especializada, alta para assistência domiciliar e alta a pedido do paciente (sem autorização médica). Em relação ao paciente ambulatorial, a identificação da mortalidade pode exigir mais esforço. Se a identidade do paciente e sua localização são conhecidas, a verificação pode ser feita nos cartórios estaduais apropriados pela consulta ao registro da certidão de óbito. É óbvio que se deve ter o maior cuidado para garantir que a certidão de óbito identificada seja da pessoa correta. O ideal é que as fontes de dados já incluíssem uma variável de mortalidade pela verificação das certidões de óbito.

---

* N. de T. Nurses' Health Study é um programa iniciado em 1976, pelo Dr. Frank Speizer, para estudo da saúde das mulheres, o qual tem atualizações constantes. Participam apenas enfermeiras, por serem capazes de responder com alto grau de precisão aos questionários das pesquisas.

ESTUDO DE CASO 4-1

Análise secundária dos dados do ensaio clínico aleatorizado

Intervenção a Longo Prazo com Pravastatina na Doença Isquêmica (Long-Term Intervention with Pravastatin in Ischaemic Disease [LIPID] Trial)[53] foi um estudo controlado, aleatorizado, duplo-cego de verificação dos efeitos da pravastatina na mortalidade devido a doença coronariana. Os pacientes foram aleatorizados para pravastatina, 40 mg, ou para placebo e acompanhados por seis anos, em média. Ainda que o estudo original estivesse relacionado à doença coronariana, Reid e colaboradores usaram os dados do LIPID para pesquisar os efeitos da pravastatina nas fraturas ósseas.[52] A motivação para esse estudo foi explorar mais a hipótese de que a estatina pode reduzir o risco de fraturas. Conforme explicitado no artigo, os estudos epidemiológicos anteriores sugeriram que os efeitos das estatinas no risco de fraturas variaram de nenhum efeito a 70% de redução no risco, com vários graus de significância estatística. Para vencer as limitações desses estudos epidemiológicos anteriores, Reid e seus colaboradores usaram os dados do LIPID, o que lhes permitiu examinar os efeitos da pravastatina no risco de fraturas em um conjunto aleatorizado, sem custo e gasto de tempo associados à realização de um novo estudo. Os autores encontraram um aumento de 5% na taxa de fraturas com internação hospitalar entre os pacientes que receberam pravastatina, comparados com os pacientes do grupo dos que receberam placebo. Quando foi repetida a análise para incluir os pacientes com fraturas sem hospitalização, houve uma redução real de 4% na taxa de fraturas entre aqueles que receberam pravastatina. Em ambas as análises, os resultados não foram estatisticamente significativos. O estudo revelou que não havia evidência suficiente para sustentar a hipótese de que as estatinas podem ser protetoras contra fraturas. Essas descobertas contradizem os resultados de outros estudos observacionais. Os autores deram algumas explicações potenciais para não haver redução estatisticamente significativa nas fraturas entre os pacientes do estudo LIPID, que receberam pravastatina. Nos estudos que relataram efeitos protetores das estatinas, haveria outros fatores confundidores que não foram controlados. Por exemplo, nos estudos observacionais, talvez os usuários de estatina fossem diferentes dos não usuários nos seus perfis lipídicos ou em outros fatores fisiológicos e de estilo de vida, todos poderiam estar relacionados ao risco de fraturas e à densidade mineral óssea. Utilizando os dados do estudo LIPID, Reid e colaboradores aproveitaram-se da vantagem metodológica da aleatorização original de forma que esses fatores confundidores potenciais fossem distribuídos exatamente pelos grupos de pravastatina e de placebo, mas isso não sinalizou outra limitação importante. No estudo original, os pacientes não foram recrutados com base no risco para fraturas, já que o objetivo do estudo LIPID foi verificar os efeitos da pravastatina na mortalidade cardiovascular. Os pacientes envolvidos eram de relativo baixo risco para fraturas osteoporóticas, sendo a maioria homens. O fato de o foco original do ensaio clínico aleatorizado não ter sido o objetivo da análise secundária é uma consideração importante quando do uso de dados dos ensaios clínicos aleatorizados anteriores para um novo estudo. Objetivos bem diferentes entre o estudo original e a análise secundária programada podem resultar em achados inesperados.

▶ Doenças e condições

Doenças ou condições costumam ser desfechos de interesse (p. ex., o paciente foi admitido no hospital com um infarto do miocárdio?). A Classificação Internacional das Doenças (CID) é utilizada para representar as doenças e condições em muitas fontes de dados, como os bancos de dados do serviço de saúde automatizado ou PME. A versão atual para a classificação da mortalidade é a Classificação Internacional das Doenças – Nona Revisão, Modificação Clínica (ICD-9-CM). A "modificação clínica" é uma discriminação importante porque existe uma versão "não modificada" usada para classificar causas de óbitos. Embora a versão mais recente do sistema geral ICD seja a 10ª Revisão (ou seja, ICD-10),

Tabela 4-3 Tabelas de codificação para diagnóstico, procedimentos e medicamentos

Tabela de codificação	Conteúdo	Observações
International Classification of Diseases (ICD)	Doenças e procedimentos	A modificação clínica (ICD-9-CM) é usada na codificação de doenças e procedimentos, a ICD-10 é para codificação de causas de óbito e a ICD-10-CM está em desenvolvimento, supervisionada pela Organização Mundial de Saúde, mantida nos EUA pelo National Center for Health Statistics.
Current Procedural Terminology (CPT)	Serviços e procedimentos	Inclui os serviços realizados pelos profissionais de saúde. É atualizado anualmente pela American Medical Association.
Healthcare Common Procedure Coding System (HCPCS)	Produtos, serviços, procedimentos e medicamentos	Coleção de códigos que enumeram alguns produtos medicinais, procedimentos e serviços não contemplados na CPT, incluindo fármacos administrados. É mantido pelos Centers for Medicare and Medicaid Services.
National Drug Code (NDC)	Fármacos	Contém informações sobre fabricante/embalador, produto e apresentação. É um sistema de identificação do medicamento, em vez de um sistema de classificação real; mantido pela Food and Drug Administration (FDA).
American Hospital Formulary Service (AHFS) Pharmacologic-Therapeutic Classification System	Fármacos	Sistema de classificação hierárquica de medicamentos, que apresenta desde categorias abrangentes (p. ex., agentes anti-infecciosos) até classes químicas específicas (p. ex., cefalosporinas de terceira geração). É mantido pela American Society of Health System Pharmacists.
Anatomic Therapeutic Classification (ATC)	Fármacos	Similar à classificação AHFS, mas oferece cinco níveis de especificidade, sendo o quinto nível uma entidade química única (p. ex., ceftazidima). É mantido pela Organização Mundial da Saúde.

ICD-9-CM, Classificação Internacional de Doenças, Nona Revisão, Modificação Clínica; ICD-10-CM, ICD-CM, Décima Revisão. Modificada com autorização: Ref. 35.
N. de T. International Classification of Diseases (ICD) – Classificação Internacional de Doenças (CID)
No Brasil, o Datasus disponibiliza o programa PESQCID, que permite, a partir de um nome, parte do nome ou código, localizar as informações sobre a CID. Esse programa está disponível para *download* na página do Datasus: www.datasus.gov.br.
Current Procedural Terminology (CPT) – Terminologia Atualizada de Procedimentos Médicos
Healthcare Common Procedure Coding System (HCPCS) – Sistema de Codificação de Procedimentos Gerais em Saúde
National Drug Code (NDC) – Código Nacional de Medicamentos
American Hospital Formulary Service (AHFS) Pharmacologic-Therapeutic Classification System – Sistema de Classificação Terapêutica e Farmacológica – Compêndio sobre o Serviço de Farmácia Clínica Hospitalar dos EUA (AHFS)
Anatomic Therapeutic Classification (ATC) – Classificação Anatômico Terapêutica.

hoje, ela só é empregada nos atestados de óbito porque a modificação clínica (ICD-10-CM) ainda está em desenvolvimento com implementação prevista para 2013.[64] O ICD-9-CM é um sistema hierárquico que permite uma significativa flexibilidade na determinação do escopo das condições identificadas, pela simples seleção do nível de codificação apropriado. Todos os códigos ICD-9-CM compreendem quatro ou cinco caracteres (p. ex., 008.45 para infecção intestinal devido ao *Clostridium difficile*) e estão agrupados de forma que o nível mais alto representa os sistemas orgânicos ou os processos da doença (p. ex., doenças infecciosas e parasitárias, neoplasmas e sistema circulatório). Dentro de cada grupo geral, consegue-se mais especificidade por meio dos códigos. A codificação para hipertensão é mostrada como um exemplo na Figura 4-1. Dois pontos são importantes na definição dos desfechos de interesse da doença ou da condição. Primeiro, os códigos relevantes deverão ser determinados de

```
390-459.9    Sistema circulatório
  401-405    Doença hipertensiva
     401     Hipertensão essencial
             401.0  Hipertensão essencial maligna
             401.1  Hipertensão essencial benigna
             401.9  Hipertensão essencial não especificada
     402     Cardiopatia hipertensiva
             402.0  Cardiopatia hipertensiva maligna
             402.1  Cardiopatia hipertensiva benigna
             402.9  Cardiopatia hipertensiva não especificada
     403     Insuficiência renal crônica hipertensiva
             403.0  Insuficiência renal hipertensiva maligna
             403.1  Insuficiência renal hipertensiva benigna
             403.9  Insuficiência renal crônica hipertensiva não especificada
     404     Insuficiência renal crônica e cardíaca hipertensiva
             404.0  Insuficiência renal e cardíaca hipertensiva maligna
             404.1  Insuficiência renal e cardíaca hipertensiva benigna
             404.9  Insuficiência renal e cardíaca hipertensiva não especificada
     405     Hipertensão secundária
             405.0  Hipertensão secundária maligna
                    405.01  Hipertensão renovascular maligna
                    405.09  Outra hipertensão secundária maligna
             405.1  Hipertensão secundária benigna
                    405.11  Hipertensão renovascular benigna
                    405.19  Outra hipertensão secundária benigna
             405.9  Hipertensão secundária não especificada
                    405.91  Hipertensão renovascular não especificada
                    405.99  Outra hipertensão secundária não especificada
```

▲ **Figura 4-1** A Classificação Internacional de Doenças, Nona Revisão, Modificação Clínica (ICD-9-CM) costuma ser utilizada para codificar doenças e condições. A codificação para hipertensão é apresentada nessa figura. Os códigos ICD-9-CM estão agrupados por sistema orgânico e evoluem até classificações bastante específicas. Pela seleção do número apropriado dos dígitos, identificam-se vários diagnósticos de interesse. Por exemplo, a seleção do código 401.XX identificaria todos os pacientes com hipertensão essencial, e a seleção de 405.1X identificaria todos os pacientes com hipertensão secundária benigna. Nos códigos ICD-9-CM, um "X" significa que todos os números dessa seleção foram considerados quando da seleção dos pacientes. Usando a hipertensão secundária benigna como exemplo, 405.1X incluiria 405.11 e 405.19.

forma confiável na fonte de dados. Por exemplo, uma condição bastante incomum, raramente documentada no prontuário médico ou codificada de forma não confiável pela equipe de codificação, talvez não seja um desfecho de interesse proveitoso do ponto de vista da pesquisa.[7] Segundo, uma doença ou condição deve ser anotada no prontuário pelo médico para ser codificada como um diagnóstico pela equipe de codificação. De forma associada, as doenças ou condições podem ser desfechos mais apropriados do que os sintomas seriam. Dessa forma, é provável que uma síncope ou uma queda não tenham uma codificação frequente, exceto algum evento significativo (p. ex., uma fratura de quadril) ocorrida subsequentemente.[65]

Em relação aos pacientes hospitalizados, o mais provável é que os diagnósticos de alta sejam a fonte de informação para as doenças como desfechos de interesse. A limitação primária do uso do diagnóstico de alta é o fato de que eles não são determinados até depois de o paciente ser liberado. A determinação da data do diagnóstico durante a hospitalização é muito difícil porque não existe data referente ao diagnóstico, uma vez que ele é determinado depois da alta. As datas dos diagnósticos para certas condições podem ser estimadas se os dados apropriados estiverem disponíveis, como a data de uma cultura positiva ou o início de um antibiótico para tratar uma infecção.[66] O número de diagnósticos registrados para os pacientes pode variar de instituição para instituição, mas, em geral, varia de 5 a 15 diagnósticos, sendo um código identificado como o *diagnóstico primário* ou *principal*. Todos os demais diagnósticos são referidos como *diagnósticos secundários*. Visto que os pagamentos estão vinculados aos códigos de diagnóstico, pode haver um estímulo para incluir códigos com o objetivo de elevar o valor do pagamento para uma determinada internação hospitalar. Deve-se levar em consideração que é grande a probabilidade de essas condições, que resultam em um pagamento maior, serem incluídas como diagnóstico de alta.[16] Embora os diagnósticos de admissão, ou os diagnósticos de atividades ou, ainda, as listas de problemas possam ser coletados no momento da admissão, eles não estão inseridos nos dados da alta hospitalar, porém podem estar nos dados do PME. É provável que o diagnóstico primário de admissão seja similar ao diagnóstico principal de alta, todavia nem sempre acontece uma concordância real entre o diagnóstico de admissão e o diagnóstico primário de alta, quando este é desconhecido.[67] O mesmo sistema ICD-9-CM é utilizado para codificar as doenças primárias existentes ou as queixas principais para as consultas médicas.

▶ Procedimentos e serviços

A utilização dos serviços também pode ser um desfecho de interesse. A medição da utilização pode ser tão simples quanto a contagem do número de dias no hospital ou a determinação sobre se certo procedimento foi realizado. Dependendo do nível de detalhes disponíveis na fonte de dados, alguns tipos de variáveis de internação (dias de assistência crítica ou intensiva) podem ou não estar liberados. Os procedimentos também podem ser desfechos de interesse. Para os procedimentos com o paciente hospitalizado ou aqueles cobrados pelo hospital ou clínica, os códigos ICD-9-CM são utilizados para a identificação dos procedimentos. Um ponto interessante é que os códigos de procedimentos ICD-9-CM, para os pacientes hospitalizados, incluem uma data da prestação do serviço, diferente dos códigos de diagnóstico. Isso pode ser de grande utilidade para estabelecer as relações temporais entre a exposição de interesse e o desfecho. As consultas médicas, os procedimentos ambulatoriais ou aqueles procedimentos que são cobrados diretamente pelo prestador do serviço, mesmo se realizados em uma clínica, costumam ser relatados nas solicitações do prestador usando o sistema Current Procedural Terminology (CPT) e o sistema relacionado Healthcare Common Procedure Coding System (HCPCS). Esses códigos representam serviços realizados pelos profissionais de saúde.[68] Hoje, existem códigos para os serviços de controle da farmacoterapia prestado pelos farmacêuticos (códigos 99605, 99606 e 99607).[69] Por sua natureza, os códigos CPT não são hierárquicos, mas estão relativamente agrupados, levando em consideração o esforço envolvido na realização do procedimento. A falta de uma hierarquia real pode dificultar a identificação dos grupos clinicamente significativos com o uso dos códigos de nível mais elevado (p. ex., todos os procedimentos sendo referentes aos testes de função pulmonar). Por isso, o usuário deve identificar todos os códigos de interesse.[70]

Os códigos dos procedimentos podem ser de especial utilidade no estudo da segurança do paciente hospitalizado. Por exemplo, uma transfusão de sangue em um paciente não cirúrgico pode ser indicativa de uma dose elevada de anticoagulante.[71] De forma similar, os procedimentos médicos em um paciente ambulatorial podem ser úteis para a verificação dos desfechos relacionados ao processo, como a extensão do monitoramento realizado para vários medicamentos (p. ex., níveis da aminotransferase e testes de função da tireoide para amiodarona ou para varfarina monitorados pela Relação Normalizada Internacional [RNI]),[72,73] como o Estudo de Caso 4-2. É oportuno dizer que os resultados dos testes laboratoriais podem substituir os desfechos de interesse (p. ex., conhecer a hemoglobina A1c-alvo ou os objetivos dos níveis séricos lipídicos). A disponibilidade desses resultados varia de fonte para fonte. Os prontuários médicos eletrônicos podem conter resultados laboratoriais. Embora seja comum que as fontes de dados dos registros administrativas contenham informações sobre se um teste laboratorial foi solicitado; é raro que elas incluam os resultados do exame. Se os dados são obtidos da revisão dos prontuários médicos ou dos sistemas locais de informação, como o sistema de informação laboratorial, é possível a obtenção de informações laboratoriais proveitosas.[35]

▶ Utilização do medicamento

O emprego de um fármaco ou de uma classe de medicamentos específica pode ser um desfecho importante nos estudos farmacoepidemiológicos. Vários sistemas de codificação são utilizados para identificar os medicamentos nas fontes de dados secundários e são abordados em mais detalhes na próxima seção. Certos fármacos podem ser utilizados para identificar eventos adversos potenciais e/ou erros na medicação (p. ex., poliestireno sódico para toxicidade por potássio ou infusões de vitamina K para overdoses de varfarina ou superanticoagulação). Esses usos são foco de pesquisa significativa na área da segurança dos medicamentos.[71] Os padrões de utilização dos medicamentos também podem ser desfechos de interesse valiosos. A adição de um novo medicamento a um regime tera-

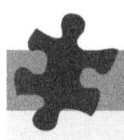

ESTUDO DE CASO 4-2

Identificando desfecho com os dados dos registros administrativos

Ainda que os dados dos registros administrativos não incluam os verdadeiros resultados dos exames laboratoriais, a informação a respeito de se um específico teste laboratorial foi realizado ou não (ou cobrado) deverá ser obtida das solicitações do seguro de saúde submetidas pelo consultório médico. Esse tipo de informação também pode ser de utilidade na medição dos desfechos relacionados ao processo ou na avaliação da qualidade dos programas de melhoria por meio do uso dos dados das solicitações. Raebel e seus colaboradores, por exemplo, estudaram o monitoramento da função hepática e da tireoide em um grupo de pacientes ambulatoriais tratados com amiodarona.[72] Conforme dito pelos pesquisadores, existem várias recomendações em relação à frequência do monitoramento de qualquer distúrbio na função da tireoide ou hepática, quando os pacientes estão recebendo terapia com amiodarona. O estudo foi realizado em um grupo de 10 organizações de assistência em saúde (HMO). Apesar de cada HMO ter mantido seu próprio banco de dados de registros administrativos, o sistema de codificação padrão para os procedimentos realizados nas clínicas médicas e submetidos à codificação foi usado para identificar os testes laboratoriais de interesse. Os pacientes com uso de amiodarona elegíveis e as solicitações das clínicas médicas foram identificadas. Os códigos CPT foram usados para identificar os testes laboratoriais de interesse. Conforme mencionado, os códigos CTP não são hierárquicos, sendo assim, múltiplos códigos foram necessários para identificar os testes de interesse. Por exemplo, cinco códigos foram utilizados para identificar os testes da alanina aminotransferase (ALT): CTP: 80050, 80053, 80058, 80076 e 84460. Essa variedade de códigos refere-se às alterações na codificação ao longo do tempo (p. ex., o código 80058 foi em 1999, 80076 foi em 2000 e 2001) e às diferenças nos nomes dos exames (p. ex., 80053 é um painel metabólico abrangente que inclui ALT, e 84460 é apenas para ALT).

---

pêutico existente pode representar intensificação terapêutica e pode ser um marcador da progressão da doença. A intensificação também pode gerar resultados melhores, conforme notado em um estudo dos níveis glicêmicos em pacientes diabéticos do tipo 2, realizado por Davis e colaboradores.[74] Nesse estudo, a intensificação foi associada às melhoras nos níveis de hemoglobina A1c e nos perfis lipídicos. A troca de um fármaco por outro pode ser um indicador de falha terapêutica. Amidon e colaboradores[75] examinaram pacientes os quais fizeram parte de um programa de permuta terapêutica de inibidores da bomba de próton. Nesse estudo, a falha terapêutica foi definida como troca do agente formal por uma farmacoterapia alternativa para supressão do ácido naquele programa.

A *adesão* e a *persistência* associadas a um determinado regime terapêutico também podem ser desfechos importantes que envolvem os medicamentos. A adesão, ou aceitação, e a persistência são medidas comuns da exposição ao medicamento, quando as solicitações de prescrição ou os dados de dispensação estão disponíveis. Os métodos de medição da adesão ao tratamento e da persistência são abordados em mais detalhes no Capítulo 8.

Outro método útil de verificação da utilização do medicamento, em especial comparando fármacos ou classes de fármacos, é a metodologia Dose Diária Definida (DDD). De acordo com a Organização Mundial de Saúde (OMS), uma DDD é "a dose média de manutenção assumida por dia para um medicamento empregado para sua indicação principal em adultos"[76] As DDD estipuladas pela OMS são específicas para medicamentos e vias de administração, sendo assim, pode haver uma DDD oral e uma DDD parenteral para o mesmo medicamento. O número de DDD para determinado fármaco pode ser calculado pela divisão da quantidade total (p. ex., miligramas ou gramas) do medicamento dispensado ou comprado durante determinado período pela DDD designada pela OMS para aquele fármaco e via de administração. Por exemplo, se, quanto ao uso de enalapril comprimidos, um paciente recebeu 3.600 mg do medicamento com base nos registros de prescrição, e a DDD para enalapril oral é de 10 mg, de acordo com o sistema de Classificação Anatômico Terapêutico* (ATC, do inglês Anatomical Therapeutic Chemical), para o índice DDD 2009, sendo assim, o total de DDD recebido pelo paciente foi de 360 (3.600 mg ÷ 10 mg). A metodologia DDD é de especial importância na comparação da utilização do medicamento no nível de grupo, como um hospital ou um plano de medicamentos, ou realizando comparações estaduais ou internacionais. Na comparação no nível de grupo, em geral, a utilização é normalizada para produzir um número de DDD por 100 ou mil pacientes/dia, admissões, altas hospitalares, associados de planos de saúde ou população.[77] Por exemplo, um hospital deseja comparar seu uso de ceftriaxona com a média nacional. A DDD da OMS para ceftriaxona é de 2 g. O hospital determina que sejam dispensados 4.439,5 g de ceftriaxona sobre o calendário anual anterior. Durante o mesmo período, houve 69.052 pacientes/dia, representando 14.692 pacientes. O total de DDD de ceftriaxona para mil pacientes/dia para o hospital seria calculado da seguinte maneira:

$$(4.439,5 \text{ g de ceftriaxona}) \times \left(\frac{DDD}{2 \text{ g}}\right)$$

$$= 2.219,75 \text{ DDDs de ceftriaxona}$$

$$\left(\frac{2.219,75 \text{ DDDs de ceftriaxona}}{69.052 \text{ pacientes/dia}}\right) \times 1.000$$

$$= 32,1 \text{ DDDs de ceftriaxona por 1.000 pacientes/dia}$$

Esse valor específico do hospital poderá ser comparado com a média nacional ou igualar hospitais para realizar comparações padronizadas.

Embora o método DDD seja de utilidade para comparações padronizadas e seja promovido pela OMS, ele apresenta algumas desvantagens significativas. Uma das desvantagens mais citadas é que os valores da DDD determinados pela OMS são um pouco arbitrários e talvez não sejam apropriados com base no "país-a-país", devido às variações da prática. Os pesquisadores de vários lugares adaptaram as DDD publicadas pela OMS de forma a refletir com maior precisão a utilização real dos medicamentos em seus países.[78,79] A DDD estipulada refere-se apenas à indicação primária, conforme determinado pela OMS, mas outras indicações podem utilizar dosagens diferentes. Além disso, o uso primário de um medicamento na prática clínica pode ser diferente nos países onde o medicamento está aprovado. As DDD para combinações de produtos podem ser estipuladas usando-se uma "dose unidade" (i.e., DDD de 1 para combinação de produtos administrada uma vez ao dia ou de 2 para aquelas administradas duas vezes ao dia)[80] ou com base nas regras específicas desenvolvidas pela OMS. Algumas dessas regras podem subestimar de forma sistemática o nível real da utilização do medicamento.[76] Uma vez que o objetivo da OMS é que a DDD represente uma quantidade finita para gerar níveis padronizados de utilização do medicamento, as DDD refletem uma pessoa "padrão" (ou seja, 70 kg se a dosagem utilizada for baseada no peso). Além disso, nenhum ajuste é feito nas DDD para insuficiência renal ou hepática, o que pode ser necessário no curso da prática clínica.[81] Isso pode ser importante se comparações forem feitas entre os grupos em que as populações de pacientes representadas incluam pacientes em condições que necessitem ajustes na dosagem. Além disso, OMS apenas determina as DDD para pacientes adultos,[76] desta forma, é difícil fazer comparações padronizadas quanto à utilização do medicamento pediátrico.

Vários métodos são propostos para superar as limitações da metodologia DDD. Um método desenvolvido, similar ao DDD, é o da Dose Diária Prescrita (DDP). Seu cálculo é feito a partir dos dados à mão (p. ex., dados da dispensação ou da determinação do hospital), para refletir as doses médias reais prescritas para os pacientes, ou dos dados de dispensação ou da determinação, reflectivos dos hábitos nacionais de prescrição. Infelizmente, o DDP não é uma unidade padrão apropriada para comparações internacionais porque, por definição, ele é específico do local. Ainda que o DDP possa ser mais reflectivo dos padrões locais de utilização dos medicamentos, ele é significativamente diferente do DDD, conforme estabelecido pela OMS.[77] Outro método é o de Dias de Terapia (DT), que é a simples contagem do número de dias em que pelo menos uma dose do medicamento foi administrada ou que deveria ter sido.[81] Esse método supera os problemas com doses divergentes ou ajustes necessários para insuficiência renal ou hepática. No entanto, ele não considera a dose real do medicamento. Por exemplo, se há três pacientes recebendo um antibiótico que está escalonado para ser administrado três vezes ao dia e, em um mesmo dia, o primeiro paciente recebe uma dose regular do antibiótico porque a

---

* N. de T. Anatomical Therapeutic Chemical (ATC) é uma das classificações mais utilizadas internacionalmente, para classificar as moléculas (substâncias) com ação terapêutica.

ordem é iniciada tarde da noite, o segundo paciente recebe todas as três doses ao longo do dia e o terceiro paciente recebe apenas duas doses, pois apresenta função renal reduzida, o que exige uma diminuição na frequência das doses. No método DDP, todos os três pacientes serão considerados como tendo recebido uma DDP. Embora o método DDD e o método DDP possam produzir quantidades diferentes, eles costumam apresentar uma boa correlação.

DEFININDO EXPOSIÇÃO

Em geral, nos estudos farmacoepidemiológicos, a exposição primária de interesse é o uso de algum medicamento. Há duas questões importantes na definição dessas exposições de interesse. Primeira: o fármaco, ou classe de fármacos, deve ser identificado na fonte de dados. Segunda: o método de medição da exposição deve ser selecionado. Conforme já mencionado, vários sistemas de codificação podem ser empregados para representar os medicamentos (Tabela 4-3). Doenças, condições ou procedimentos também podem ser exposições de interesse nos estudos farmacoepidemiológicos. Esses sistemas podem ser de especial ajuda na verificação da aceitação das orientações para a prática (p. ex., orientações sobre tromboembolismo venoso, conforme estudado por Yu e seus colaboradores[82]). Os princípios relacionados à codificação da doença e do procedimento abordados na seção anterior são aplicados quando a exposição de interesse é alguma doença, condição ou procedimento.

▶ Sistemas de codificação do medicamento

Considerando os métodos de codificação dos medicamentos, em especial nas fontes de dados secundários, existem dois conceitos distintos: identificação e classificação. A *identificação do medicamento* refere-se à capacidade de identificar somente o medicamento, ou produto medicinal, ao qual uma pessoa foi exposta, enquanto a *classificação do medicamento*, em geral, refere-se à disposição dos medicamentos em várias categorias. A classificação pode ser útil quando um grupo genérico de medicamentos, e não um fármaco em particular, é de interesse. Essa distinção é importante porque os códigos usados para identificar somente os produtos medicinais não classificam efetivamente esses mesmos produtos (p. ex., a classificação terapêutica ou química) e vice-versa. Há situações em que as comparações apenas entre medicamentos de uma classe são de interesse (p. ex., a relativa efetividade dos vários inibidores da enzima conversora da angiotensina no controle da pressão arterial), dessa forma, um sistema que pudesse classificar e identificar seria ideal.

Trabalhar com sistemas de codificação dos medicamentos requer cuidado. Algumas fontes de dados só podem usar códigos que identificam medicamentos, deixando o usuário derivar as classificações, no entanto, existem programas que são utilizados para facilitar o processo de classificação. Outras fontes de dados empregam vários sistemas de codificação para possibilitar maior flexibilidade.

O sistema de codificação de medicamentos mais familiar é o Código Nacional de Medicamentos (NDC, do inglês National Drug Code). O NDC é um sistema de identificação de medicamentos composto de três partes: um código do fabricante (ou embalador), um código do produto e um código da apresentação.[83] Esses códigos são utilizados com frequência pelas farmácias da comunidade nas requisições de farmácia, para identificar o produto medicinal que está sendo dispensado para um paciente. Uma das vantagens do sistema NDC é o fato de ele fornecer um alto grau de especificidade, permitindo a identificação do produto medicinal, fabricante/embalador e apresentação. Uma das desvantagens dos NDC é que eles não permitem a classificação dos medicamentos. Embora todos os produtos de um fabricante possam ser identificados pelo código do fabricante, o NDC não permite o agrupamento direto dos fármacos em qualquer categoria terapeuticamente significativa. Outra desvantagem dos NDC é a existência de um NDC em separado para cada combinação de concentração do produto, fabricante/embalador e apresentação. Por exemplo, a sinvastatina 20 mg, fabricada pela Merck, embalada em frascos com cem comprimidos, terá um NDC diferente de um produto similar produzido por um fabricante genérico mesmo com igual tamanho de embalagem. De forma similar, para a sinvastatina, comprimidos de 20 mg, fabricada pela Merck, haverá um NDC para um frasco de cem comprimidos e outro NDC para uma caixa com cem comprimidos acondicionados em cartelas. É óbvio que isso pode gerar um número enorme de NDC para qualquer fármaco ou produto medicinal. Para superar esse problema potencial, outros sistemas de codificação podem ser mais apropriados, quando as distinções apenas entre produtos medicinais (p. ex., duas concentrações diferentes ou fabricantes do mesmo fármaco) não são importantes. Outras limitações significativas dos NDC são as inconsistências possíveis no tamanho dos códigos (10 dígitos *versus* 11 dígitos) e o fato de que alguns códigos são recusados para um novo produto quando um produto antigo não é mais comercializado.[70,83]

Os dois sistemas de codificação de medicamentos usados com frequência que evitam algumas das limitações associadas ao sistema NDC são: o Sistema de Classificação Terapêutica e Farmacológica – Compêndio sobre o Serviço de Farmácia Clínica Hospitalar dos EUA (AHFS, do inglês American Hospital Formulary Service Pharmacologic-Therapeutic Classification System)[84] e o Anatomic Therapeutic Chemical Classification System (ATC)[85] desenvolvidos pela OMS. Os dois sistemas são similares no fato de que fornecem níveis mais elevados de especificidade em relação à classificação. As diferenças primárias estão nos níveis de especificidade e na capacidade de identificar apenas os fármacos. O sistema ATC oferece cinco níveis de especificidade comparados com quatro níveis do sistema AHFS. Fármacos individuais podem ser identificados no sistema ATC. Em contraste, todos os fármacos da mesma classe (p. ex., cefalosporinas de segunda geração) apresentam o mesmo código no sistema AHFS. A partir dessa característica, o sistema ATC pode ser considerado um sistema de classificação e de identificação dos medicamentos. A Figura 4-2 ilustra um exemplo de três sistemas de codificação de medicamentos.

Há vários outros sistemas de codificação que empregam sistemas de classificação similar ao AHFS e ao ATC. Eles podem oferecer mais especificidade ou flexibilidade (p. ex., distinção entre sinvastatina 20 mg comprimidos e sinvastatina 40 mg comprimidos). Alguns desses sistemas são mantidos pelas companhias que fornecem informações sobre medicamentos a várias organizações de assistência em saúde. São exemplos: o sistema Generic Product Identifier, da Medi-Span, o sistema Enhanced Therapeutic Classification System™, da First DataBank e as classificações terapêuticas do Cerner Multum's Lexicon.[35] O Veterans Health Administration também mantém seu próprio sistema de classificação, que é similar ao sistema AHFS. Às vezes, os medicamentos são administrados ou fornecidos aos pacientes durante o atendimento médico (p. ex., quimioterapia para câncer). Nessas situações, os códigos HCPCS são utilizados para identificar os medicamentos com objetivos de cobrança (i.e., na solicitação de seguro de saúde).[86]

▶ Medindo a exposição ao medicamento

Após identificação da exposição de interesse, torna-se necessária a seleção de algum método de medição da exposição. Há duas maneiras gerais de medir a exposição ao medicamento: pode-se categorizar (p. ex., sim *versus* não), ou medir de forma contínua (p. ex., o número real de doses recebidas ou a quantidade de miligramas ingeridos). A exposição categórica pode ser empregada na exploração preliminar, para fornecer uma descrição da extensão da amostra exposta ao medicamento (p. ex., 50% dos pacientes receberam um antibiótico ou 20% dos pacientes receberam clopidogrel). Embora isso possa parecer relativamente simples, a exposição categórica ao medicamento deve ser definida com muito cuidado. Exemplificando: a "exposição" poderia ser definida como a prescrição para um paciente ambulatorial ou uma dose dispensada para um paciente hospitalizado, ou a definição poderia exigir, pelo menos, duas prescrições ou doses dispensadas. Considerar os princípios terapêuticos básicos pode ser útil no desenvolvimento dessas definições (p. ex., "é uma prescrição para 30 dias de um medicamento anti-hiperlipêmico suficiente para reduzir o risco de 10 anos de óbito cardiovascular?"). Enfim, a definição depende da natureza da questão da pesquisa. A exposição categórica ao medicamento necessita incluir mais de dois níveis porque poderá haver classificações baixas, médias e altas.

Às vezes, há necessidade de quantificar a exposição ao medicamento. Existem vários métodos genéricos para realizar essa quantificação. O primeiro método utiliza as informações sobre a quantidade real de medicamento prescrita. Em geral, essa informação está disponível nas requisições de farmácia, nos dados de dispensação ou no PME. Se a dosagem documentada no PME for utilizada, ela precisará ser comparada com as solicitações de prescrição ou com os dados de dispensação para verificar se o medicamento foi realmente dispensado. A quantidade de medicamento pode ser somada ao longo do período de estudo para um determinado paciente, para calcular a exposição total (p. ex., em miligramas ou em gramas) ao medicamento de interesse. Essa mesma informação poderá ser utilizada para determinar a quantidade média de medicamento por dia, ou a *dose diária*. Por exemplo, um paciente diabético recebe metformina na dosagem de 500 mg, três vezes ao dia, totalizando uma dose diária de 1.500 mg (500 mg por dose x 3 doses ao dia). Esse tipo de informação poderá ser calculado para indivíduos na comunidade ou para pacientes hospitalizados, se os dados apropriados estiverem disponíveis. No caso de comparações entre fármacos ou classes de fármacos, será necessário algum método para encontrar uma dose padrão, como a metodologia DDD já descrita.

Em algumas situações, a informação sobre a quantidade de medicamento prescrita ou dispensada não está disponível. Nesses casos, a exposição ao medicamento pode ser quantificada pela perspectiva temporal. Uma maneira de fazer isso é utilizar a metodologia DDP. Outra maneira de medir tem relação íntima com o método DDP é a medição da duração da terapia. A DDP e a duração da terapia serão diferentes quando um medicamento for prescrito com uma frequência menor do que uma vez ao dia (p. ex., em dias alternados ou uma vez por semana). O cálculo da duração da terapia é simples, basta determinar o período entre a primeira dose e a última dose. Embora os métodos DDP e de duração da terapia sejam mais apropriados quando a informação sobre cobranças ou administração para doses individuais está disponível, os dados do medicamento para os pacientes ambulatoriais, como os dados de solicitações de prescrição, podem ser empregados para estimar a duração da terapia, calculando o período entre a data da prescrição inicial até a data da última prescrição mais os dias de suprimento da última prescrição. Esse cálculo é muito similar à medição da persistência à farmacoterapia. Julga-se que as doses são recebidas conforme a prescrição. Estimar as DDP com dados de medicamento dos pacientes ambulatoriais é mais difícil.

Além de quantificar a exposição ao medicamento, costuma ser de utilidade determinar o início da exposição. Isso é muito importante quando o resultado precisa ser determinado tendo ocorrido depois da exposição ao início do medicamento. O conceito de data índice, conforme discutido no capítulo anterior, também pode ser aplicado à exposição ao medicamento. Nessa situação, a data índice para a exposição ao medicamento pode ser aquela em que a primeira prescrição foi feita para os pacientes ambulatoriais ou em que a primeira dose foi dispensada ou administrada aos pacientes hospitalizados. Ao realizar estudos de coorte (ver Capítulo 3), essa data índice para exposição ao medicamento marcaria o início do tempo de observação do indivíduo. Às vezes, a exposição ao medicamento pode ser um desfecho de interesse (p. ex., uso do "Medicamento X" para tratar uma doença em particular, ou como um marcador de uma reação adversa). A data índice seria a data da exposição inicial ao medicamento de interesse. Nesse caso, entretanto, o estudo poderá envolver uma pesquisa retrospectiva para determinar se alguma exposição (p. ex., uma doença ou outro medicamento) ocorreu em uma janela de tempo especificada antes da data índice.

Os dados de solicitações de prescrição ou dados de dispensação de prescrição costumam ser usados quando a exposição ao medicamento pelo paciente ambulatorial é medida. A adesão e a persistência são medidas comuns da exposição ao medicamento, quando os dados de solicitações ou de dispensação estão disponíveis; esse assunto é abordado mais adiante, no Capítulo 8.

Código Nacional de Medicamentos (NDC)
    60238-3130-*2 – Kefzol injetável (dose única de 1g em embalagem de 25 frascos-ampola)
    60238-3135-*2 – Kefzol injetável (múltiplas doses de 10g em embalagem de 6 frascos-ampola)
    60505-0748-*4 – Cefazolina injetável (dose única de 500mg em embalagem de 10 frascos-ampola)
    60505-0748-*5 – Cefazolina injetável (dose única de 500mg em embalagem de 25 frascos-ampola)
    00781-3451-70 – Cefazolina injetável (dose única de 1g em embalagem de 10 frascos-ampola)

Sistema de Classificação Anatômico Terapêutica Química (ATC)
    J – Anti-infeccioso para uso sistêmico
        J01 – Antibacteriano para uso sistêmico
            J01D – Antibacteriano não beta-lactâmico
                J01DB – Cefalosporinas de primeira geração
                    J01DB04 – Cefazolina

Sistema de Classificação Terapêutica e Farmacológica (AHFS)
    8:00 – Agentes anti-infecciosos
        8:12 – Antibacterianos
            8:12.06 – Cefalosporinas
                8:12.06.04 – Cefalosporinas de primeira geração

▲ **Figura 4-2** Dependendo do sistema de codificação de medicamento usado, a cefazolina pode ser representada de várias maneiras. Observe que os códigos NDC são específicos por produto, sendo assim, o mesmo fármaco de um fabricante ou em uma dosagem/apresentação diferente possui um NDC diferente. O sistema ATC identifica os fármacos de forma individual, mas não distingue fabricantes, dosagens ou apresentações. Embora o sistema AHFS identifique em vários níveis de categorias de medicamentos, ele não identifica os fármacos de forma individual.

Vários estudos consideram a adesão ao tratamento como prognóstico de desfechos, como o estudo da relação entre a adesão aos bisfosfonatos e o risco de fratura de quadril, de Rebenda e colaboradores,[87] ou o estudo da relação entre a adesão ao tratamento e o risco de hospitalização, de Sokil e seus colaboradores.[88]

CONSIDERAÇÕES ESPECIAIS PARA O USO DOS DADOS SECUNDÁRIOS

O uso de dados secundários para propósitos de pesquisa oferece várias vantagens sobre a coleta de dados primários, conforme descrito neste capítulo. Alguns problemas, como aprovação da pesquisa pelo comitê local de ética, são importantes, independente da utilização ou não dos dados primários ou secundários. Entretanto, existem várias questões que não são considerações típicas na utilização dos dados primários. Dois problemas significativos são abordados a seguir.

▶ Privacidade do Paciente e HIPAA

A Norma de Privacidade, aprovada como parte da lei Health Insurance Portability and Accountability Act* (HIPAA), de 1997, faz da garantia da *informação clínica protegida* (PHI, do inglês *protected health information*)** uma consideração importante para os pesquisadores que utilizam fontes de dados secundários, em especial os dados administrativos ou transacionais. Com base na Norma de Privacidade, os pesquisadores podem ter acesso a *conjuntos de dados limitados*, aqueles desprovidos das informações sobre a identificação e aquelas potencialmente delicadas. Considerando que não há mais informações identificáveis, os dados resultantes não

---

* N. de T. a HIPAA é uma lei federal norte-americana que protege as informações de saúde.

** N. de T. A PHI também é reconhecida como Prontuário Pessoal de Saúde.

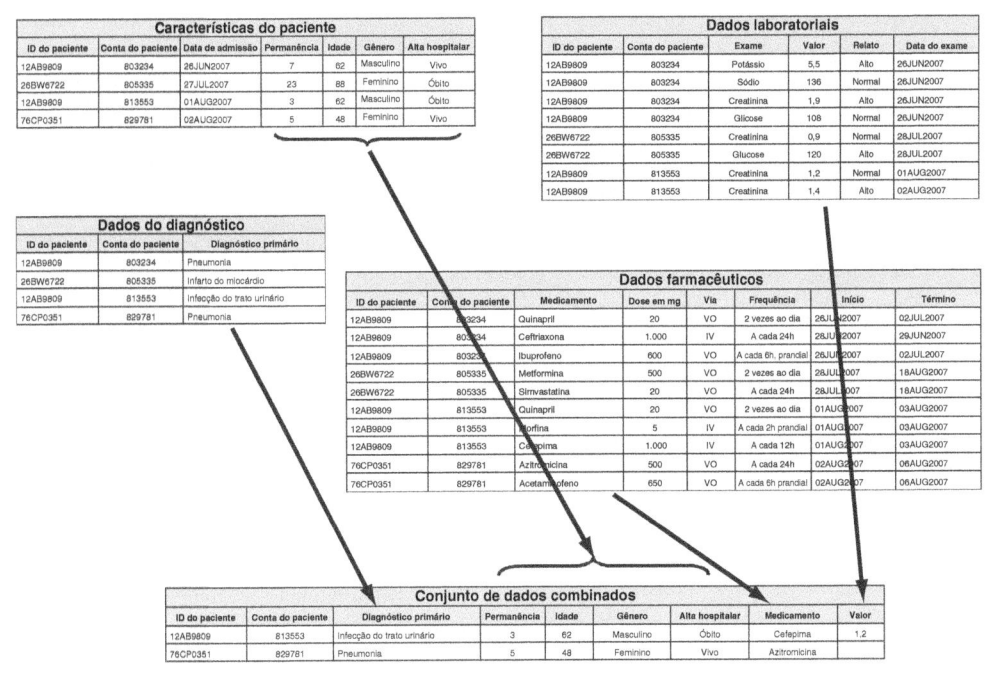

▲ **Figura 4-3** É possível a comunicação entre os dados de várias fontes. Essa figura ilustra um exemplo de conexão de dados de fontes diversas em uma instituição. O número do prontuário médico (ID do paciente) pode ser usado para identificar os pacientes, e o número da conta do paciente (Conta do paciente), ou algum identificador similar, pode ser usado para identificar as consultas específicas de cada paciente. Esses dois tipos de informações permitem a conexão dos dados de diversas fontes. A ilustração representaria uma questão, por exemplo, identificar os pacientes que receberam antibióticos em menos de 24 horas após a sua hospitalização, e obter informações sobre seu primeiro nível sérico de creatinina, permanência no hospital, idade, gênero e estado na alta hospitalar. (Reimpresso, com permissão, da Ref. 35).

são PHI e podem, portanto, ser usados sem autorização dos pacientes. Para os projetos que exigem informações passíveis de identificação da pessoa (p. ex., data de nascimento, CEP e datas dos procedimentos), os dados podem ser revelados para os pesquisadores após autorização de todos os pacientes do conjunto de dados. É óbvio que obter autorização de dezenas ou centenas de milhares de pessoas não é prático. A Norma de Privacidade fornece um mecanismo que desobriga a solicitação de autorização. Demonstrando que o uso da PHI resulta em mínimo ou nenhum risco para os indivíduos, que a pesquisa não poderá ser feita sem a renúncia da autorização e que a PHI é necessária para a questão da pesquisa, o pesquisador pode pactuar com o provedor dos dados a assinatura de um *acordo de utilização de dados (DUA, do inglês data use agreement)* que especifica o uso adequado das informações da PHI que são disponibilizadas.[89]

Estrutura e relacionamento de banco de dados (*linkagem*)

Às vezes, as informações necessárias a um estudo estão em bancos de dados diferentes. Para capturar e concentrar as informações, é vital a habilidade para identificar o mesmo participante nos diversos bancos de dados. O processo de identificar os participantes nos bancos de dados ao longo do tempo e combinar suas informações é chamado de "*linkagem* de dados".[19,90] A tarefa de conectar as informações requer grande empenho, por causa dos problemas potenciais com a privacidade do paciente, a segurança dos dados e os regulamentos legais associados à HIPAA. Felizmente, existem organizações que capturam as informações das várias fontes e possibilitam o acesso aos bancos de dados harmonizados com a HIPAA, totalmente ligados, representando uma ampla gama de informações. Em geral, esses bancos de dados conectados estão disponíveis para os pesquisadores por meio de uma licença de uso, no entanto, há taxas consideráveis envolvidas com a utilização desses dados. Dispor do conjunto de todas as informações no nível institucional local pode ser muito fácil, na medida em que você tem acesso aos números do prontuário médico e aos números das contas dos pacientes, para facilitar a ligação através das fontes da instituição conforme mostrado na Figura 4-3. Princípios similares aplicam-se quando se faz ligações de dados de outras fontes (p. ex., de dados de registros administrativos e certificados de óbito), exceto pelo fato de haver uma preocupação a mais para garantir que os mesmos registros do paciente sejam corretamente conectados por meio das múltiplas fontes.

RESUMO

Embora a pesquisa farmacoepidemiológica possa ser realizada com dados primários, esses estudos costumam utilizar dados secundários. Com o aumento do uso da tecnologia da informação na provisão das atividades relacionadas à assistência à saúde, é rotina que uma enorme quantidade de dados seja coletada, o que pode ser útil do ponto de vista de uma pesquisa. É importante estar familiarizado com os vários métodos em que os desfechos e as exposições podem ser codificados para o uso eficaz dessas fontes de dados secundários. Ao selecionar a fonte, especial consideração deve ser dada às relativas vantagens e desvantagens de cada fonte específica de dados, além de haver necessidade de saber se ela será capaz de tratar a questão da pesquisa. Assim como em outras formas de pesquisa, existem alguns aspectos reguladores que deverão ser considerados, ainda que a interação direta com os pacientes não ocorra.

QUESTÕES PARA DISCUSSÃO

1. Quais são os dois tipos gerais de fontes de dados que podem ser utilizados nos estudos farmacoepidemiológicos? Cite uma vantagem e uma desvantagem de cada um dos tipos.
2. Descreva, de forma breve, por que os estudos farmacoepidemiológicos usando dados secundários podem ser considerados melhor adaptados para o estudo da efetividade dos medicamentos, comparados com os ensaios aleatorizados controlados.
3. Qual é o significado do termo "*linkagem* de dados"? Por que ele é importante na farmacoepidemiologia?
4. Usando os *websites* ou outros recursos, identifique o código ICD-9-CM apropriado para as seguintes situações:
   a. doença renal em estágio terminal;
   b. diabetes melito secundário sem complicações (independente do estado controlado ou não);
   c. candidíase (incluindo todos os sítios).
5. Descreva, de forma breve, como um medicamento pode ser uma exposição de interesse em um estudo e um desfecho de interesse em outro.
6. Explique como as exposições a seguir seriam medidas categoricamente e como elas seriam medidas continuamente:

a. hemodiálise;
b. cefepima;
c. admissão na unidade de terapia intensiva.
7. Qual é a diferença entre um sistema de classificação de fármacos e um sistema de identificação de fármacos?
8. No Estudo de Caso 4-2, um dos critérios de elegibilidade para o estudo foi o paciente estar recebendo amiodarona. Existem várias tabelas de codificação diferentes que podem ser empregadas para identificar esse fármaco. Para cada uma das três tabelas de codificação a seguir, relacione uma vantagem e uma desvantagem:
   a. Código Nacional de Medicamentos (NDC, do inglês National Drug Code);
   b. Sistema de Classificação Terapêutica e Farmacológica (AHFS, do inglês American Hospital Formulary Service);
   c. Sistema de Classificação Anatômico Terapêutico (ATC, do inglês Anatomical Therapeutic Chemical).
9. Utilizando *websites* ou outros recursos apropriados, identifique dois códigos NDC, o código ATC apropriado e o código de classificação AHFS para os medicamentos a seguir:
   a. fluconazola;
   b. dofetilida;
   c. paroxetina.

REFERÊNCIAS

1. Sørensen HT, Sabroe S, Olsen J. A framework for evaluation of secondary data sources for epidemiological research. *Int J Epidemiol*. 1996;25(2):435-442.
2. Buring JE. Primary data collection: What should well-trained epidemiology doctoral students be able to do? *Epidemiology*. 2008;19(2):347-349.
3. Suissa S, Garbe E. Primer: administrative health databases in observational studies of drug effects: advantages and disadvantages. *Nat Clin Pract Rheumatol*. 2007;3(12): 725-732.
4. Schneeweiss S, Avorn J. A review of uses of health care utilization databases for epidemiologic research on therapeutics. *J Clin Epidemiol*. 2005;58(4):323–337.
5. Arana A, Rivero R, Egberts TCG. What do we show and who does so? An analysis of abstracts presented at the 19th ICPE. *Pharmacoepidemiol Drug Saf*. 2004;13(suppl 1): S330-S331.
6. Gardner JS, Park BJ, Stergachis A. Automated databases in pharmacoepidemiologic studies. In: Hartzema AG, Tilson HH, Porta MS, eds. *Pharmacoepidemiology: An Introduction*, 3rd ed. Cincinnati, OH: Harvey Whitney Books,1998: 368-388.
7. Motheral BR, Fairman KA. The use of claims databases for outcomes research: Rationale, challenges, and strategies. *Clin Ther*. 1997;19(2):346-366.
8. Gandhi SK, Salmon JW, Kong SX, Zhao SZ. Administrative databases and outcomes assessment: An overview of issues and potential utility. *J Manag Care Pharm*. 1999;5(3):215-222.
9. Ary D, Jacobs LC, Razavieh A. *Introduction to Research in Education*, 6th ed. Belmont, CA: Wadsworth Group,2002: 287-288.
10. Rothman JK, Greenland S, Lash TL. Validity in epidemiologic studies. In: Rothman JK, Greenland S, Lash TL, eds. *Modern Epidemiology*, 3rd ed. Philadelphia, PA: Lippincott Williams & Wilkins, 2008:128-147.
11. Lau HS, De Boer A, Beuning KS, Porsius A. Validation of pharmacy records in drug exposure assessment. *J Clin Epidemiol*. 1997;50(5):619-625.
12. Glintborg B, Hillestrøm PR, Olsen LH, Dalhoff KP, Pulsen HE. Are patients reliable when self-reporting medication use? Validation of structured drug interviews and home visits by drug analysis and prescription data in acutely hospitalized patients. *J Clin Pharmacol*. 2007;47(11):1440-1449.
13. Kaboli PJ, McClimon BJ, Hoth AB, Barnett MJ. Assessing the accuracy of computerized medication histories. *Am J Manag Care*. 2004;10(11 Pt. 2):872-877.
14. Quan H, Parsons GA, Ghali WA. Validity of information on comorbidity derived from ICD-9-CCM administrative data. *Med Care*. 2002;40(8):675-685.
15. Peabody JW, Luck J, Jain S, Bertenthal D, Glassman P. Assessing the accuracy of administrative data in health information systems. *Med Care*. 2004;42(11):1066-1072.
16. Iezzoni LI. Coded data from administrative sources. In: Iezzoni LI, ed. *Risk Adjustment for Measuring Health Care Outcomes*, 3rd ed. Chicago: Health Administration Press,2003: 83-138.
17. Curtiss FR. Evidence-based medicine: Beware of results from randomized controlled trials and research with administrative claims data. *J Manag Care Pharm*. 2005;11(2):172-177.
18. Tierney WM, McDonald CJ. Practice databases and their uses in clinical research. *Stat Med*. 1991;10(4):541-557.

19. Dunn HL. Record linkage. *Am J Public Health*. 1946;36(12): 1412-1416.
20. Else BA, Armstrong EP, Cox ER. Data sources for pharmacoeconomic and health services research. *Am J Health Syst Pharm*. 1997;54(22):2601-2608.
21. Overview of Acute Inpatient PPS. Centers for Medicare and Medicaid Services Web site. http://www.cms.hhs.gov/ acuteinpatientpps. Accessed December 8, 2008.
22. Troiano D. A primer on pharmacy information systems. *J Healthc Inf Manag*. 1999;13(3):41-52.
23. Rose JS, Fisch BJ, Hogan WR, et al. Common medical terminology comes of age. Part One: Standard language improves healthcare quality. *J Healthc Inf Manag*. 2001; 15(3):307-318.
24. Ramick DC. Data warehousing in disease management programs. *J Healthc Inf Manag*. 2001;15(2):99-105.
25. Hashim R, Lewis TL, Rosenfeld SJ. Managing clinical research information: A case study in information access, presentation, and analysis. *J Healthc Inf Manag*. 2000;14(3): 5-18.
26. Aitken M, Berndt ER, Cutler DM. Prescription drug spending trends in the United States: Looking beyond the turning point. *Health Aff (Millwood)*. 2009;28(1):w151-w160.
27. Wagner MM, Robinson JM, Tsui F, Espino JU, Hogan WR. Design of a national retail drug monitor for public health surveillance. *J Am Med Inform Assoc*. 2003;10(5):409-418.
28. Edge VL, Pollari F, Lim G, et al. Syndromic surveillance of gastrointestinal illness using pharmacy over-the-counter sales. *Can J Public Health*. 2004;95(6):446-450.
29. Jha AK, DesRoches CM, Campbell EG, et al. Use of electronic health records in U.S. hospitals. *New Engl J Med*. 2009;360(16): 1628–1638.
30. DesRoches CM, Campbell EG, Rao SR, et al. Electronic health records in ambulatory care–a national survey of physicians. *New Engl J Med*. 2008;359(1):50-60.
31. West SL, Blake C, Zhiwen Liu, McKoy JN, Oertel MD, Carey TS. Reflections on the use of electronic health record data for clinical research. *Health Informatics J*. 2009;15(2): 108-121.
32. Roth CP, Lim Y, Pevnick JM, Asch SM, McGlynn EA. The challenge of measuring quality of care from the electronic health record. *Am J Med Qual*. 2009;24(5):385-394.
33. Zweigenbaum P, Bouaud J, Bachimont B, Charlet J, Séroussi B, Boisvieux JF. From text to knowledge: A unifying document-centered view of analyzed medical language. *Methods Inf Med*. 1998;37(4-5):384-393.
34. Cios KJ, Moore GW. Uniqueness of medical data mining. *Artif Intell Med*. 2002;26(1-2):1-24.
35. Harpe SE. Using secondary data sources for pharmacoepidemiology and outcomes research. *Pharmacotherapy*. 2009;29 (2):138-153.
36. Research Data Assistance Center (ResDAC) Web site. http://www.resdac.umn.edu. Accessed April 20, 2009.
37. Databases and Related Tools from HCUP. Fact Sheet. AHRQ Publication No. 06-P022. May 2006. Agency for Healthcare Research and Quality Web site. http://www.ahrq.gov/ data/ hcup/ datahcup. htm. Accessed April 18, 2009.
38. Survey Background. Medical Expenditure Panel Survey Web site. http://meps.ahrq.gov/mepsweb/about_meps/survey_ back.jsp. Agency for Healthcare Research and Quality. Accessed April 18, 2009.
39. About the Ambulatory Health Care Surveys. National Center for Health Statistics Web site. http://www.cdc.gov/nchs/ahcd/ about_ahcd. htm. Accessed April 19, 2009.
40. Available Surveys and Data Collection Systems. National Center for Health Statistics Web site. http://www.cdc.gov/nchs/ surveys.htm. Accessed January 25, 2010.
41. The Database. GPRD Web site. http://www.gprd.com/ products/database.asp. Accessed April 18, 2009.
42. Roos LL, Nicol JP. A research registry: uses, development, and accuracy. *J Clin Epidemiol*. 1999;52(1):39-47.
43. MedWatch: The FDA Safety Information and Adverse Event Reporting Program. US Food and Drug Administration Web site. http://www.fda.gov/Safety/MedWatch/default.htm. Accessed May 2, 2009.
44. Adverse Event Reporting System (AERS). U.S. Food and Drug Administration Web site. http://www.fda.gov/Drugs/Guidance ComplianceRegulatoryInformation/Surveillance/AdverseDrugEffects/default.htm. Accessed May 2, 2009.
45. Vaccine Adverse Event Reporting System Web site. http://www. vaers.hhs.gov. Accessed May 2, 2009.
46. Santell JP, Hicks RW, McMeekin J, Cousins DD. Medication errors: Experience of the United States Pharmacopeia (USP) MEDMARX reporting system. *J Clin Pharmacol*. 2003;43(7): 760-767.
47. Quantros acquires MEDMARX from United States Pharmacopeia (USP) [press release]. San Francisco, CA: Quantros, Inc., 2008.
48. Griffin JP. Survey of the spontaneous adverse drug reaction reporting schemes in fifteen coun-

a. hemodiálise;
   b. cefepima;
   c. admissão na unidade de terapia intensiva.
7. Qual é a diferença entre um sistema de classificação de fármacos e um sistema de identificação de fármacos?
8. No Estudo de Caso 4-2, um dos critérios de elegibilidade para o estudo foi o paciente estar recebendo amiodarona. Existem várias tabelas de codificação diferentes que podem ser empregadas para identificar esse fármaco. Para cada uma das três tabelas de codificação a seguir, relacione uma vantagem e uma desvantagem:
   a. Código Nacional de Medicamentos (NDC, do inglês National Drug Code);
   b. Sistema de Classificação Terapêutica e Farmacológica (AHFS, do inglês American Hospital Formulary Service);
   c. Sistema de Classificação Anatômico Terapêutico (ATC, do inglês *Anatomical Therapeutic Chemical*).
9. Utilizando *websites* ou outros recursos apropriados, identifique dois códigos NDC, o código ATC apropriado e o código de classificação AHFS para os medicamentos a seguir:
   a. fluconazola;
   b. dofetilida;
   c. paroxetina.

REFERÊNCIAS

1. Sørensen HT, Sabroe S, Olsen J. A framework for evaluation of secondary data sources for epidemiological research. *Int J Epidemiol*. 1996;25(2):435-442.
2. Buring JE. Primary data collection: What should well-trained epidemiology doctoral students be able to do? *Epidemiology*. 2008;19(2):347-349.
3. Suissa S, Garbe E. Primer: administrative health databases in observational studies of drug effects: advantages and disadvantages. *Nat Clin Pract Rheumatol*. 2007;3(12): 725-732.
4. Schneeweiss S, Avorn J. A review of uses of health care utilization databases for epidemiologic research on therapeutics. *J Clin Epidemiol*. 2005;58(4):323–337.
5. Arana A, Rivero R, Egberts TCG. What do we show and who does so? An analysis of abstracts presented at the 19th ICPE. *Pharmacoepidemiol Drug Saf*. 2004;13(suppl 1): S330-S331.
6. Gardner JS, Park BJ, Stergachis A. Automated databases in pharmacoepidemiologic studies. In: Hartzema AG, Tilson HH, Porta MS, eds. *Pharmacoepidemiology: An Introduction*, 3rd ed. Cincinnati, OH: Harvey Whitney Books,1998: 368-388.
7. Motheral BR, Fairman KA. The use of claims databases for outcomes research: Rationale, challenges, and strategies. *Clin Ther*. 1997;19(2):346-366.
8. Gandhi SK, Salmon JW, Kong SX, Zhao SZ. Administrative databases and outcomes assessment: An overview of issues and potential utility. *J Manag Care Pharm*. 1999;5(3):215-222.
9. Ary D, Jacobs LC, Razavieh A. *Introduction to Research in Education*, 6th ed. Belmont, CA: Wadsworth Group,2002: 287-288.
10. Rothman JK, Greenland S, Lash TL. Validity in epidemiologic studies. In: Rothman JK, Greenland S, Lash TL, eds. *Modern Epidemiology*, 3rd ed. Philadelphia, PA: Lippincott Williams & Wilkins, 2008:128-147.
11. Lau HS, De Boer A, Beuning KS, Porsius A. Validation of pharmacy records in drug exposure assessment. *J Clin Epidemiol*. 1997;50(5):619-625.
12. Glintborg B, Hillestrøm PR, Olsen LH, Dalhoff KP, Pulsen HE. Are patients reliable when self-reporting medication use? Validation of structured drug interviews and home visits by drug analysis and prescription data in acutely hospitalized patients. *J Clin Pharmacol*. 2007;47(11):1440-1449.
13. Kaboli PJ, McClimon BJ, Hoth AB, Barnett MJ. Assessing the accuracy of computerized medication histories. *Am J Manag Care*. 2004;10(11 Pt 2):872-877.
14. Quan H, Parsons GA, Ghali WA. Validity of information on comorbidity derived from ICD-9-CCM administrative data. *Med Care*. 2002;40(8):675-685.
15. Peabody JW, Luck J, Jain S, Bertenthal D, Glassman P. Assessing the accuracy of administrative data in health information systems. *Med Care*. 2004;42(11):1066-1072.
16. Iezzoni LI. Coded data from administrative sources. In: Iezzoni LI, ed. *Risk Adjustment for Measuring Health Care Outcomes*, 3rd ed. Chicago: Health Administration Press,2003: 83-138.
17. Curtiss FR. Evidence-based medicine: Beware of results from randomized controlled trials and research with administrative claims data. *J Manag Care Pharm*. 2005;11(2):172-177.
18. Tierney WM, McDonald CJ. Practice databases and their uses in clinical research. *Stat Med*. 1991;10(4):541-557.

19. Dunn HL. Record linkage. *Am J Public Health.* 1946;36(12): 1412-1416.
20. Else BA, Armstrong EP, Cox ER. Data sources for pharmacoeconomic and health services research. *Am J Health Syst Pharm.* 1997;54(22):2601-2608.
21. Overview of Acute Inpatient PPS. Centers for Medicare and Medicaid Services Web site. http://www.cms.hhs.gov/ acuteinpatientpps. Accessed December 8, 2008.
22. Troiano D. A primer on pharmacy information systems. *J Healthc Inf Manag.* 1999;13(3):41-52.
23. Rose JS, Fisch BJ, Hogan WR, et al. Common medical terminology comes of age. Part One: Standard language improves healthcare quality. *J Healthc Inf Manag.* 2001; 15(3):307-318.
24. Ramick DC. Data warehousing in disease management programs. *J Healthc Inf Manag.* 2001;15(2):99-105.
25. Hashim R, Lewis TL, Rosenfeld SJ. Managing clinical research information: A case study in information access, presentation, and analysis. *J Healthc Inf Manag.* 2000;14(3): 5-18.
26. Aitken M, Berndt ER, Cutler DM. Prescription drug spending trends in the United States: Looking beyond the turning point. *Health Aff (Millwood).* 2009;28(1):w151-w160.
27. Wagner MM, Robinson JM, Tsui F, Espino JU, Hogan WR. Design of a national retail drug monitor for public health surveillance. *J Am Med Inform Assoc.* 2003;10(5):409-418.
28. Edge VL, Pollari F, Lim G, et al. Syndromic surveillance of gastrointestinal illness using pharmacy over-the-counter sales. *Can J Public Health.* 2004;95(6):446-450.
29. Jha AK, DesRoches CM, Campbell EG, et al. Use of electronic health records in U.S. hospitals. *New Engl J Med.* 2009;360(16): 1628–1638.
30. DesRoches CM, Campbell EG, Rao SR, et al. Electronic health records in ambulatory care–a national survey of physicians. *New Engl J Med.* 2008;359(1):50-60.
31. West SL, Blake C, Zhiwen Liu, McKoy JN, Oertel MD, Carey TS. Reflections on the use of electronic health record data for clinical research. *Health Informatics J.* 2009;15(2): 108-121.
32. Roth CP, Lim Y, Pevnick JM, Asch SM, McGlynn EA. The challenge of measuring quality of care from the electronic health record. *Am J Med Qual.* 2009;24(5):385-394.
33. Zweigenbaum P, Bouaud J, Bachimont B, Charlet J, Séroussi B, Boisvieux JF. From text to knowledge: A unifying document-centered view of analyzed medical language. *Methods Inf Med.* 1998;37(4-5):384-393.
34. Cios KJ, Moore GW. Uniqueness of medical data mining. *Artif Intell Med.* 2002;26(1-2):1-24.
35. Harpe SE. Using secondary data sources for pharmacoepidemiology and outcomes research. *Pharmacotherapy.* 2009;29 (2):138-153.
36. Research Data Assistance Center (ResDAC) Web site. http://www.resdac.umn.edu. Accessed April 20, 2009.
37. Databases and Related Tools from HCUP. Fact Sheet. AHRQ Publication No. 06-P022. May 2006. Agency for Healthcare Research and Quality Web site. http://www.ahrq.gov/ data/ hcup/ datahcup. htm. Accessed April 18, 2009.
38. Survey Background. Medical Expenditure Panel Survey Web site. http://meps.ahrq.gov/mepsweb/about_meps/survey_ back.jsp. Agency for Healthcare Research and Quality. Accessed April 18, 2009.
39. About the Ambulatory Health Care Surveys. National Center for Health Statistics Web site. http://www.cdc.gov/nchs/ahcd/ about_ahcd. htm. Accessed April 19, 2009.
40. Available Surveys and Data Collection Systems. National Center for Health Statistics Web site. http://www.cdc.gov/nchs/ surveys.htm. Accessed January 25, 2010.
41. The Database. GPRD Web site. http://www.gprd.com/ products/database.asp. Accessed April 18, 2009.
42. Roos LL, Nicol JP. A research registry: uses, development, and accuracy. *J Clin Epidemiol.* 1999;52(1):39-47.
43. MedWatch: The FDA Safety Information and Adverse Event Reporting Program. US Food and Drug Administration Web site. http://www.fda.gov/Safety/MedWatch/default.htm. Accessed May 2, 2009.
44. Adverse Event Reporting System (AERS). U.S. Food and Drug Administration Web site. http://www.fda.gov/Drugs/Guidance ComplianceRegulatoryInformation/Surveillance/AdverseDrugEffects/default.htm. Accessed May 2, 2009.
45. Vaccine Adverse Event Reporting System Web site. http://www. vaers.hhs.gov. Accessed May 2, 2009.
46. Santell JP, Hicks RW, McMeekin J, Cousins DD. Medication errors: Experience of the United States Pharmacopeia (USP) MEDMARX reporting system. *J Clin Pharmacol.* 2003;43(7): 760-767.
47. Quantros acquires MEDMARX from United States Pharmacopeia (USP) [press release]. San Francisco, CA: Quantros, Inc., 2008.
48. Griffin JP. Survey of the spontaneous adverse drug reaction reporting schemes in fifteen coun-

tries. *Br J Clin Pharmacol.* 1986;22(suppl 1):S83--S100.
49. Yellow Card Scheme. Medicines and Healthcare Products Regulatory Authority Web site. http://www.mhra.gov.uk/Safetyinformation/Howwemonitorthesafetyofproducts/Medicines/TheYellowCardScheme/index.htm. Accessed May 3, 2009.
50. Goldman SA. Limitations and strengths of spontaneous reports data. *Clin Ther.* 1998;20(suppl C):C40-C44.
51. Burke LB, Kennedy DL, Hunter JR. Spontaneous reporting in the United States. In: Hartzema AG, Tilson HH, Porta MS, eds. *Pharmacoepidemiology: An Introduction*, 3rd ed. Cincinnati, OH: Harvey Whitney Books,1998:213-234.
52. Reid IR, Hague W, Emberson J, et al. Effect of pravastatin on frequency of fracture in the LIPID study: Secondary analysis of a randomised controlled trial. *Lancet.* 2001;357 (9255): 509-512.
53. LIPID Study Group. Prevention of cardiovascular events and death with pravastatin in patients with coronary heart disease and a broad range of initial cholesterol levels. *New Engl J Med.* 1998;339(19):1349-1357.
54. Curhan GC, Knight EL, Rosner B, Hankinson SE, Stampfer MJ. Lifetime nonnarcotic analgesic use and decline in renal function in women. *Arch Inter Med.* 2004;164(14):1519-1524.
55. Rea TD, Breitner JC, Psaty BM, et al. Statin use and the risk of incident dementia: The Cardiovascular Health Study. *Arch Neurol.* 2005;62(7):1047-1051.
56. Rabeneck L, Menke T, Simberkoff MS, et al. Use of the national registry of HIV-infected veterans in research: Lessons for the development of disease registries. *J Clin Epidemiol.* 2001;54 (12):1195-1203.
57. US Renal Data System Web site. http://www.usrds.org. Accessed June 1, 2009.
58. Surveillance, Epidemiology, and End Results Web site. http://seer.cancer.gov/index.html. Accessed June 1, 2009.
59. Wang PS, Walker AM, Tsuang MT, Orav EJ, Levin R, Avorn J. Antidepressant use and the risk of breast cancer: A non- association. *J Clin Epidemiol.* 2001;54(7):728-734.
60. Chubak J, Boudreau DM, Rulyak SJ, Mandelson MT. Colorectal cancer risk in relation to use of acid suppressive medications. *Pharmacoepidemiol Drug Saf.* 2009;18(7): 540-544.
61. Engels EA, Cerhan JR, Linet MS, et al. Immune-related conditions and immune-modulating medications as risk factors for non-Hodgkin's lymphoma: a case-control study. *Am J Epidemiol.* 2005;126(12):1153-1161.
62. Cheetham TC, Wagner RA, Chiu G, Day JM, Yoshinaga MA, Wong L. A risk management program aimed at preventing fetal exposure to isotretinoin: Retrospective cohort study. *J Am Acad Dermatol.* 2006;55(3):442-448.
63. Holmes LB, Wyszynski DF, Lieberman E. The AED (antiepileptic drug) pregnancy registry: A 6-year experience. *Arch Neurol.* 2004;61(5):673-678.
64. International Classification of Diseases, Ninth Revision, Clinical Modification (ICD-9-CM). National Center for Health Statistics Web site. http://www.cdc.gov/nchs/about/otheract/ icd9/ abticd9.htm. Accessed March 18, 2009.
65. Wray NP, Ashton CM, Kuykendall DH, Hollingsworth JC. Using administrative databases to evaluate the quality of medical care: A conceptual framework. *Soc Sci Med.* 1995;40(12): 1707-1715.
66. Schmiedeskamp M, Harpe S, Polk R, Oinonen M, Pakyz A. Use of International Classification of Diseases, Ninth Revision, Clinical Modification codes and medication use data to identify nosocomial *Clostridium difficile* infection. *Infect Control Hosp Epidemiol.* 2009;30(11):1070-1076.
67. Institute of Medicine. *Reliability of National Hospital Discharge Survey Data* (Report No. IOM 80–02). Washington, DC: National Academy of Sciences, 1980.
68. Overview HCPCS-General Information. Centers for Medicare and Medicaid Services Web site. http://www.cms.hhs.gov/ MedHCPCSGenInfo. Accessed April 20, 2009.
69. Thompson CA. Pharmacists' CPT codes become permanent: Next step is to set valuation for each code. *Am J Health Syst Pharm.* 2007;64(23):2410-2412.
70. Rose JS, Fisch BJ, Hogan WR, et al. Common medical terminology comes of age. Part Two: Current code and terminology sets–strengths and weaknesses. *J Healthc Inf Manag.* 2001;15(3):319-330.
71. Resar RK, Rozich JD, Classen D. Methodology and rationale for the measurement of harm with trigger tools. *Qual Safety Health Care.* 2003;12(suppl 2):ii39-ii45.
72. Raebel MA, Carroll NM, Simon SR, et al. Liver and thyroid function tests in ambulatory patients prescribed amiodarone in 10 HMOs. *J Manag Care Pharm.* 2006;12(8): 656-664.
73. Javitt JC, Steinberg G, Locke T, et al. Using a claims-based sentinel system to improve compliance with clinical guidelines: Results of a ran-

domized prospective study. *Am J Manag Care.* 2005;11(2):93-102.
74. Davis TM, Davis Cyllene Uwa Edu Au WA, Bruce DG. Glycaemic levels triggering intensification of therapy in type 2 diabetes in the community: The Fremantle Diabetes Study. *Med J Aust.* 2006;184(7):325-328.
75. Amidon PB, Jankovich R, Stoukides CA, Kaul AF. Proton pump inhibitor therapy: Preliminary results of a therapeutic interchange program. *Am J Manag Care.* 2000;6(5): 593-601.
76. DDD-Definition and general considerations. World Health Organization Collaborating Centre for Drug Statistics and Methodology Web site. http://www.whocc.no/ddd/ definition_and_general_considera/. Accessed January 25, 2010.
77. Muller A, Monnet DL, Talon D, Hénon T, Bertrand X. Discrepancies between prescribed daily doses and WHO defined daily doses of antibacterials at a university hospital. *Br J Clin Pharmacol.* 2006;61(5):585-591.
78. Monnet DL. Measuring antimicrobial use: The way forward. *Clin Infect Dis.* 2007;44(5):671-673.
79. Rønning M, Blix HS, Harbø BT, Strøm H. Different versions of anatomical therapeutic chemical classification system and the defined daily dose-are drug utilisation data comparable? *Eur J Clin Pharmacol.* 2000;56(9-10):723-727.
80. Sketris IS, Metge CJ, Ross JL, et al. The use of the World Health Organisation Anatomical Therapeutic Chemical/Defined Daily Dose methodology in Canada. *Drug Inf J.* 2004;38(1): 15-27.
81. Polk RE, Fox C, Mahoney A, Letcavage J, MacDougall C. Measurement of adult antibacterial drug use in 130 US hospitals: Comparison of defined daily dose and days of therapy. *Clin Infect Dis.* 2007;44(5):664-670.
82. Yu HT, Dylan ML, Lin J, Dubois RW. Hospitals' compliance with prophylaxis guidelines for venous thromboembolism. *Am J Health Syst Pharm.* 2007;64(1):69-76.
83. National Drug Code Directory. U.S. Food and Drug Administration Web site. http://www.fda.gov/Drugs/InformationOnDrugs/ucm142438.htm. Accessed May 1, 2009.
84. ATC-Structure and principles. WHO Collaborating Centre for Drug Statistics Methodology Web site. http://www. whocc.no/atc/structure_and_principles. Accessed January 25, 2010.
85. AHFS Pharmacologic-Therapeutic Classification System. AHFS Drug Information Web site. http://www.ahfsdruginformation.com/class/index.aspx. Accessed January 25, 2010.
86. Kruse GB, Amonkar MM, Smith G, Skonieczny DC, Savakis S. Analysis of costs associated with administration of intravenous single-drug therapies in metastatic breast cancer in a U.S. population. *J Manag Care Pharm.* 2008;14(9): 844-857.
87. Rabenda V, Mertens R, Fabri V, et al. Adherence to bisphosphonates and hip fracture risk in osteoporotic women. *Osteoporos Int.* 2008;19(6):811-818.
88. Sokol MC, McGuigan KA, Verbrugge RR, Epstein RS. Impact of medication adherence on hospitalization risk and healthcare cost. *Med Care.* 2005;43(6):521-530.
89. National Institutes of Health, U.S. Department of Health and Human Services. *Protecting Personal Health Information in Research: Understanding the HIPAA Privacy Rule* (NIH Publication Number 03–5388). Bethesda, MD: National Institutes of Health, 2003.
90. Selby JV. Linking automated databases for research in managed care settings. *Ann Intern Med.* 1997;127(8 Part 2):719-724.

Bioestatística e farmacoepidemiologia

John P. Bentley

Ao final deste capítulo, o leitor será capaz de:
1. explicar o que é uma variável e diferenciar a variável independente da dependente;
2. descrever as várias abordagens para as variáveis de classificação;
3. diferenciar a estatística descritiva da inferencial;
4. explicar os diferentes métodos para resumir dados e descrever as relações entre duas variáveis;
5. diferenciar a estimação de ponto daquela por intervalo;
6. utilizar conceitos-chave de teste de hipóteses para chegar a decisões estatísticas e descrever a relação entre teste de hipóteses e estimação de intervalo de confiança;
7. explicar os vários testes estatísticos que podem ser empregados na descrição da significância de diferentes grupos e avaliar os fatores que são importantes na escolha do teste apropriado;
8. descrever como as análises de regressão linear, regressão logística e sobrevida (p. ex., regressão de Cox) são utilizadas na farmacoepidemiologia e determinar a natureza da variável dependente, bem como a medida normalmente relatada de associação para cada técnica;
9. diferenciar os conceitos de confundimento, mediação e modificação do efeito (interação);
10. avaliar as questões envolvidas na estimação do tamanho da amostra exigido para um estudo farmacoepidemiológico.

INTRODUÇÃO

Na condução de um estudo farmacoepidemiológico, grandes quantidades de dados são coletadas. Os pesquisadores são responsáveis pelo resumo apropriado desses dados, fornecendo informações e ajudando na tomada de decisões. A estatística oferece um conjunto de ferramentas para a realização sentar ao leitor o papel da estatística, em especial a bioestatística, na análise dos dados gerados pela pesquisa farmacoepidemiológica. Muitos testes estatísticos diferentes estão disponíveis, e, até mesmo, existem escolas filosóficas subjacentes diferentes de raciocínio da inferência estatística. Nos comentários ocasionais sobre outras abordagens, este capítulo focará os métodos normalmente usados, pois não é possível cobrir toda a estatística em um único capítulo. A ideia é melhorar a capacidade de interpretar e escrever do leitor, ou seja, a capacidade de compreender estatística e avaliar criticamente os problemas estatísticos na literatura farmacoepidemiológica. O foco não está na demonstração de como um pesquisador conduz a análise estatística, mas, sim, na interpretação dos resultados dessas análises. Algumas fórmulas serão apresentadas, seus objetivos são apenas ilustrativos e as abordagens computacionais para técnicas mais complexas são totalmente evitadas. A cobertura de técnicas mais avançadas estará, principalmente, baseada em uma série de estudos de caso que descrevem o uso dessas técnicas nos estudos publicados.

O PAPEL DA BIOESTATÍSTICA NA FARMACOEPIDEMIOLOGIA

Bioestatística é a aplicação dos métodos estatísticos às ciências médica e de saúde, incluindo epidemiologia. Embora a bioestatística reflita uma aplicação da estatística, os bioestatísticos possuem teorias e métodos estatísticos avançados para tratar especificamente dos problemas e conceitos comuns nas ciências médica e de saúde. Na definição mais abrangente da disciplina estatística, Barnett descreve estatística como "o estudo de como a informação deverá ser empregada para refletir e dar orientação para ação em uma situação prática envolvendo incerteza".[1(p4)] Apesar de essa definição criar uma série de pontos interessantes, provavelmente a palavra mais importante seja *incerteza*. A farmacoepidemiologia está preocupada em obter estimações que possam ser descritivas (p. ex., a prevalência de uma doença ou extensão do uso de um medicamento prescrito), analíticas (p. ex., a extensão da associação entre uma exposição, como a utilização da medicação, e um desfecho, como o evento adverso), ou, no caso de análise causal, a magnitude de um efeito, como aquele do tratamento em um ensaio clínico controlado aleatorizado.

A incerteza em um processo pode distorcer a precisão de uma estimativa. Existem duas categorias gerais de erro que afetam o processo de estimação[2]:

- *erro ou viés sistemático* leva a estimativas que divergem sistematicamente dos valores verdadeiros (exemplos incluem confundimento, viés de seleção e viés de informação, conforme descrito no Capítulo 6);
- *erro aleatório* leva a estimativas que se afastam dos valores verdadeiros apenas devido ao acaso, pode ser considerado como simples erro residual depois da consideração de qualquer erro sistemático.[2] Já que ficará aparente, uma maneira de reduzir a magnitude do erro aleatório é aumentar o tamanho da amostra (ou seja, não é aplicável aos erros sistemáticos).

A presença desses dois tipos de erro sugere que os principais papéis da estatística (e bioestatística) na análise dos dados gerados pela pesquisa epidemiológica (pois poderiam ser facilmente demonstrados na pesquisa farmacoepidemiológica) são:

- produzir estimativas potencialmente corrigidas para vieses do tipo confundimento;
- avaliar e considerar a variabilidade nos dados, i.e., avaliar o impacto do erro aleatório ou por acaso no processo de estimação.

REVISÃO DE ALGUNS CONCEITOS IMPORTANTES

▶ Estatística descritiva e inferencial

A definição de estatística já citada é um entendimento útil na disciplina da estatística como algo referente ao fornecimento de informações para orientar uma ação diante de uma incerteza. No esforço de elaborar ainda mais o significado e a função da estatística como disciplina, uma distinção costuma ser feita entre estatística descritiva e estatística inferencial. *Estatística descritiva* compreende métodos e procedimentos para resumir e descrever dados, uma função importante, já que grandes quantidades de dados, em geral, são coletadas e precisam ser condensadas para um manejo mais fácil da informação. Como demonstrado na seção a seguir, diferentes estatísticas descritivas são empregadas para resumir tipos diversos de variáveis. Os métodos estatísticos utilizados para afirmações sobre populações, com base nas informações capturadas de amostras projetadas dessa população, recaem na categoria de *estatística inferencial*. Exatamente por causa da distinção entre as duas funções gerais da estatística, descritiva e inferencial, pode-se distinguir entre as duas categorias de inferência estatística: estimação e teste de hipóteses. A base dessas duas atividades está descrita na próxima seção, incluindo uma abordagem resumida de algumas das polêmicas sobre sua utilização.

Além disso, alguns procedimentos estatísticos comuns são discutidos adiante, neste capítulo, os quais desempenham funções inferenciais, estimações de valores populacionais, ao mesmo tempo em que fornecem informações para ajudar no esboço das conclusões sobre um valor hipotético populacional.

▶ Classificação das variáveis

Em epidemiologia, é frequente os pesquisadores coletarem dados sobre características individuais.* As características que adotam valores ou categorias diferentes para observações diferentes são referidas como variáveis. As observações podem variar

---

* A unidade de análise também ocorrer em um nível mais elevado, como em um grupo de pessoas. Por exemplo, para examinar a relação entre taxas nacionais de uma doença, como doença cardíaca, e taxas nacionais de uma exposição, como o percentual da população tabagista. Aqui, a unidade de análise é o país, em vez de pessoas. Essa pesquisa é referida como estudo ecológico.

entre os indivíduos, com base no tempo transcorrido, ou ambos. Para entender o uso dos métodos estatísticos, é necessário, primeiro, compreender os diferentes métodos para descrever e classificar as variáveis. Existem inúmeras maneiras úteis de classificação das variáveis. Duas categorizações tentam classificar as variáveis pelos valores que elas possam adotar, e a terceira destaca os papéis conceituais desempenhados pelas variáveis na definição das relações.

Variáveis discretas e contínuas

A distinção entre variáveis discretas e contínuas está no fato de a primeira ser composta por categorias distintas e a outra poder adotar qualquer valor de uma faixa definida.[3] Exemplos de variáveis discretas incluem o estado tabagista (i.e., fumante, ex-fumante e não fumante), a cor dos olhos, a designação do grupo de tratamento (ou seja, fármaco ativo *versus* placebo), o número de internações hospitalares (às vezes, referida como variável de contagem) e a resposta ao tratamento, medida como *muito melhor, um pouco melhor, inalterado, pior* ou *óbito* (às vezes, referida como variável ordinal). Os termos "qualitativa" ou "categórica" podem ser aplicados para variáveis discretas.[3] Exemplos de variáveis contínuas incluem tabagismo, definidas como o número de cigarros consumidos em um dia, concentração sérica do medicamento e altura. Em algumas situações, a variável "quantitativa" é usada em permuta com a variável contínua. Observe, no exemplo do consumo de cigarros, que uma variável de exposição pode ser discreta ou contínua, dependendo de como ela é medida.

Variáveis nominais, ordinais, intervalo e razão

Outra maneira de classificar as variáveis, de acordo com os valores que podem adotar, é direcionar o nível da medição associada à variável (i.e., nominal, ordinal, intervalo ou razão). A Figura 5-1 define os diferentes níveis de medida e fornece exemplos de cada um. As variáveis de nível intervalo e razão são referidas como "numéricas" e, embora possa haver algumas diferenças, em geral, os estatísticos tratam e analisam as variáveis intervalo e razão da mesma forma. Apesar de esse tipo de classificação fornecer mais informações do que a dicotomia discreta-contínua, existe sobreposição substancial. Por exemplo, variáveis nominais são sempre discretas, e a maioria concordaria que variáveis intervalo e razão podem ser consideradas contínuas.*

Variáveis independentes, dependentes e controle

A terceira categorização da variável destaca o papel conceitual desempenhado pela variável na definição das relações. Uma variável pode ser conceituada como independente, dependente ou controle.

A *variável dependente* (VD) é a variável da resposta ou do desfecho de interesse. Ela representa aquilo que o pesquisador tenta descrever nos com-

---

* Entretanto, dados de contagem, como o número de dias de hospitalização, são mais bem conceitualizados como intervalo e discreta, e, se algumas pessoas passam 0 dia hospitalizadas, um ponto zero verdadeiro, a variável seria razão e discreta.

Nominal: valores indicam diferentes categorias. Uma categoria não é mais elevada ou melhor do que outra.
   Exemplos: país de nascimento, sexo, cor dos olhos, estado civil, principal meio de transporte.

Ordinal: número finito de categorias com ordenação.
   Exemplos: resposta ao tratamento (muito melhor, um pouco melhor, inalterado, pior ou óbito), situação socioeconômica, estágio do câncer, doses diferentes de um medicamento como uma variável de tratamento.

Intervalo: variável com ordenação, mas também uma medida importante da distância entre as categorias.
   Exemplos: temperatura em graus Celsius ou Fahrenheit, número de dias de hospitalização, índice do teste de QI, índice de uma medida de qualidade de vida.

Razão: escala de intervalo com um zero verdadeiro.
   Exemplos: temperatura em graus Kelvin, altura de uma pessoa, colesterol sérico, concentrações de um fármaco, maioria dos valores dos testes laboratoriais.

▲ **Figura 5-1** Níveis de medição.

ponentes de outras variáveis. *Variáveis independentes* (VI) ou preditoras são usadas para descrever ou explicar a VD. As VI podem ser manipuladas pelo pesquisador (i.e., um tratamento em um delineamento experimental) ou observadas. Dependendo do objetivo do estudo, é possível para uma variável ser VI ou VD. Por exemplo, um estudo com objetivo de determinar o efeito da atividade física no colesterol sérico percebe a atividade física como a VI e o colesterol sérico como a VD, e um estudo com objetivo de determinar o efeito do colesterol sérico na doença cardíaca interpreta o colesterol sérico como a VI e a ocorrência da doença cardíaca como a VD. No contexto de um experimento, como, por exemplo, em um ensaio clínico controlado aleatório, a VI é a manipulação do tratamento (um novo medicamento ou placebo), e a variável da resposta, como pressão arterial, sobrevida, dimensão do tumor, é a VD. Nos estudos epidemiológicos analíticos, como estudos de coorte e caso-controle, em geral, a exposição a um fator de risco é a VI, e o estado do evento (i.e., se um participante apresenta ou não a doença ou o evento medicamentoso adverso) é a VD. Em outros estudos observacionais, a determinação do que é a VD e do que é a VI pode não ser muito direta. Às vezes, as variáveis controle, referidas como covariáveis, confundidoras, variáveis estranhas ou variáveis incômodas, não estão no centro do interesse do estudo, mas podem afetar as relações entre outras variáveis (a próxima seção apresenta detalhes sobre esses diferentes tipos de efeitos da terceira variável).

▶ Análise univariada, multivariada e multivariável

É importante distinguir entre os três termos normalmente utilizados na descrição de técnicas estatísticas. Em geral, esses termos não são utilizados de forma consistente na literatura estatística ou, em especial, na literatura de áreas de conteúdo específico, como a literatura médica. As *estatísticas univariadas* referem-se à análise de uma única VD, mesmo considerado haver múltiplas VI.[3] A *estatística multivariada* é usada para descrever métodos em que várias VD são consideradas simultaneamente.

Muitos métodos univariados apresentam análogos multivariados ou generalizações multivariadas. Por exemplo, a análise tradicional da variância (Anova, que é uma VD) é estendida para análise multivariada da variância (Manova, que corresponde a múltiplas VD) e a regressão múltipla (uma VD) é estendida para regressão múltipla multivariada (múltiplas VD). A maioria das técnicas estatísticas descritas neste capítulo é de estatísticas univariadas, entretanto, existem muitos recursos excelentes para os leitores interessados em conhecer os métodos multivariados mais avançados (p. ex., ver as Refs. 3 e 22).

A análise multivariada é utilizada para descrever qualquer técnica estatística envolvendo várias variáveis, mesmo nas análises com apenas uma VD.[5] Um termo mais descritivo para esse tipo de análise (explorando a relação entre um número de fatores, ou VI, e um único desfecho, ou VD) é *análise multivariável*.[6] Esse tipo de análise (também referida como *ajuste multivariável*) é um dos vários métodos disponíveis para tratar o confundimento na análise dos dados.

ESTATÍSTICA DESCRITIVA

Existe uma variedade de métodos, incluindo tabular, gráfico e numérico, para resumir os dados coletados referentes a uma única variável, bem como para descrever a relação entre duas variáveis. Esta seção, principalmente, revisa as medidas numéricas, no entanto, os métodos tabular e gráficos de exibição de dados costumam ser discutidos na parte introdutória dos livros-texto estatísticos. A decisão do método a ser utilizado para resumir os dados, em geral, é baseada em se a variável (ou as variáveis) pode ser classificada como numérica (i.e., com intervalo ou razão) ou categórica.

▶ Resumindo dados

Variáveis numéricas

Várias medidas descritivas estão disponíveis para reunir dados em uma única variável numérica, mas os pesquisadores, geralmente, estão preocupados com as medidas de tendência central (medidas da média) e medidas de dispersão ou difusão. As medidas de tendência central usadas com mais frequência na epidemiologia incluem média, mediana e moda. A *média* é mais precisamente a média aritmética. Para uma amostra de observações, a média pode ser simbolizada como:

$$\bar{X} = \frac{\Sigma_{i=1}^{n} X_i}{n}$$

Outras medidas de média, por exemplo, a média geométrica e a média harmônica, são, às vezes, utilizadas na bioestatística. Quando a *média* é empregada sem qualificação, refere-se à média aritmética. A média aritmética não deverá ser utilizada como uma medida resumo para as variáveis nominais, nem ser empregada para dados ordinais, embora seja comum seu uso para tratar dados ordinais, como intervalo, e calcular uma média. Entretanto, a variável não precisa ser contínua para computar uma média. Considere uma variável de contagem que apenas adote valores inteiros (p. ex., o número dos fatores de risco): a média é uma medida resumo apropriada.

A *mediana* é o valor médio de uma distribuição, de tal forma que ele separa a metade inferior da amostra da metade superior. A mediana é o valor do meio para um número ímpar de elementos, e para um número par é a média aritmética dos dois valores centrais. Em geral, é menos sensitiva para valores extremos do que a média, por isso é escolhida como uma medida de tendência central, quando a distribuição das observações é distorcida, como no caso da renda familiar ou dados do custo de uma avaliação econômica da saúde. A mediana também pode ser utilizada para descrever a tendência central de uma variável ordinal.

O valor cuja ocorrência é mais frequente em um conjunto de dados é referido como *moda*. Embora só possa haver uma média e uma mediana para um conjunto de dados, qualidade referida como singularidade, podem existir modas múltiplas (p. ex., distribuições bimodal ou multimodal). A moda pode ser utilizada com todos os tipos de dados, de nominal a razão.

As medidas de dispersão são usadas para capturar a quantidade de variabilidade presente em uma variável e indica a proximidade do conjunto de dados de tendência central. Se todos os valores de uma variável forem os mesmos, não há dispersão ou variabilidade. Algumas medidas da dispersão são utilizadas com mais frequência, entre elas: amplitude, intervalo interquartil, variância, desvio padrão e coeficiente de variação.

A *amplitude* é a diferença entre o menor e o maior valores observados em uma variável única, um único valor, embora alguns autores informem o menor e o maior valores, o mínimo e o máximo, para indicar a amplitude. Ela pode ser empregada com dados ordinais (p. ex., intervalo e razão) e costuma ser utilizada com dados numéricos quando a intenção é enfatizar os valores extremos. O *intervalo interquartil* é a diferença entre o primeiro e o terceiro quartis de um conjunto de elementos, sendo assim, nessa amplitude estão contidos 50% do total das informações do meio da amostra. Assim como a amplitude, o intervalo interquartil pode ser utilizado com dados nos níveis ordinal, intervalo e razão.

A *variância* de uma amostra de observações é a soma dos quadrados dos desvios padrão dividida pelo tamanho da amostra (n) menos 1. As variâncias menores estão associadas aos índices individuais mais próximos da média e vice-versa. Ela é simbolizada da seguinte maneira:

$$s^2 = \frac{\sum_{i=1}^{n}(X_i - \bar{X})^2}{n-1}$$

A variância representa unidades quadradas e, por isso, não é expressa nos termos das unidades originais. Por exemplo, se o objetivo é medir a altura em polegadas, a unidade de medida para a variância é polegada ao quadrado. Portanto, ela é um pouco limitada em sua utilidade como estatística descritiva (mas é muito útil na estatística inferencial). A raiz quadrada positiva da variância é referida como desvio padrão e é um índice de variabilidade nas unidades de medição original. O desvio padrão de uma amostra é simbolizado como:

$$s = \sqrt{s^2} = \sqrt{\frac{\sum_{i=1}^{n}(X_i - \bar{X})^2}{n-1}}$$

O desvio padrão (e a média) é uma parte essencial de muitos testes estatísticos. Ele possui outras aplicações úteis. Por exemplo, pelo menos 75% dos valores em um conjunto de observações sempre recaem entre a média ± 2 desvios padrão, independentemente da distribuição subjacente das observações.* Se é sabido (ou suposto) mais sobre a distribuição dos dados, podem-se fazer afirmativas mais precisas. Por exemplo, em uma distribuição normal (também distribuição Gaussiana), quase 68% dos valores recaem em ± 1 desvio padrão da média, 95% em ± 2 desvios padrão e 99,7% em ± 3 desvios padrão. O desvio padrão também é crítico no cálculo de índices Z (também de índices padronizados ou padrão, pois o índice Z é um tipo de índice padrão, específico e o mais comum):

$$z = \frac{X - \bar{X}}{s}$$

Esse índice fornece informação sobre o estado relativo de um índice na distribuição e descreve a distância do valor da observação da média em unidades de desvio padrão (i.e., informa quantos desvios padrão estão afastados da média de uma observação individual). A média de uma distribuição de índices Z é 0, e o desvio padrão é 1. Esses índices permitem aos pesquisadores comparar índices derivados de diferentes testes ou medidas (que possuem médias e desvios padrão diferentes).

---

* Esta é uma aplicação da inequalidade de Chebychev.[7]

O desvio padrão é muito útil como medida da variabilidade para determinada variável, mas não é tanto se o objetivo for comparar a variabilidade de variáveis diferentes medidas em unidades diversas. Na situação de saber se para determinada amostra, as concentrações plasmáticas de fenitoína, medidas em mg/L, são mais variáveis do que o peso corporal, medido em quilograma, uma comparação dos desvios padrão faz pouco sentido, visto que duas variáveis são medidas em escalas muito diferentes. O *coeficiente de variação* ajusta as escalas para que uma comparação sensível possa ser realizada, pois fornece um número independente da unidade de medida. Sua fórmula é a seguinte:

$$CV = \frac{s}{\bar{X}} (100)$$

Ele também pode ser utilizado quando o objetivo é comparar a variabilidade da variável em dois conjuntos diferentes de dados, como pessoas mais idosas e mais jovens. Também é empregado com muita frequência nos testes laboratoriais e nos procedimentos de controle de qualidade, e a variância e o desvio padrão podem ser utilizados com variáveis classificadas como intervalo ou razão. O coeficiente de variação é calculado apenas para dados no nível razão.

Variáveis categóricas

Resumindo: a mediana e a moda podem ser usadas como medidas de tendência central para dados ordinais, mas a mediana (e a média para essa questão) não é adequada para dados nominais. A moda pode ser usada para dados nominais, mas o hábito é descrever dados nominais com razões, proporções e taxas. Uma *razão* é o valor quociente da divisão de uma quantidade por outra. O numerador de uma *proporção* está incluído no denominador, então, as proporções são tipos especiais de razões. Para outros tipos de razões, o numerador e o denominador são quantidades distintas. Uma *percentagem* é uma proporção multiplicada por cem. Assim como a proporção, uma *taxa* também é um tipo especial de razão, porém inclui um componente tempo ou alguma outra unidade física (p. ex., óbitos por passageiro-quilômetro podem ser usados para comparar meios de transporte no que diz respeito a taxas de acidentes). As taxas fornecem informações sobre a frequência da ocorrência de um fenômeno. Na epidemiologia, as proporções e taxas específicas são de interesse, conforme observado no Capítulo 2.

Descrevendo relações entre duas variáveis

Duas variáveis numéricas

O *coeficiente de correlação r* fornece uma medida de como duas variáveis numéricas estão *linearmente* associadas na amostra. Ele oferece informações sobre a força e a direção da relação linear entre duas variáveis numéricas. Existem várias medidas de correlação, e o uso impróprio do termo "coeficiente de correlação", em geral, refere-se ao coeficiente de correlação produto-momento de Pearson (designação devida a Karl Pearson, um estatístico famoso). O coeficiente de correlação de 0 (r = 0) sugere que não há relação linear entre duas variáveis em uma amostra. Existem testes disponíveis para avaliar se a correlação verdadeira entre duas variáveis é significativamente diferente de 0. É importante lembrar que r = 0, necessariamente, não significa que duas variáveis são independentes ou não relacionadas, apenas significa que elas não estão *linearmente* relacionadas. Algumas propriedades básicas de r podem ser encontradas na Figura 5-2, e as fórmulas para o cálculo de r constam de qualquer livro-texto de estatística básica.

Uma pergunta muito frequente é: "Qual a grandeza de r necessária para a sugestão de uma relação linear significativa?". Nas ciências físicas, os requisitos para "significativo" precisam ser muito grandes (i.e., >0,9 ou ≤ 0,9). Uma regra prática bastante citada na medicina e nas ciências biológicas é de autoria de Colton:

> Correlações de 0 a 0,25 [ou −0,25] indicam pouca ou nenhuma relação, aquelas de 0,25 a 0,50 [ou −0,25 a −0,50] indicam um grau leve, aquelas de 0,50 a 0,75 [ou −0,50 a −0,75] indicam de moderada a boa relação, e aquelas acima de 0,75 [ou abaixo de −0,75] de muito boa a excelente relação.[8,p.211]

Existem regras similares para as ciências sociais, mas com valores bem pequenos (p. ex., ver Ref. 9).

É importante lembrar que a correlação não implica causalidade. Ou seja, exatamente porque duas variáveis apresentam uma correlação significativa, não significa que elas estejam relacionadas pela causa. A causalidade é uma questão mais bem tratada pelo delineamento e hipótese de estudo do que pela estatística (ver Capítulo 6 para discussão mais profunda sobre causalidade). Essa é uma realidade para qualquer medida de associação apresentada nesta seção.

Outra medida útil de associação é derivada do quadrado do coeficiente de correlação. O R-quadrado (r^2) é referido como coeficiente de determinação

- *r* é uma quantidade de menor amplitude, isto é, *r* é independente das unidades de medição das variáveis.
- *r* é um número, sempre entre −1 e +1.
- Um *r* positivo indica uma relação positiva (às vezes, referida como uma relação direta) e, à medida que os valores de uma variável aumentam, os valores de outra variável aumentam também: +1 descreve uma relação linear positiva perfeita.
- Um *r* negativo indica uma relação negativa (às vezes, referida como relação inversa) e, à medida que os valores de uma variável aumentam, os valores de outra variável diminuem: −1 descreve uma relação linear negativa perfeita.
- Um *r* próximo a 0 sugere que existe uma pequena, se alguma, associação linear entre *X* e *Y*. Por si só, *r* costuma não ser uma medida apropriada para uma relação curva.
- *r* é *invariante* para transformações lineares de uma ou ambas as variáveis (p. ex., a correlação entre altura medida em centímetros e peso medido em quilogramas é a mesma quando comparada com a correlação entre altura medida em polegadas e peso medido em onças).

▲ **Figura 5-2** Algumas propriedades do coeficiente de correlação produto-momento de r de Pearson.

e indica o percentual de variação em uma variável, sendo explicado ou esclarecido pelo conhecimento do valor de outra variável. Mais uma medida de correlação é a *correlação por postos de Spearmen*, também conhecida como *Rho de Spearmen*. Essa medida é usada para descrever a relação entre duas variáveis ordinais (ou uma ordinal e outra numérica). Pode ser usada com variáveis numéricas que estão assimétricas em relação às observações extremas (é menos sensível para a presença de *outliers* – valores extremos – quando comparada à correlação do r-Pearson). *Rho de Spearmen* é referido como um análogo não paramétrico do r-Pearson.

Duas variáveis categóricas

É bastante comum, na epidemiologia e medicina, a exploração da relação entre duas variáveis, ambas categóricas. Em geral, uma variável é de exposição (que pode ser suposta para ter um efeito negativo, como exposição ao fator de risco presumido ser a causa de uma doença, ou um efeito positivo, como tratamento medicamentoso), e a outra variável costuma ser a ocorrência de determinado desfecho, como uma doença ou evento medicamentoso adverso. Duas características de escala nominal, em geral, são exibidas em uma tabela de contingência (ou tabulação cruzada), em que as observações são classificadas cruzadas, de acordo com seus elementos nas categorias das variáveis.

A tabela de contingência mais simples é a 2 × 2, representando duas variáveis dicotômicas (um exemplo de cada uma das tabelas é apresentado no Capítulo 2). Com os dados na tabela de contingência, especialmente 2 × 2, várias medidas de associação podem ser calculadas para descrever a relação entre as duas variáveis. As medidas são: razões de risco, redução do risco absoluto (ou aumento, às vezes referida como diferença do risco*), redução do risco relativo (aumento), número necessário para tratar (ou causar dano) e razão de chance (RC).** O Capítulo 2 apresenta exemplos do cálculo dessas medidas de associação. Se for usada pessoa/tempo em vez de número de participantes de risco (ou seja, são calculadas taxas de incidência em vez de proporções de incidência), razões de taxa e diferenças de taxa podem ser calculadas. Às vezes, o termo "risco relativo" é aplicado a razões de risco e a razões de taxa (e, ocasionalmente, a RC) por alguns autores, o que pode levar à confusão. Para intervalos pequenos e para riscos menores, razões de risco e razões de taxa são quase equivalentes, emprestando alguma justificativa para o uso do termo abrangente "risco relativo" na descrição de razões de risco e razões de taxa.[2]

É fundamental para os leitores de literatura médica saber se os efeitos estão expressos em termos relativos (i.e., com base nas medidas de razão) ou em termos absolutos (ou seja, medidas baseadas na diferença), uma vez que a magnitude geral do efeito depende da medida selecionada.[11]

A Tabela 5-1 fornece informações sobre a variação de diversas medidas de associação, bem

---

* Às vezes, também referido como *risco atribuível*, embora esse termo seja usado para denotar uma série de outros conceitos diferentes na epidemiologia, devendo ser evitado na descrição da diferença de risco.[10]

** Em alguns casos, é possível calcular uma diferença de razão, mas, como medida, é raramente utilizada.

Tabela 5-1 Medidas de associação para variáveis categóricas mais utilizadas

Medida de associação	Valor mínimo possível	Valor máximo possível	Valor indicativo para nenhuma associação
Razão de chance (*odds ratio*)	0	$+\infty$	1
Risco relativo	0	$+\infty$	1
Razão de taxa	0	$+\infty$	1
Diferença de risco	−1	+1	0
Diferença de taxa	$-\infty$	$+\infty$	0

como o valor que sugere ausência de relação entre as duas variáveis (i.e., a exposição não está associada à doença). Na próxima seção, está demonstrado que é possível calcular se existe uma relação estatisticamente significativa entre as duas variáveis, usando esses valores nulos.

Pela sua considerável aplicação nos estudos caso-controle, a RC merece uma atenção extra. Lembre-se que, no delineamento caso-controle, os pesquisadores iniciam pela identificação dos casos (i.e., por aqueles com a doença ou o desfecho de interesse) e controles (ou seja, por aqueles sem a doença ou o desfecho de interesse). Pelo fato de a amostragem ocorrer no estado da doença (ou estado do desfecho), não é possível calcular o risco da doença (ou a proporção daquelas pessoas com a doença) com os dados coletados de uma doença caso-controle. Por isso, tecnicamente, a taxa de risco (ou razão de taxa para aquela situação) de interesse (i.e., a comparação do risco da doença nos grupos exposto e não exposto) não pode ser calculada com os dados coletados em um estudo caso-controle. Entretanto, é possível avaliar a proporção daqueles participantes que foram expostos em cada uma das categorias de desfecho (ou seja, doença ou não doença). Portanto, é possível calcular uma OR para exposição (a OR de exposição nos doentes e não doentes), bem como pode ser demonstrado (ver Capítulo 2) que a OR de exposição nos doentes e não doentes iguala-se à OR da doença nos grupos exposto e não exposto (o que é realmente de interesse no estudo caso-controle). Em outras palavras, não é necessário classificar uma variável como VD e a outra como VI para estimar a RC (não sendo aplicável para um risco relativo),[12,] pois a RC é a mesma. Assim, apesar de não ser considerado possível calcular diretamente um risco relativo ou razão de taxa de interesse de um estudo caso-controle, é possível calcular a RC de interesse por causa das suas propriedades matemáticas.

Embora a RC seja uma boa aproximação do risco relativo, quando a doença em estudo é rara (i.e., menos de 10%), essa "suposição de doença rara" não é necessária para a RC de estudo caso-controle para estimar o risco relativo ou a razão de taxa, uma ideia que pode ser contrária a algumas referências. A RC calculada de um estudo caso-controle, realmente, estima as diferentes medidas de associação, dependendo de como foi realizada a amostragem dos controles. Essas diferenças nos projetos de amostragem correspondem às diferentes variantes do delineamento caso-controle. Um tipo de delineamento de estudo caso-controle referido como estudo caso-coorte fornece uma estimativa válida do risco relativo, e a densidade do delineamento do estudo caso-controle fornece uma estimativa válida da razão de taxa, mesmo sem a suposição de doença rara.[2]

Uma variável categórica e uma variável numérica

Medidas de associação são apresentadas para situações em que existem duas variáveis, quando ambas são numéricas ou categóricas. Quando uma variável é categórica e a outra numérica, a relação entre as duas variáveis é sugerida ao existir uma diferença nos valores médios na variável numérica para os grupos que definem a variável categórica. Ausência de diferenças nas médias entre os grupos significa nenhuma relação, e, quanto maior a diferença, mais forte a relação. Dependendo do número de grupos (e talvez de alguns aspectos), diversos testes estatísticos podem ser usados para avaliar se as diferenças entre as médias podem ou não ser consideradas estatisticamente significativas, o que será discutido na próxima seção. Assim, uma abordagem poderia ser utilizada em um ensaio clínico controlado aleatório em que dois medicamentos (ou fármaco *versus* placebo) (ou seja, a VI é categórica) são comparados para determinar a existência de diferenças entre os medicamentos no que diz respeito à capacidade de reduzir a pressão arterial sistólica (i.e., a VD é contínua). Também é possível que a VD de interesse seja categórica e a VI seja contínua, conforme observado em um estudo de coorte delineado para examinar a relação entre uma variável contínua de exposição e a ocorrência da doença (categórica). Embora seja possível examinar as diferenças na exposição média nos dois grupos, também é possível usar técnicas como regressão logística para examinar a relação entre uma preditora contínua e um desfecho categórico (ver seção a seguir para uma explicação sobre a regressão logística).

INFERÊNCIA ESTATÍSTICA

Em geral, é impossível (ou, pelo menos, praticamente inviável) estudar todos os casos de uma população inteira (que seria referida como *censo*). Na epidemiologia (na verdade, na maioria das ciências), os dados costumam ser coletados de uma amostra da população real ou conceitual. Os cientistas tentam realizar inferências ou projetar conclusões sobre a população utilizando informações da amostra. As medidas (i.e., relacionadas a uma única variável, como as medidas de tendência central, ou relacionadas a duas ou mais variáveis, como as medidas de associação) computadas dos dados de uma amostra são referidas como estatística, e as medidas computadas dos dados de uma população (ou aceitas para representar uma população) são referidas como parâmetros (comumente simbolizadas por letras gregas minúsculas).

O cálculo dos parâmetros da população não costuma ser realizado, pois, em geral, não se tem acesso aos dados de uma população inteira. No processo de análise de dados, o interesse é fazer estimativas sobre os parâmetros da população com dados obtidos de uma amostra, além de fornecer informações sobre valores hipotéticos de um parâmetro desconhecido para tomada de decisões. Estas são as duas funções principais da estatística inferencial, estimar e testar hipóteses e, no processo de realização desses procedimentos, levar em consideração a possibilidade de erro. Apesar de o viés ou erro sistemático ser preocupante, nesse ponto, a maior preocupação é com a variação aleatória. Um contribuinte importante para esse erro aleatório, associado às imprecisões, está associado à seleção das observações, conhecido como erros de amostragem.* Esta seção explora as duas principais funções da inferência estatística, estimação e teste de hipóteses, e usa a RC para demonstrar como esses procedimentos são conduzidos, usados e interpretados.

▶ Procedimentos de estimação, incluindo a construção de intervalos de confiança

Os dados coletados de um estudo são usados para gerar estimativas de parâmetros-alvo. O parâmetro de interesse pode ser uma medida descritiva para uma população, como a média ou proporção da população, ou pode ser uma medida de associação, como a RC da população, ou a diferença entre duas médias da população (ou mesmo um coeficiente de regressão logística ajustado para outras variáveis). Quando apresentado como um único valor computado, a estimativa é referida como *estimação de ponto*. O critério para computar a estimação de ponto é referido como *estimador*.

Existem muitos métodos diferentes de estimação (i.e., métodos para encontrar estimadores) usados na estatística (ou seja, probabilidade máxima, método de momentos, mínimos quadrados),[7] e uma revisão das abordagens para construção de estimadores está além do escopo deste capítulo.

Ainda que muito útil, a estimação de ponto compartilha um problema: ela não fornece informações sobre o erro aleatório e, conforme citado, este erro está presente em quase todos os processos estimativos. Esse fato leva aos conceitos de *estimação de intervalo* e *intervalo de confiança*. Se a estimação de ponto é o processo para encontrar um valor único, que corresponde à melhor suposição de um parâmetro populacional, então, a estimação de intervalo é o processo de associação do valor da estimação pontual com a medida da variação estatística ou erro aleatório.

Uma estimação de intervalo "consiste em dois valores numéricos definindo uma faixa de valores que, com um intervalo de confiança especificado, pode abranger o parâmetro estimado."[13(p157)] Esses dois valores numéricos são referidos como limites de confiança abaixo e acima, e a faixa dos valores, que circundam a estimação de ponto, é referida como intervalo de confiança. O intervalo de confiança fornece evidência da precisão da estimação.

---

* Amostragem não é a única fonte de erro aleatório. Por exemplo, a maioria dos estudos epidemiológicos (na verdade, todos os estudos em geral) também lida com o erro aleatório de *medição*.

A precisão e o erro aleatório possuem relação inversa, por isso, quanto menor o erro aleatório, mais precisa a estimação e vice-versa. Portanto, um intervalo de confiança amplo sugere menor precisão e um intervalo de confiança estreito indica altíssima precisão.[2] Exatamente igual à estimação de ponto para parâmetros populacionais diferentes, constroem-se intervalos de confiança para muitos parâmetros populacionais diferentes.

Um intervalo de confiança apresenta a seguinte formação:

$$\begin{pmatrix} \text{Estimação de ponto} \\ \text{do parâmetro} \end{pmatrix} \pm \begin{pmatrix} \text{(Coeficiente de confiança)} \\ \times \text{(Erro padrão)} \end{pmatrix}$$

A teoria estatística é usada para determinar a distribuição do estimador (i.e., distribuição da amostragem), e essa informação pode ser usada para determinar o coeficiente de confiança e o erro padrão (que é o desvio padrão da distribuição da amostragem da estatística).

Na ideia principal, a construção de um intervalo de confiança requer algumas aceitações sobre um modelo estatístico subjacente. O erro padrão costuma ser estimado com base nos dados da amostra, e fórmulas padrão estão disponíveis para muitos estimadores. Um componente-chave no cálculo do erro padrão é o tamanho da amostra: quanto maior a amostra, menor o erro padrão. Por isso, a maior precisão está associada a estudos de grande porte (nos quais a estimação está menos sujeita ao erro aleatório). O nível de confiança, combinado com o conhecimento da distribuição teórica do estimador, é utilizado para determinar o coeficiente de confiança da fórmula geral anteriormente citada. A escolha do nível de confiança é arbitrária, e pode ser qualquer valor no intervalo de 0 a 100%, mas a maioria das disciplinas científicas usa valores de 90, 95 ou 99% (95% é o mais comum). Existe uma permuta (*trade-off*) entre precisão e confiança – quanto maior a confiança, mais amplo o intervalo (e menor a precisão).

Antes do cálculo de um exemplo, é importante atentar para algumas questões sobre o que, na realidade, o intervalo de confiança transmite. Um intervalo de confiança de 95% sugere que se a amostragem for repetida inúmeras vezes e o intervalo de confiança for recalculado para cada amostra, de acordo com o mesmo método, uma proporção de 95% dos intervalos de confiança conteria o parâmetro estatístico. Embora seja correto dizer que existe 95% de confiança de o parâmetro de interesse estar dentro do intervalo, não é correto dizer que a probabilidade é de 0,95% de o parâmetro estar dentro do intervalo. Então, não é apropriado dizer que existe a chance de 95% de o parâmetro estar entre os limites mínimos e máximos. O parâmetro não é aleatório, o intervalo é.*

A maioria dos exemplos de intervalo de confiança na literatura está baseada na hipótese de amostras grandes (ou assintóticas). Isso significa que tais intervalos são aproximações aceitas quando o tamanho da amostra é suficientemente grande. Quando os dados são escassos, os leitores deverão ser céticos. Métodos exatos estão disponíveis para essas situações. Outro ponto importante é que, na construção de intervalos de confiança, supõe-se a conveniência do modelo estatístico subjacente e a inexistência de viés. Geralmente, essas hipóteses não são totalmente satisfeitas, especialmente com delineamentos de estudo observacional característico da pesquisa epidemiológica. Por essas razões, os intervalos de confiança não deverão ser considerados como "uma medida literal da variabilidade estatística, mas, sim, como uma guia geral para a quantidade de erros nos dados."[2(p115)]

Para o cálculo e subsequente interpretação de um intervalo de confiança, o exemplo é o de construir um intervalo de confiança de 95% para uma RC, usando alguns dados apresentados no Capítulo 2 (Tabela 2-6), que examinam a relação entre derrame cerebral e hipertensão sistólica. A estimação de ponto calculada para esses dados foi de 5,08. Em vez de confiar na distribuição da amostra da RC, usemos a distribuição da amostragem do seu logaritmo natural, log(RC). Esse procedimento é devido ao fato de o log da razão de lances da amostra, simbolizada por log($\widehat{RC}$), apresentar uma distribuição normal aproximada, com sua distribuição da amostragem apresentando um erro padrão (EP/SE) de:

$$SE = \sqrt{\frac{1}{a} + \frac{1}{b} + \frac{1}{c} + \frac{1}{d}},$$

onde a, b, c e d correspondem às células da tabela de contingência. Então, uma hipótese de amostra grande de 100% (1-α) (ou 95% quando α = 0,05; o conceito de α está detalhado na próxima seção), o intervalo de confiança para log(RC) é:

log($\widehat{RC}$) ± $z_{1-\alpha/2}$ (SE), onde $\widehat{RC}$ é a estimação de ponto e $z_{1-\alpha/2}$ é o percentil da distribuição normal padrão (i.e., o valor de z, em uma curva nor-

---

* Parâmetros são fixos, quantidades desconhecidas – pelo menos na estatística clássica, com a qual estamos trabalhando neste capítulo – é necessário usar a estatística Bayesiana para interpretar as estimações de intervalo como a probabilidade de o parâmetro estar no intervalo.[7]

mal padrão, posiciona-se à esquerda em 1- α/2 e à direita em α/2 da área sob a curva). Por exemplo, α = 0,05 (i.e., um intervalo de confiança de 95%), $z_{1-\alpha/2} = 1,96$.

Neste exemplo,

$$SE = \sqrt{\frac{1}{417} + \frac{1}{744} + \frac{1}{83} + \frac{1}{752}} = 0,1308$$

Desse modo, o intervalo de confiança de 95% (IC 95%) para ln(RC) = 1,625 ± 1,96 (0,1308) ou (1,369, 1,881). Levando ao expoente cada limite (considerando o antilogaritmo natural), o resultado é IC 95%, para RC é 3,93-6,56, sugerindo que a RC verdadeira de derrame cerebral, comparada com aquela da hipertensão sistólica moderada e com a da pressão arterial normal, está entre 3,93 e 6,56, indicando uma associação positiva com boa precisão.

Um procedimento similar permite o cálculo dos intervalos de confiança para vários parâmetros diferentes, inclusive médias, proporções, diferenças entre duas médias, razões de risco e coeficientes de regressão.

▶ O básico para testar hipóteses

O teste de hipóteses é outra importante função associada à inferência estatística, utilizado no fornecimento de informações para o auxílio da projeção das conclusões sobre um parâmetro hipotético. Conforme foi demonstrado antes, é possível usar as informações de um intervalo de confiança para obter a mesma conclusão do teste de hipóteses. O teste de hipóteses (às vezes, é referido como *teste de significância*[§§]) é uma área da estatística muito complicada e bastante criticada (para uma revisão, ver Refs. 14 a 16). O objetivo desta seção é simplesmente apresentar ao leitor um pouco da terminologia e procedimentos e alertas contra algumas aplicações inadequadas.

A chave para compreender o teste de hipóteses é o conceito de uma hipótese, que pode ser considerada como uma afirmação sobre uma ou mais populações, muitas vezes sobre alguns parâmetros das populações. Existem duas hipóteses complementares usadas na condução de um teste de hipóteses: a *hipótese nula* (H_0) e a *hipótese alternativa* (H_1). Observe que ambas são afirmações sobre uma população (ou populações), não sobre dados observados. A hipótese nula é, realmente, a hipótese a ser testada. Com base nos dados da amostra, rejeita-se ou não a hipótese nula (estatísticos geralmente evitam a palavra *provar*).

Muitas pessoas acreditam que o "nula", na hipótese nula, refere-se à ausência de diferenças, nenhuma relação, ou nenhuma associação. É importante observar que a hipótese nula ganhou esse nome porque é a hipótese a ser "anulada", não porque se postula necessariamente nenhuma diferença ou nenhuma relação. Por exemplo, é possível testar hipóteses nulas de diferenças diversas de zero. Na tentativa de esclarecer isso, alguns autores referem-se à hipótese nula como *sem diferença* (ou nenhuma associação), ou seja, uma *hipótese zero*.[17] Em muitos estudos, a hipótese nula é a hipótese zero, mas isso *não pode acontecer*. A hipótese alternativa (às vezes, referida como hipótese de pesquisa) é aquela que o pesquisador escolhe aceitar como verdadeira, se a evidência fornecida nos dados da amostra levar à rejeição da hipótese nula.

A hipótese alternativa pode ser expressa de uma maneira direcional ou não direcional, levando os testes de hipótese para uma direção (unicaudal) ou para nenhuma direção (bicaudal) respectivamente. Ao considerar que apenas valores "suficientemente grandes" ou "suficientemente pequenos" levam à rejeição da hipótese nula, fica justificada a realização do teste de hipótese alternativa unicaudal. Entretanto, se valores grandes ou pequenos (p. ex., a diferença poderia ser positiva ou negativa; a associação poderia ser positiva ou negativa) levam à rejeição da hipótese nula (i.e., não há preferência quanto à direção do efeito), então, o teste de hipótese alternativa bicaudal é o apropriado.

Debates significativos acontecem sobre a conveniência de teste unicaudal* *versus* bicaudal, especialmente na literatura de ensaios clínicos.[18,19] Por uma série de razões, os estudantes da área médica podem julgar os testes bicaudais mais apropriados, exceto se houver uma justificativa forte para uso do teste unicaudal.

Na literatura de ensaios clínicos e, ocasionalmente, na literatura epidemiológica, observam-se pesquisadores demonstrando que uma nova intervenção *não é pior* do que uma intervenção padrão, ou que os efeitos de duas intervenções são muito parecidos. No último estudo de caso, a hipótese nula poderia ser suposta para os dois tratamentos não serem equivalentes e a hipótese alternativa para os dois tratamentos não serem diferentes, exceto por algum valor pré-estabelecido (em geral, um valor clinicamente insignificante). Esses testes são referidos como *testes de não inferioridade* e *tes-*

---

* N. de T. O teste de hipótese unicaudal indica a direção da mudança, aba superior ou aba inferior da cauda; o teste de hipótese bicaudal não especifica direção (seria para mais ou para menos).

tes de equivalência.[30,21] Outros testes convencionais de hipóteses são apresentados no decorrer deste capítulo.

Testes de hipóteses, por sua natureza, são probabilísticos e há a chance de resultarem incorretos. Os estatísticos usam indicações para os tipos diferentes de inferência inexata. Essas indicações, combinadas com as decisões corretas correspondentes, costumam ser exibidas na forma tabular (Tabela 5-2). Portanto, rejeitar uma hipótese nula quando ela é verdadeira é referido como *erro tipo I* e aceitar a hipótese nula quando é falsa é *erro tipo II*. As probabilidades indicadas para ocorrência desses erros são: α (alfa), para erro tipo I (às vezes, referido como nível de significância), e β (beta), para erro tipo II. Outro termo usado com frequência no teste de hipóteses é "poder estatístico" definido como a probabilidade de se rejeitar corretamente a hipótese nula quando ela é falsa (representado por $1-\beta$). Conforme ilustrado na Figura 5-3, vários fatores influenciam o poder dos testes estatísticos (ou a capacidade de um teste rejeitar corretamente uma hipótese nula). Conceitos relacionados ao poder estatístico, em geral, são usados no cálculo do tamanho necessário de amostra *antes* de o estudo ser iniciado. Esse assunto é abordado de forma resumida no final deste capítulo.

No entanto, como tomar uma decisão sobre rejeitar ou não a hipótese nula? Uma maneira é calcular um valor a partir de uma amostra de dados. O valor da estatística de teste é usado para a decisão de rejeitar ou não a hipótese nula, dependendo da magnitude da estatística de teste. Sua fórmula geral é:

Estatística de teste =

$$\frac{\text{Estatística relevante} - \text{parâmetro hipotético}}{\text{Erro padrão da estatística relevante}}$$

A maneira como a estatística de teste é calculada depende de qual teste estatístico está sendo usado. A estatística de teste mais usada inclui a estatística z, o teste t, o teste do qui-quadrado e a razão-F. A teoria estatística, combinada com algumas suposições básicas, pode ser utilizada para derivar a distribuição da amostra de uma estatística de teste sob a suposição de que a hipótese nula é verdadeira. Dada certa distribuição com base no nível desejado de significância (em geral, estabelecido em $\alpha = 0{,}05$), pode-se determinar um valor crítico, que definirá a região de rejeição (o que está demonstrado em um exemplo adiante). A regra de decisão será rejeitar a hipótese nula se o valor calculado da estatística de teste dos dados observados for um valor que apareça na região de rejeição (referida como *significância estatística*), e a hipótese nula não será rejeitada (i.e., a hipótese nula é dita consistente com os dados) se o valor calculado da estatística de teste for um valor na região de não rejeição.

O *valor P* (às vezes, referido como nível de significância observada) é outra maneira de chegar à mesma conclusão exata, mas possui o potencial de fornecer mais informações do que sim/não da decisão associada ao teste de hipóteses. Em geral, o valor P é mal interpretado (Figura 5-4). Na realidade, ele revela a probabilidade de se observar, *quando a hipótese nula é verdadeira*, um valor de estatística de teste tão ou mais extremo (na direção de apoio da hipótese alternativa) do que o da amostra. Ele quantifica a frequência dos resultados observados se H_0 for verdadeira. A regra geral prática é que, se o valor P é menor ou igual ao de α, a hipótese nula é rejeitada (i.e., existe significância estatística); se o valor P é maior que o de α, a hipótese nula não é rejeitada. Determinado o mesmo α, os resultados serão idênticos para o procedimento do teste de hipóteses, que usa um valor crítico e uma região de rejeição.

Volta-se aos dados do Capítulo 2 (Tabela 2-6) usados anteriormente para calcular IC 95% para uma RC, para realizar um teste de hipóteses. Conforme descrito na Tabela 5-1, uma RC indicando nenhuma relação ou nenhuma associação (também referida como independência estatística entre exposição e desfecho) é igual a 1. O teste qui-quadrado de independência de Pearson (ou associação) pode ser usado para testar a hipótese nula de tal modo que a RC, resumindo a relação entre a exposição hipertensão sistólica moderada e a ocorrência de derrame cerebral, seja igual a 1 (i.e., nenhuma associação, independência entre exposição e estado do evento). As fórmulas (existem várias, inclusive uma fórmula-atalho) para o cálculo da estatística de teste, do teste qui-quadrado de independência de Pearson e da tabela de contingência 2×2 podem ser encontradas na

Tabela 5-2 Tipos de erros no teste de hipóteses

Decisão sobre H_0	Estado da população ("verdadeiro")	
	H_0 verdadeira	H_A verdadeira
Rejeitar	Erro tipo I	Decisão correta
Aceitar	Decisão correta	Erro tipo II

> **Tamanho da amostra**
> Todos os outros valores iguais, o poder de um teste aumenta à medida que o tamanho da amostra aumenta.
>
> **Variabilidade ou precisão da variável de desfecho**
> Todos os outros valores iguais, o poder de um teste aumenta à medida que a variabilidade diminui (i.e., mais precisão).
>
> **Magnitude do efeito (ou grau de afastamento do valor determinado na hipótese nula)**
> Todos os outros valores iguais, o poder de um teste aumenta à medida que a magnitude do efeito aumenta.
>
> **Nível de significância (α)**
> Todos os outros valores iguais, o poder de um teste aumenta à medida que α aumenta. Em geral $\alpha = 0,05$ mais pela convenção do que pelo delineamento. Outros valores são permitidos.

▲ **Figura 5-3** Fatores que influenciam o poder do teste estatístico.

maioria dos livros de introdução à estatística e, por esse motivo, não serão apresentadas neste capítulo.

Para os dados na Tabela 2-6, a estatística qui-quadrado de independência de Pearson = 174,57. Sobre a hipótese nula, essa estatística de teste apresenta aproximadamente uma distribuição x^2 (distribuição qui-quadrado) com 1 grau de liberdade (ou seja, o número de valores que estão livres para variar quando calculando uma estatística). Supondo $\alpha = 0,05$, o valor crítico obtido da distribuição x^2 é 3,841, e a regra de decisão sugere que a hipótese nula seja rejeitada se o valor calculado da estatística de teste for maior do que 3,841. Nesse caso, a hipótese nula pode ser rejeitada e pode-se concluir, com base nesses dados, que a chance de derrame cerebral parece diferente para as pessoas com hipertensão sistólica moderada, bem como para aquelas com pressão arterial normal. O valor P para esse teste é muito pequeno (<0,0001), sugerindo que, apresentada a hipótese nula verdadeira, a probabilidade de se observar um valor qui-quadrado de 174,57 ou maior é muito pequena, levando à mesma conclusão: rejeitar a hipótese nula. Desse modo, pode ser dito que as chances de ter um derrame cerebral, dada hipertensão sistólica moderada, são maiores do que as chances de ter um derrame cerebral, dada pressão arterial normal.

O intervalo de confiança também pode ser utilizado para chegar à mesma conclusão. O IC 95%, calculado previamente de 3,93-6,56, não inclui a hipótese nula de valor 1. Portanto, a hipótese nula pode ser rejeitada no nível de segurança $\alpha = 0,05$. Se o IC 95% tivesse incluído o valor hipotético de 1, poderia ser dito que 1 é um candidato viável para a RC sendo estimada, assim, haveria falha na rejeição da hipótese nula no nível de significância de 0,05. Daniel resume esse ponto:

> Em geral, quando testada uma hipótese nula pelos métodos de intervalo de confiança bicaudal, rejeita-

> O valor *P* não informa a probabilidade de a hipótese nula ser verdadeira. O valor *P*, como definido aqui, é um conceito de frequência (i.e., estatística clássica). As análises Bayesianas podem fornecer uma probabilidade de a hipótese ser verdadeira ou falsa.
>
> O valor *P* não indica o "tamanho para o efeito". Afirmativas como "altamente significativo" para valor P pequeno, significam apenas certa magnitude do efeito e são enganosas. Valores P podem ser reduzidos apenas aumentando o tamanho da amostra.
>
> O valor *P* não informa se algo é praticamente ou clinicamente significativo. Essas decisões costumam estar no campo da estatística

▲ **Figura 5-4** O *valor P*: interpretações erradas.

mos a H_0 no nível de confiança α, se o parâmetro hipotético não estiver contido no intervalo de confiança de 100% (1-α). Se o parâmetro hipotético estiver contido no intervalo, H_0 não pode ser rejeitada no nível de confiança α. [13.p223]

Em virtude de os intervalos de confiança não levarem a decisões qualitativas, dicotômicas, e por fornecerem informações sobre a força da relação (i.e., a estimação de ponto) e a precisão da estimação, alguns autores argumentam que os intervalos de confiança apresentam certas vantagens sobre os testes de hipóteses, os quais deveriam ser evitados.[2] Entretanto, o uso dos valores P e testes de hipóteses é corriqueiro na literatura médica, bem como em muitas outras disciplinas e, ao leitor, é sugerido tornar-se mais familiarizado com seus preceitos básicos.

EXAMINANDO A SIGNIFICÂNCIA DAS DIFERENÇAS DE GRUPO

Uma série de métodos estatísticos está disponível para avaliar a existência de diferenças estatisticamente significativas entre os grupos. Os grupos podem ser definidos com base nos seus estados de exposição, avaliação aleatória para grupos de tratamento, ou pode ser o mesmo grupo medido em duas ou mais ocasiões. Esta seção apresenta ao leitor alguns dos procedimentos estatísticos mais comuns para tratar essas questões. Pouca atenção é dispensada à mecânica da realização dos testes porque esses detalhes são mais bem tratados nos livros-texto de estatística. Assim como na seleção da estatística descritiva, a decisão do teste estatístico a ser utilizado, para avaliar a significância das diferenças de grupo, está quase sempre baseada na variável desfecho de interesse a ser classificada como numérica (i.e., intervalo ou razão) ou categórica. Vários autores sugerem estruturas de classificação e gráficos para ajudar na seleção de uma técnica apropriada (p. ex., ver Refs. 3,4 e 22).

▶ Variável numérica do desfecho

Grupos independentes

O teste t (também referido como grupos independentes, duas amostras, grupos separados ou teste t independente) é o procedimento usado para testar a hipótese nula de que duas populações diferentes possuem a mesma média. Um desfecho estatisticamente significativo apresenta evidência de que as populações definidas para dois grupos têm medidas diferentes. É comum fornecer um intervalo de confiança para a diferença entre as duas médias populacionais; se esse intervalo não incluir 0, conclui-se que existe evidência de uma diferença nas médias entre os dois grupos.

Certas suposições são feitas quando usando o teste t. Elas são necessárias para garantir a validade dos resultados do procedimento do teste de hipóteses:

- a variável em que os dois grupos estão sendo comparados é *normalmente distribuída* em cada população;
- as variâncias da variável nas duas populações são iguais (homogeneidade de variância);
- as observações dentro de cada grupo e entre os grupos são independentes, significando que conhecer o valor de qualquer observação não informa nada sobre o valor da outra observação.

Em certas circunstâncias, o teste t é considerado robusto para violações das duas primeiras observações, mas a suposição final, independente, é crucial. As violações dessa suposição podem levar a erros significativos. Existem outros procedimentos disponíveis para tratar o que é referido como dados correlacionados (i.e., quando a independência é violada).

Melhor do que comparar as médias dos dois grupos, seria comparar médias de populações definidas para três ou mais grupos. A Anova é uma técnica que pode ser usada para esse objetivo (na verdade, o teste t é um caso especial de Anova, usado quando há apenas dois grupos). Embora médias sejam sempre comparadas na Anova, os principais testes de interesse são, realmente, feitos utilizando estimações da variância. A estatística de teste empregada na Anova é referida como estatística F, que é uma razão da estimação da variância. Por isso, o nome análise de *variância*.

Variáveis nominais que compreendem membros do grupo (i.e., VI) são referidas como fatores e as diferentes categorias de um fator são os níveis. Assim como o teste t, a VD é numérica. Quando o foco está em uma única VI, ela é referida como Anova de uma via. Nesse caso, o interesse é avaliar se a média dos níveis séricos do colesterol difere entre as pessoas com o medicamento A, o medicamento B ou o placebo, ou se há distinções na pressão arterial sistólica entre as diferentes categorias dos empregados (com níveis diferentes de estresse funcional).

O principal problema da análise Anova de uma via nos efeitos fixos (o procedimento mais utilizado) é determinar se as médias populacionais são todas iguais ou não. O teste dessa hipótese nula é referido como teste geral ou teste abrangente. A estatística de teste (i.e., a estatística F) usada na Anova terá uma distribuição F quando a hipótese nula estabelecida for verdadeira e as bases do teste de hipóteses cobertas antes aplicarem-se (i.e., valores críticos, regiões de rejeição, valores P, etc). As suposições exigidas para Anova são bem similares àquelas do teste t. Se a hipótese nula for rejeitada, a próxima questão é saber onde estão as diferenças. Essas questões caem no objetivo geral estatístico de procedimentos de múltiplas comparações (PMC*). Alguns dos PMC mais usados são o teste HSD de Tukey (realmente diferença significante) e a abordagem de Bonferroni.

É possível incorporar VI adicionais (ou fatores) quando realizando Anova (p. ex., análise de dois fatores é referida como Anova de duas vias). Essas análises permitem avaliar questões como: "A diferença entre um grupo experimental e um grupo controle é diferente para homens e mulheres?". Esta é a ideia básica da interação e será discutida na seção subsequente.

Anova e o teste t são referidos como técnicas estatísticas paramétricas. Algumas técnicas estatísticas de teste de hipóteses, que não são afirmativas sobre os parâmetros populacionais (i.e., procedimentos verdadeiros não paramétricos), e outras técnicas fazem pouca ou nenhuma suposição sobre a população de amostragem (ou seja, sobre os procedimentos de distribuição). Essas técnicas costumam ser referidas como *métodos estatísticos não paramétricos*.** Tais técnicas podem ser usadas quando a variável desfecho é ordinal (ou baixa) ou quando a variável desfecho é intervalo ou mais alta e existem violações de suposição (p. ex., suposição de normalidade). Essa é uma área da estatística extensa, abrangente e importante, tanto no nível teórico como aplicado, e muito do seu conteúdo está além do escopo deste capítulo. É importante reconhecer que existem testes não paramétricos que são análogos a muitos procedimentos de testes paramétricos, por exemplo, o teste U de Mann-Whitney (também referido como teste de soma de postos Wilcoxon) para o teste t independente, e o teste Kruskal-Wallis para Anova de uma via.

Observações dependentes

Para o teste t e Anova descritos, a suposição é que existem grupos independentes. Entretanto, o pesquisador deve estar interessado em:

- comparar médias de uma variável medida uma vez (pré-teste) e novamente seis meses depois (pós-teste), com os mesmos participantes (ou talvez múltiplas vezes). Às vezes, isso é referido como pesquisa longitudinal;
- tendo participantes que são seus próprios controles, quando cada um deles recebe o medicamento ativo e o controle (ou talvez mais de duas condições de tratamento), possivelmente com um período de repouso farmacológico (referido como um delineamento cruzado***) e o interesse é comparar as respostas médias associadas aos dois medicamentos;
- comparar índices de médias de algumas variáveis para dois grupos diferentes em que os indivíduos em cada grupo são pareados em vários critérios, como sexo e idade.

Em cada uma dessas situações, não é possível pressupor observações independentes. Por exemplo, pode-se esperar que um participante com um índice relativamente baixo no pré-teste tenha uma medida relativamente baixa no pós-teste também. Os procedimentos que consideram apropriadamente a dependência no conjunto de observações incluem o teste t dependente (também referido como teste t para grupos dependentes ou teste t para grupos pareados) para comparar duas médias e medidas repetidas Anova para comparar três ou mais médias. Realmente, existem várias abordagens para analisar esses dados, e isso permanece na área ativa da pesquisa na comunidade estatística.

▶ Variável categórica do desfecho

Grupos independentes

Muitas vezes, o objetivo do pesquisador é avaliar se duas variáveis categóricas estão associadas. Uma variável pode ser um grupo de variáveis, conforme já definido, e a outra pode ser um desfecho categórico, como estado da doença. Existem inúmeras abordagens para avaliar se essa relação é estatisticamente significativa (na verdade, sob determina-

---

* N. de T. PMC = MCP (do inglês *multiple-comparison procedures*).

** Embora tecnicamente distintos, os termos distribuição livre e não paramétrica são, às vezes, usados como sinônimos, e toda essa área da estatística costuma ser referida como *estatística não paramétrica*.[23]

*** A análise de delineamentos cruzados é discretamente mais complicada do que simplesmente aplicar um teste t dependente, uma técnica, em geral, usada para considerar dependência em um conjunto de observações. Para mais informações, ver Ref.24.

das condições, como um tamanho de amostra adequado, esses procedimentos, em geral, fornecem a mesma resposta), mas a abordagem mais utilizada é o teste qui-quadrado de independência de Pearson (ou associação). Esse teste foi demonstrado anteriormente, neste capítulo, para testar a hipótese nula para uma razão de chance = 1 de um estudo caso-controle, e também pode ser usado para avaliar se a diferença de risco é 0 (ou risco relativo = 1), com base nos dados coletados de um estudo de coorte. O teste qui-quadrado de independência de Pearson também pode ser usado quando uma das variáveis nominais (variável de desfecho ou grupo) apresenta mais de duas categorias (i.e., tabela de contingência maior do que 2×2). Portanto, ele pode ser empregado quando o objetivo é comparar proporções quando se tem mais de dois grupos.

Uma das suposições quando usando o teste qui-quadrado de independência de Pearson é que os tamanhos das amostras são "grandes o suficiente" em cada grupo. Para uma tabela de contingência 2×2, "grande o suficiente" significa que a frequência esperada de cada célula (ou seja, o que é esperado sob a hipótese nula de independência) é, pelo menos, 5. O teste qui-quadrado de independência de Pearson (e outros testes do mesmo tipo) recaem em aproximações, e a aproximação, em geral, é insatisfatória quando a suposição não é satisfeita. Nesses casos, o teste exato de Fisher (nome dado em referência ao notável estatístico Ronald Fisher) pode ser usado em vez de se testar a mesma hipótese básica (i.e., duas variáveis nominais são independentes). Ele é considerado exato porque não há necessidade de confiar em aproximações, mas, sim, calcular a probabilidade exata de obtenção dos resultados observados ou resultados que são mais exatos.

Observações dependentes

Assim como nos desfechos numéricos, certo delineamento de pesquisa pode introduzir dependências em um conjunto de dados (p. ex., participantes que foram medidos em diferentes ocasiões; participantes que são seus próprios controles no estudo; o uso de pareamento). Na verdade, é comum o uso dos procedimentos de pareamento nos estudos de coorte e caso-controle. O teste qui-quadrado de independência de Pearson, abordado anteriormente para desfechos nominais, aceita grupos independentes, e usar tal procedimento com grupos dependentes não é apropriado. No entanto, exatamente como o teste t dependente ou medidas repetidas, a Anova pode ser usada para considerar apropriadamente dependências no conjunto de observações; quando a variável desfecho é numérica e o interesse é comparar médias, o teste de McNemar e o teste Q de Cochran podem ser usados para considerar apropriadamente dependências no conjunto de observações, quando a variável desfecho é nominal e o interesse é comparar proporções. Abordagens alternativas para lidar com dados correlacionados com um desfecho categórico incluem o uso de regressão logística *condicional* ou modelos estimados de regressão logística, usando uma abordagem de equações de estimação generalizada (GEE, do inglês *generalized estimating equations*) (p. ex., ver Ref.12) A regressão logística condicional é discutida no Estudo de Caso 5-2.

EXAMINANDO RELAÇÕES ENTRE PREDITORES E DESFECHOS

Os métodos estatísticos discutidos estão focados nas questões de pesquisa envolvendo a comparação de dois ou mais grupos. No entanto, os pesquisadores, em geral, estão interessados em mais questões gerais sobre relações entre VI, variáveis controle, e VD. As VI de interesse podem ser variáveis de grupo (categóricas) ou contínuas e as relações entre as VI de interesse e a VD podem ou não ser ajustadas para outras variáveis, referidas como variáveis controle. É possível generalizar muitas das técnicas anteriormente discutidas para uma estrutura de modelagem que permite tratar uma variedade de questões possíveis de pesquisa. Essas técnicas costumam ser nominadas genericamente como *técnicas para modelagem por regressão*. É possível demonstrar que Anova e o teste t são, realmente, casos especiais de regressão linear. O termo "regressão" é usado amplamente na literatura estatística, bem como nas literaturas de muitas outras áreas diferentes. Quando usada sem qualificação, comumente, a regressão refere-se à regressão linear, uma técnica empregada para avaliar relações entre uma ou mais VI (habitualmente contínuas, embora na prática elas possam ser categóricas) e uma única VD numérica. Entretanto, existe uma série de tipos diferentes de procedimentos de modelagem por regressão, vários deles estão descritos nesta seção e ilustrados nos estudos de caso (são muitas as considerações na realização dessas análises, a maioria além do escopo deste capítulo). A Tabela 5-3 descreve algumas diferenças entre três abordagens populares: regressão linear, regressão logística e regressão de Cox. Uma diferença-chave entre elas é como a variável desfecho de interesse (i.e., a VD) é medida. Embora existam diferenças na descrição das associações, os conceitos de estimação e teste de hipóteses ainda são aplicados (i.e., calcula-se estimação do ponto e

Tabela 5-3 Examinando relações: métodos diferentes

Natureza do desfecho	Método estatístico	Medida de associação (ou efeito)
Contínua (numérica)	Regressão linear	Coeficiente de regressão: β
Categórica (em geral, dicotômica)	Regressão logística	Razão de chance (*odds ratio*): exp. (β)
Sobrevida	Regressão de Cox (e outros métodos de análise de sobrevida)	Risco relativo: exp. (β)

do intervalo para essas medidas, bem como teste de hipótese nula para nenhuma relação entre variáveis usando essas medidas).

Uma utilização comum da modelagem por regressão é no controle do confundimento (ver Capítulo 6 para discussão sobre outros métodos de tratamento do confundimento e viés). Geralmente, essa abordagem é referida como ajustes multivariáveis ou análise multivariável, obtida pela análise da relação entre a VI de interesse (na epidemiologia, costuma ser uma variável de exposição) e o desfecho ajustado para variáveis potencialmente confundidoras. Multivariável refere-se às características dos efeitos de muitas variáveis na VD que estão sendo examinadas simultaneamente. Na modelagem por regressão, isso é realizado pela adição de preditores para um único modelo de regressão, que usa apenas a VI de interesse como preditor. Esses modelos são referidos como modelos de regressão múltipla. A medida de associação estimada sem os confundidores potenciais (ou variáveis controle) é referida como estimativa bruta (ou não ajustada) e a medida de associação na presença de confundidores potenciais é referida como estimativa ajustada. A estimativa ajustada pode ser considerada como associação entre exposição e desfecho, enquanto mantém matematicamente constante todas as variáveis confundidoras observadas.

▶ **Desfecho numérico: regressão linear**

A regressão linear é utilizada quando a VD de interesse é contínua (i.e., numérica), assim como a pressão arterial sistólica, qualidade de vida relacionada à saúde, ou custos em um estudo farmacoeconômico (embora existam várias questões envolvidas na análise dos dados de custo, para exemplos, ver Refs. 25 e 26). O conceito de correlação foi discutido anteriormente, tendo sido demonstrado que o coeficiente de correlação está estritamente relacionado à regressão linear. A medida principal de associação (ou efeito) estimada na regressão linear é o coeficiente de regressão. Em um modelo linear simples (i.e., apenas um preditor), o coeficiente de regressão (ou seja, a estimativa bruta) é interpretado apenas como a tendência da melhor reta de ajuste que descreve a relação entre a VI e VD. Portanto, ele indica quanto de alteração é necessária na VD para alterar 1 unidade na VI. Em um modelo de regressão linear múltipla, o coeficiente de regressão para uma VI refere-se a quanto de alteração é necessária na VD para alterar 1 unidade na VI, mantendo constantes todas as demais variáveis no modelo (efeito ajustado). Como na ilustração do uso da regressão linear, Shrank e colaboradores[27] usaram a técnica para analisar a relação entre várias opiniões sobre saúde e medidas de comunicação e a proporção de prescrições atendidas para um medicamento genérico, por um período, uma medida calculada para cada indivíduo no seu conjunto de dados e tratada como uma variável contínua (ver Estudo de Caso 5-1).

▶ **Desfecho categórico: regressão logística**

A regressão logística é utilizada quando a VD de interesse é uma variável categórica binária (dois grupos, dicotômica), em vez de uma medida numérica (contínua). A VD de interesse poderia ser ocorrência de evento (p. ex., doença/não doença). A regressão logística pode ser generalizada para os casos de uma variável de resposta com três categorias (i.e., regressão logística multinominal), ou quando a variável de resposta está ordenada por categorias (ou seja, regressão logística ordinal ou, simplesmente, regressão ordinal). A regressão logística, em especial sua aplicação no caso de um desfecho binário ou dicotômico, é uma das técnicas mais usadas na medicina e na epidemiologia. Essa é a razão pela qual sua estimativa de parâmetro apresenta uma interpretação totalmente direta. Com um pouco de matemática e uma compreensão básica da equa-

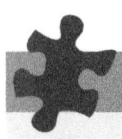

ESTUDO DE CASO 5-1

O uso da regressão linear

Diante da preocupação crescente com os custos de assistência à saúde, o uso dos medicamentos genéricos continua a receber atenção. Apesar de as preferências e percepções dos pacientes sobre os medicamentos genéricos terem sido estudadas antes, Shrank e seus colaboradores[27] contribuíram com a literatura por meio da utilização de pesquisa de reconhecimento, bem como de informações capturadas dos dados de requisições de farmácia para explorar se (e de que maneira) certos pacientes opinam e comunicam aos provedores seus autorrelatos sobre a influência dos medicamentos genéricos no comportamento real do uso dos medicamentos genéricos, conforme medido pela proporção das prescrições atendidas para genéricos no período de 17 meses. A medida proporcional genérica foi calculada para cada indivíduo e vinculada às respostas da avaliação dos participantes. Essa medida foi tratada como uma variável contínua (o que é comum) e serviu como VD na regressão linear múltipla. Conforme discutido no artigo, cinco escalas diferentes de medida foram construídas a partir dos itens do questionário e foram transformadas em índices Z (índices padrão) e utilizadas como VI na análise, além de um conjunto de variáveis controle (p. ex., idade, sexo, renda e escolaridade). Outros pontos interessantes dessa análise são: o uso de uma técnica nomeada de imputação múltipla, para tratar dados faltantes no conjunto de VI, e o uso de estimativas robustas dos erros padrão (i.e., estimativas de Huber--White) de ajuste para uma violação de suposição (ou seja, suposição de homocedasticidade*, que, conceitualmente, está relacionada à suposição de homogeneidade da variância discutida para o teste anterior, neste capítulo). É possível usar os resultados apresentados pelos autores para examinar o significado do coeficiente de regressão linear, bem como demonstrar a aplicação dos intervalos de confiança e testes de hipóteses, usando essa regressão linear. A escala sugerida para medir a extensão em que um paciente comunica-se com os provedores sobre genéricos mostrou um coeficiente de regressão estimado de 0,038 (IC 95%= 0.009-0,068; P = 0,012) em um modelo que incluiu as variáveis de controle, bem como outras quatro escalas. Isso foi estatisticamente significante no nível α = 0,05 (observe que IC 95% não inclui 0) e sugere que, depois do controle para outras variáveis, o aumento de 1 unidade nessa escala (que corresponde ao aumento de 1 desvio padrão, uma vez que a escala foi convertida para índices z), está associado ao aumento de 3,8% no uso do medicamento genérico. Portanto, existe evidência de que os pacientes que conversam mais com seus médicos e farmacêuticos sobre os medicamentos genéricos apresentam mais probabilidades de receber prescrições para genéricos do que os pacientes que conversam menos com seus médicos e farmacêuticos sobre essa questão. Evidentemente que, conforme dito pelos autores, é difícil estabelecer a ordem da causalidade a partir desse estudo. Independentemente dessa limitação, os achados sugerem que programas educacionais encorajando as comunicações entre paciente e médicos e farmacêuticos sobre os genéricos ajudam a aumentar a utilização dos medicamentos genéricos.

ção para regressão logística, é possível mostrar que o antilogaritmo natural de uma estimativa de parâmetro de regressão logística é uma RC (Tabela 5-3). Por isso, a razão do evento é multiplicada pela RC para cada aumento de 1 unidade na VI (pode--se utilizar o conhecimento anterior de uma RC quando da comparação de dois grupos, conforme grupos exposto e não exposto). As RC (razões de chance) bruta e ajustada podem ser calculadas pela regressão logística, e as vantagens da RC para estudos caso-controle já descritas ainda se aplicam (i.e., para estudos caso-controle, a RC é a principal medida de associação de interesse e pode ser estimada usando a regressão logística). Em um exemplo do uso da regressão logística, Juurlink e cola-

---

* N. de T. Homocedasticidade = igualdade de variâncias. Variância condicional dos erros constantes.

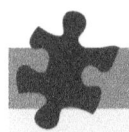

ESTUDO DE CASO 5-2

O uso da regressão logística

Grande parte das informações sobre as interações fármaco-fármaco, na prática clínica, é oriunda dos relatos de caso. Até recentemente, estudos de grande porte, com base na população, tentando conectar as interações fármaco-fármaco e os desfechos clínicos, não estavam disponíveis. Juurlink e colaboradores[28], participantes de um dos primeiros grupos de pesquisa da interação em questão, examinaram desfechos possíveis associados a três interações fármaco-fármaco em população de idosos: gliburida e cotrimoxazol; digoxina e claritromicina; e inibidores da enzima conversora da angiotensina (ECA) e diuréticos poupadores de potássio. Cada uma dessas interações potenciais fármaco-fármaco foi avaliada com um delineamento separado, depois, três estudos diferentes, todos usando essencialmente a mesma metodologia, foram realizados. Todos empregaram um delineamento de caso-controle aninhado. Os autores descrevem apropriadamente como definiram os usuários contínuos dos medicamentos do estudo (i.e., gliburida, digoxina ou inibidores da ECA), como identificaram os casos entre esses usuários contínuos (ou seja, internação hospitalar com o diagnóstico mais provável para o desfecho presumido da exposição ao medicamento de interação: hipoglicemia, toxicidade por digoxina, ou hipercalemia), como tentaram encontrar 50 controles pareados para cada caso (controles foram usuários contínuos das mesmas medicações, mas não tiveram uma internação hospitalar com o diagnóstico de interesse), e como mediram a exposição aos medicamentos da potencial interação (i.e., uso de cotrimoxazol, claritromicina ou diurético poupador de potássio na semana anterior à data índice da hospitalização) nos casos e controles. Pelo fato de os autores terem usado pareamento no seu delineamento do estudo, utilizaram a regressão logística condicional para considerar apropriadamente as dependências nas suas amostras criadas pelo pareamento. Para explorar o significado de uma RC, bem como para demonstrar a aplicação de intervalos de confiança e o teste de hipóteses usando regressão logística, analisaremos os resultados examinando a associação entre internação hospitalar por hipoglicemia e uso de cotrimoxazol em usuários contínuos de gliburida. Os autores relatam uma RC ajustada (como variáveis controle, incluíram o uso de outros medicamentos que poderiam potencialmente causar esse tipo de internação, as medidas das admissões hospitalares anteriores e o número total de prescrições dos medicamentos usados) de 6,6 (IC 95% = 4,5-9,7), indicando forte associação com boa precisão. Isso foi estatisticamente significante no nível $\alpha = 0,05$ (observe que IC 95% não inclui 1) e sugeriu que, depois do controle para outras variáveis, os usuários de gliburida hospitalizados por hipoglicemia apresentaram maior probabilidade de uso da cotrimoxazol na semana anterior à hospitalização do que os usuários de gliburida que não foram hospitalizados por hipoglicemia. Atribuindo crédito aos seus achados, os autores também relataram que não houve associação significante entre hospitalização por hipoglicemia e o uso de um antibiótico, levando à consideração de que não houve interação fármaco-fármaco, isto é, entre gliburida e amoxicilina.

---

boradores[28] conduziram um estudo caso-controle para explorar se determinadas interações fármaco-fármaco estariam relacionadas a internações hospitalares de idosos por causa específica (ver Estudo de Caso 5-2). Visto que esses autores empregaram o pareamento, eles utilizaram um tipo especial de regressão logística nomeada de regressão logística condicional.

▶ Tempo até a ocorrência do evento de desfecho: análise de sobrevida

Melhor do que simplesmente focar na ocorrência ou não de um evento, o objetivo da análise de sobrevida (algumas vezes referida como análise *tempo até o evento*) é explorar a ocorrência e o momento dos eventos[29] e, quase sempre, avaliar quais fatores são preditores, ou explicar o tempo para um evento. Apesar de a análise de sobrevida ter recebido seu nome por, não raro, a causa do evento de interesse ser o óbito (especialmente na medicina e epidemiologia), o evento final de interesse pode ser reincidência, evento medicamentoso adverso, descontinuação de um remédio ou mesmo a cura de uma doença. É bastante comum alguns participantes não experimentarem o evento até o término do estudo. Não é imperativo que todos os indivíduos apresentem o evento durante o período de interesse; aqueles que não o fazem são censurados. As técnicas de análise de sobrevida são delineadas para tratar a censura.

Um ponto que causa bastante confusão na análise de sobrevida é o grande número de métodos diferentes. Em medicina, os dois métodos mais comuns são: Kaplan-Meier e regressão de riscos proporcionais (ou regressão de Cox, nome devido ao notável estatístico David Cox). O método Kaplan-Meier produz curvas das funções de sobrevida. Essas representações são ubíquas na literatura médica e costumam resumir a probabilidade de sobrevida ao longo do tempo para um ou mais grupos. Também é possível realizar testes estatísticos comparando as funções gerais de sobrevida dos diferentes grupos (i.e.: "Um grupo apresenta tempo de sobrevida significativamente maior, comparado com o outro grupo?"). Um dos testes mais usados para esse propósito é o teste *log-rank*. Entretanto, esses procedimentos não permitem quantificar a força da relação entre a variável e o tempo de sobrevida (ou seja, nenhuma estimativa de parâmetro é fornecida).

Modelos de *regressão de Cox* (modelos de riscos proporcionais*) fornecem essas estimativas e também permitem ajustes para outras variáveis (estimativas bruta e ajustada são possíveis). Essa abordagem tornou-se o método mais usado para análise de sobrevida. Assim como a regressão logística, a estimativa de parâmetro da regressão de Cox possui uma interpretação totalmente direta. Com um pouco de matemática e uma compreensão básica do modelo de Cox, pode ser demonstrado que o antilogaritmo natural da estimação de um parâmetro a partir da regressão de Cox é um risco relativo (Tabela 5-3), que é conceitualmente idêntica à razão de taxa. Por isso, o risco (ou taxa) do evento é multiplicado pelo risco relativo para cada aumento de 1 unidade na VI (ou quando comparando dois grupos, como grupos exposto e não exposto, é simplesmente a razão das taxas de risco nos dois grupos). No modelo padrão de Cox, o efeito relativo permanece constante ao longo do tempo. As razões de risco bruta e ajustada podem ser estimadas. Um risco relativo ajustado descreve a relação entre uma variável e o tempo de sobrevida, após controle para covariáveis apropriadas. Uma ilustração da regressão de Cox é apresentada por Zuidgeest e seus colaboradores,[30] que usaram a regressão de Cox para explorar preditores do tempo até a descontinuação do medicamento para asma em crianças que receberam medicamentos para asma antes de um ano de idade (ver Estudo de Caso 5-3).

VISÃO GERAL DOS EFEITOS DA TERCEIRA VARIÁVEL

Na seção anterior, o conceito de regressão múltipla (a inclusão de mais de uma VI no modelo de regressão) foi resumidamente considerado. Um papel potencial dessas variáveis adicionais (i.e., confundidoras) foi mencionado, no entanto, variáveis adicionadas a um modelo simples de regressão podem desempenhar papéis extras. Quando uma terceira variável é adicionada em um modelo de regressão, ela pode alterar a interpretação da relação entre uma VI (às vezes, referida como VI focal) e a VD, por isso a aplicação do termo "efeitos da terceira variável". A adição da terceira variável ao modelo aumenta a possibilidade de relações entre as variáveis (e complica a interpretação). Vários tipos de efeitos da terceira variável são possíveis. Confundimento, mediação e moderação são os três efeitos mais comuns. Assim como na maior parte do material deste capítulo, o foco desta seção não está em como conduzir essas análises, mas, sim, nos aspectos conceituais e de definição.

▶ Confundimento

Um confundidor é uma "variável que altera a relação entre a VI e a VD porque ela está relacionada com ambas".[31(p7)] Existe *confundimento* se interpretações significativamente diferentes da relação entre a VI e a VD resultarem quando a variável confundidora é ignorada ou é incluída na análise.[5] Em geral, isso significa que a inclusão de uma variável confundidora reduzirá a grandeza da relação entre a VI e a VD (mas ela pode aumentar, às vezes, referida como confundimento negativo e, ocasionalmente, como supressão). Uma abordagem para avaliação do confundimento é comparar as estimativas bruta e ajustada (i.e., coeficientes de regressão) para a VI de interesse. Se a alteração no coeficiente for substancial (em geral, uma alteração de 10%[2]), existe evidência de que a variável adicionada é um confundidor. Portanto, um confundidor responde por toda ou

---
* N. de R.T. Também chamados de modelos de azares proporcionais.

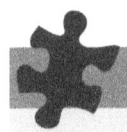

ESTUDO DE CASO 5-3

O uso da regressão de Cox

Em geral, os medicamentos para asma são prescritos para crianças com dificuldade na respiração e outros sintomas, mesmo considerando que asma raramente é diagnosticada em definitivo para essa população de pacientes. Na verdade, a resposta ao tratamento com medicamentos para asma costuma ser usada como ferramenta diagnóstica; a não resposta seguida de descontinuação do uso sugere não haver asma. Zuidgeest e colaboradores [30] tentam identificar preditores do uso persistente de medicamento para asma em crianças na idade escolar, conforme conhecimento de que tais determinantes poderiam auxiliar os futuros profissionais na tomada de decisões no que diz respeito à iniciação da terapia medicamentosa para asma. Sua análise foi conduzida em um grupo de 165 crianças do estudo Prevention and Incidence of Asthma and Mite Allergy (Prevenção e Incidência da Asma e Alergia a Acarinos [Piama]). No início, cada criança usou uma medicação para asma antes da idade de um ano. O desfecho principal foi o tempo até a descontinuação do medicamento para asma, durante um período de três anos, seguido da prescrição inicial da medicação para asma (data índice). Uma vez que a variável desfecho correspondeu a tempo até um evento, a regressão de Cox foi utilizada para chegar às razões de risco bruta e ajustada, bem como a intervalos de confiança de 95% para um número de preditores potenciais classificados como características do paciente, severidade dos sintomas, predisposição familiar e influências ambientais. Em um modelo multivariável, apenas dois fatores foram encontrados considerados estatisticamente significantes: uma prescrição para corticosteroides inalados (ICS) no primeiro ano de vida e asma diagnosticada por médico. Nenhuma das outras variáveis, incluindo a ambiental e a predisposição familiar, foram estatisticamente significantes. No modelo multivariável, a variável ICS prescrito foi um risco relativo de 0,59 (IC de 95% = 0,40-0,86; $P < 0,05$). Isso foi estatisticamente significante no nível $\alpha = 0,05$ (observe que o IC 95% não inclui 1). O achado sugere que, após controle das outras variáveis, em algum momento, o risco de descontinuidade da medicação para asma para aquelas crianças com ICS prescrito no primeiro ano de vida é 0,59 vezes o risco para aquelas que não receberam prescrição de ICS no primeiro ano de vida. Isso significa que o ICS prescrito no primeiro ano de vida está associado ao uso persistente de medicação para asma (ou seja, essas crianças têm mais probabilidade de continuar o tratamento com medicamentos para asma). Embora nenhuma medida objetiva que pudesse ser avaliada antes do início do tratamento fosse considerada associada ao uso persistente de medicamento para asma, os autores advertiram contra confiar totalmente nas medidas "decididas pelo médico" do tipo ICS prescrito e asma diagnosticada por médico para guiar outras decisões no tratamento da referida doença, uma vez que é muito difícil de ser diagnóstica em crianças jovens.

---

parte da relação entre um preditor e um desfecho. Uma série de técnicas de tratamento do confundimento (e outros tipos de viés) está disponível e é explorada no Capítulo 6.

▶ Mediadores (o efeito terminal intermediário)

Na sua obra original, Baron & Kenny[32] definiram um *mediador* como uma variável responsável por toda ou parte da relação entre um preditor e um desfecho (observe que essa definição implica que mediação e confundimento sejam conceitos similares). No seu nível mais básico, a mediação ocorre quando uma VI afeta uma variável interveniente, que, por sua vez, causa a VD. Embora a terminologia discorde (e, ocasionalmente, as suposições e testes estatísticos), o conceito de mediação, mais amplamente qualificado como efeito da variável interveniente, é prevalente em muitas disciplinas diferentes. MacKinnon e colaboradores[33] observam que a psicologia usa frequentemente o termo "mediação", a sociologia usa "efeito indireto" e a epidemiologia usa "substituto" ou "efeito do fator intermediário". MacKinnon, Krull e Lockwood[34] observam que mediação e confundimento são conceitos matematicamente equivalentes (pelo menos no contexto de um delineamento de corte transversal analisado por regressão linear) e só podem ser distinguidos conceitualmente. Confundimento difere conceitualmente de mediação no que uma confundidora não é uma variável intermediária em uma sequência causal. Na verdade, alguns critérios para definir um confundidor explicitamente afirmam que o confundidor não deve ser um efeito da VI – ela não pode ser parte da cadeia causal.[2] A mediação continua a ser uma área muito ativa da pesquisa, principalmente na psicologia.*

Os modelos de mediação podem se encaixar no contexto da regressão linear, da regressão logística no caso de um desfecho discreto,[35] da análise de sobrevida,[36] e de uma variedade de outras técnicas. Muitos estudos de mediação usam delineamentos de corte transversal; a coleta de dados longitudinais acrescenta melhora potencial na interpretação, bem como considerações adicionais.[37,38]

▶ Moderação (interação estatística da modificação do efeito)

Os conceitos de *moderação* e *mediação* (e para algumas extensões do *confundimento*) são sempre confusos. Uma variável moderadora altera a força ou a direção da relação entre a VI e a VD. Na essência, a relação entre a VI e a VD é diferente nos diversos níveis (i.e., valores) do moderador.[32] A moderação envolve a presença de uma interação estatística, e a mediação implica que o efeito da VI seja transmitido por meio do mediador. O *efeito moderador* é referido como o *efeito da interação*, e esses termos, com frequência, são usados como sinônimos. Na epidemiologia, uma interação estatística é sempre referida como *modificação de efeito*,[5] e as variáveis moderadoras são os modificadores do efeito. Portanto, a associação entre um preditor (i.e., a exposição) de interesse e um desfecho saúde (ou seja, o estado da doença) é "modificada" (i.e., diferente) dependendo do valor de um ou mais modificadores do efeito (essas variáveis modificam a relação entre exposição e desfecho). Um ponto importante (e geralmente confuso) é que a presença da modificação do efeito pode depender da escala em que o pesquisador mede a associação. Por exemplo, é possível encontrar uma interação examinando as razões de risco, mas não avaliando as diferenças de risco.[39]

Em geral, a moderação é uma questão de interesse na Anova (na presença de dois ou mais fatores) e também pode ser avaliada no contexto de regressão linear, regressão logística e análise de sobrevida (bem como de outras técnicas). Os conceitos de moderação mediada e mediação moderada também foram descritos por Baron e Kenny.[32] Recentemente, vários autores discutiram procedimentos para tratar esses conceitos.[40,41]

ANÁLISE DO PODER E DETERMINAÇÃO DO TAMANHO DA AMOSTRA

Além dos seus papéis relacionados à descrição dos dados, à estimação, à avaliação de risco e ao teste de hipóteses, as estatísticas desempenham um papel que diz respeito à condução da pesquisa, a saber, no cálculo do tamanho necessário da amostra para um estudo. É importante que os pesquisadores considerem questões de tamanho da amostra na fase de planejamento dos seus projetos. Por exemplo, estudos muito grandes desperdiçam recursos e estudos muito pequenos são subeficientes, levando a conclusões potencialmente erradas relativas às associações ou efeitos. Os conceitos de erros tipo I e tipo II já discutidos são de importância fundamental na realização do cálculo do tamanho da amostra. Quando a estimação é o objetivo principal e o pesquisador está focado na determinação de um tamanho de amostra necessário para obter intervalos de confiança bastante estreitos, ele utiliza as técnicas de análise de precisão (p. ex., ver Refs. 42 e 43). A análise de precisão está, em parte, baseada na probabilidade desejada de um erro tipo I ou α (lembrando: a seleção de α determina o nível de confiança).

Uma abordagem alternativa** está enraizada no teste de hipóteses e não na estimação de intervalo nem em tentativas de minimizar as probabilidades de erros tipo I e II (α e β, respectivamente). Nessa abordagem, o pesquisador usa um α predeterminado e tenta obter um nível desejado de β (ou, em oposição, o poder) pela escolha de um tamanho apropriado de amostra para detectar um efeito clínica e cientificamente significativo. Esse método para determinação do tamanho da amostra é referido como *análise do poder*. Com base nos princípios

---

* Ao leitor, é sugerida a leitura de MacKinnon[31] para uma discussão perfeita das muitas questões envolvidas na análise da mediação.

** É importante observar que essas duas abordagens podem ser usadas de maneira complementar.[42]

de análise do poder e alguns conceitos descritos anteriormente neste capítulo (Figura 5-3), pode-se demonstrar que o tamanho da amostra necessário para um estudo aumenta com:

- aumento da variabilidade do efeito de interesse;
- redução da taxa de erro tipo I;
- elevação do nível de poder desejado (lembrando: isto é, 1- β);
- redução do tamanho do efeito de interesse.

A determinação do tamanho da amostra, utilizando a análise do poder, é mais comum na literatura médica (especialmente em ensaios clínicos; ver Ref. 44) e na literatura epidemiológica (embora em uma extensão menor). Muitas vezes, a condução de análises do poder no pré-estudo obriga os pesquisadores a considerar em maior profundidade suas análises estatísticas planejadas, por exemplo, conduzir uma análise de poder requer consideração de questões tais como: "Que tipo de dados tenho (p. ex., contínuos, categóricos, sobrevida)? O que é um efeito clinicamente significativo? O que sei sobre variabilidade? Quais são os meus objetivos para poder e probabilidade de um erro tipo I? Utilizarei grupos de tamanhos diferentes?". A última pergunta pode significar situações diferentes dependendo do delineamento do estudo. Em um ensaio clínico, representa ter número diferente de participantes recebendo tratamento e placebo; em um estudo de coorte significa ter número diferente de pessoas expostas e não expostas; e, em um estudo caso-controle, significa ter mais controles do que casos. Em geral, a alocação de tratamento igual é usada nos ensaios clínicos.

Strom[45] sugere algumas razões para o uso de tamanhos diferentes do grupo nos estudos de coorte e caso-controle e observa que raramente existe lógica para usar razões maiores do que 4:1.

Uma observação final sobre a análise do poder é justificada. Às vezes, pesquisadores usarão os princípios de análise do poder para estimar o poder de um teste estatístico depois da coleta dos dados, usando os dados reais do estudo (isso é referido como análise do poder retrospectiva). Vários *softwares* comerciais oferecem recursos de cálculos. Essas análises não acrescentam qualquer informação além daquelas já recebidas da realização do teste estatístico (p. ex., ver Refs. 46 e 47) e deverão ser evitadas no geral.

RESUMO

Apesar de não contidas no seu escopo, este capítulo tenta fornecer informações relevantes no que diz respeito ao papel da estatística, especialmente bioestatística, na farmacoepidemiologia. A estatística pode ser utilizada para atingir a estimação de conceitos importantes, quer sejam de descrição, associação ou causa, bem como para oferecer informações sobre a incerteza no processo de estimação. Apesar de ela não fornecer informações definitivas, pode e deve fornecer informações que possam ser utilizadas na tomada importante de decisões. É fundamental reconhecer que a estatística não "salva" um delineamento ou estudo insatisfatório, porém, quando mal aplicada, ela pode levar a conclusões erradas, mesmo que o estudo tenha sido bem planejado e conduzido. Portanto, é importante para os leitores ou usuários de literatura farmacoepidemiológica avaliarem e compreenderem não apenas as características do delineamento e as ferramentas de estudo, para aplicar os resultados do estudo na prática, mas, também, como a estatística pode ser usada para analisar dados e gerar informações.

QUESTÕES PARA DISCUSSÃO

1. Explicar a relevância da estatística de diversas tabelas de classificação de variáveis discutidas neste capítulo.
2. Nomear e descrever quatro medidas que podem ser usadas para delinear a relação entre duas variáveis categóricas, ambas dicotômicas.
3. Qual é a diferença entre coeficiente e variação e coeficiente de determinação?
4. Como estão relacionados os intervalos de confiança e testes de hipóteses? Em que são diferentes?
5. Qual é a diferença entre significância estatística e significância prática ou clínica?
6. Qual é a diferença entre um teste t dependente e um teste t independente? Quais situações levariam um pesquisador a escolher um em detrimento do outro?
7. Qual é a diferença entre Anova uma via e Anova duas vias?

8. Qual é a diferença entre um teste t dependente e o teste de McNemar? Quais situações levariam um pesquisador escolher um em detrimento do outro?
9. Qual é a natureza da VD para regressão linear, regressão logística e regressão de Cox, e qual medida de associação está relacionada a cada uma das técnicas?
10. Distinguir confundimento de mediação.
11. Com suas palavras, defina o conceito de uma interação estatística e dê um exemplo de interação estatística. Encontre uma matéria publicada na literatura biomédica na qual os pesquisadores exploraram ou descreveram uma interação estatística. Interprete seus achados.
12. Relacione os fatores que estão associados à necessidade de tamanhos grandes de amostras na condução de um estudo.

REFERÊNCIAS

1. Barnett V. *Comparative Statistical Inference*, 3rd ed. New York: John Wiley & Sons, 1999.
2. Rothman KJ. *Epidemiology: An Introduction*. New York: Oxford University Press, 2002.
3. Tabachnick BG, Fidell LS. *Using Multivariate Statistics*, 5th ed. Boston: Allyn & Bacon, 2007.
4. Dawson B, Trapp RG. *Basic and Clinical Biostatistics*, 3rd ed. New York: McGraw-Hill, 2004.
5. Kleinbaum DG, Kupper LL, Nizam A, et al. *Applied Regression Analysis and Other Multivariable Methods*, 4th ed. Belmont, CA: Duxbury, 2008.
6. Katz MH. Multivariable analysis: A primer for readers of medical research. *Ann Intern Med*. 2003;138:644-650.
7. Casella G, Berger RL. *Statistical Inference*, 2nd ed. Pacific Grove, CA: Duxbury, 2002.
8. Colton T. *Statistics in Medicine*. Boston: Little, Brown & Company, 1974.
9. Cohen J. A power primer. *Psychol Bull*. 1992;112:155-159.
10. Greenland S, Rothman KJ, Lash TL. Measures of effect and measures of association. In: Rothman KJ, Greenland S, Lash TL, eds. *Modern Epidemiology*, 3rd ed. Philadelphia: Lippincott Williams & Wilkins, 2008:51-70.
11. Barratt A, Wyer PC, Hatala R, et al. Tips for learners of evidence-based medicine: 1. Relative risk reduction, absolute risk reduction and number needed to treat. *CMAJ*. 2004;171:353-358.
12. Agresti A. *An Introduction to Categorical Data Analysis*, 2nd ed. Hoboken, NJ: John Wiley & Sons, 2007.
13. Daniel WW. *Biostatistics: A Foundation for Analysis in the Health Sciences*, 8th ed. Hoboken, NJ: John Wiley & Sons, 2005.
14. Rothman KJ, Greenland S, Lash TL. Precision and statistics in epidemiologic studies. In: Rothman KJ, Greenland S, Lash TL, eds. *Modern Epidemiology*, 3rd ed. Philadelphia: Lippincott Williams & Wilkins, 2008:148-167.
15. Harlow LL, Mulaik SA, Steiger JH, eds. *What If There Were No Significance Tests?* Mahwah, NJ: Lawrence Erlbaum Associates, 1997.
16. Nickerson RS. Null hypothesis significance testing: A review of an old and continuing controversy. *Psychol Methods*. 2000;5: 241-301.
17. Cohen J. The Earth is round ($p < .05$). *Am Psychol*. 1994;49: 997-1003.
18. Bland JM, Altman DG. One and two sided tests of significance. *BMJ*. 1994;309:248.
19. Moyé LA, Tita ATN. Hypothesis testing complexity in the name of ethics: Response to commentary. *J Clin Epidemiol*. 2002;55:209.
20. Norman GR, Streiner DL. *Biostatistics: The Bare Essentials*, 3rd ed. Shelton, CT: People's Medical Publishing House, 2008.
21. Blackwelder WC. "Proving the null hypothesis" in clinical trials. *Control Clin Trials*. 1982;3:345-353.
22. Hair JF, Black WC, Babin BJ, et al. *Multivariate Data Analysis*, 6th ed. Upper Saddle River, NJ: Prentice Hall, 2006.
23. Sprent P, Smeeton NC. *Applied Nonparametric Statistical Methods*, 3rd ed. Baco Raton, FL: Chapman & Hall/CRC, 2001.
24. Tabachnick BG, Fidell LS. *Experimental Design Using ANOVA*. Belmont, CA: Duxbury, 2007.
25. Manning WG, Basu A, Mullahy J. Generalized modeling approaches to risk adjustment of skewed outcomes data. *J Health Econ*. 2005;24:465-488.
26. Blough DK, Ramsey SD. Using generalized linear models to assess medical care costs. *Health Serv Outcomes Res Methodol*. 2000;1:185-202.
27. Shrank WH, Cadarette SM, Cox E, et al. Is there a relationship between patient beliefs or communication about generic drugs and medication utilization? *Med Care*. 2009;47:319-325.
28. Juurlink DN, Mamdani M, Kopp A, et al. Drug-drug interactions among elderly patients hospitalized for drug toxicity. *JAMA*. 2003;289:1652-1658.
29. Allison PD. *Survival Analysis Using SAS: A Practical Guide*. Cary, NC: SAS Institute, 1995.
30. Zuidgeest MG, Smit HA, Bracke M, et al. Persistence of asthma medication use in preschool children. *Respir Med*. 2008;102: 1446-1451.

31. MacKinnon DP. *Introduction to Statistical Mediation Analysis*. New York: Lawrence Erlbaum Associates, 2008.
32. Baron RM, Kenny DA. The moderator-mediator variable distinction in social psychological research: Conceptual, strategic, and statistical considerations. *J Pers Soc Psychol*. 1986;51:1173-1182.
33. MacKinnon DP, Lockwood CM, Hoffman JM, et al. A comparison of methods to test mediation and other intervening variable effects. *Psychol Methods*. 2002;7:83-104.
34. MacKinnon DP, Krull JL, Lockwood CM. Equivalence of the mediation, confounding, and suppression effect. *Prev Sci*. 2000;1:173-181.
35. MacKinnon DP, Lockwood CM, Brown CH, et al. The intermediate endpoint effect in logistic and probit regression. *Clin Trials*. 2007;4:499-513.
36. Tein JY, MacKinnon DP. Estimating mediated effects with survival data. In: Yanai H, Rikkyo A O, Shigemasu K, et al., eds. *New Developments in Psychometrics: Proceedings of the International Meeting of the Psychometric Society*. Tokyo: Springer-Verlag, 2003:405-412.
37. Cole DA, Maxwell SE. Testing mediation models with longitudinal data: Questions and tips in the use of structural equation modeling. *J Abnorm Psychol*. 2003;112:558-577.
38. Maxwell SE, Cole DA. Bias in cross-sectional analyses of longitudinal mediation. *Psychol Methods*. 2007;12:23-44.
39. Greenland S, Lash TL, Rothman KJ. Concepts of interaction. In: Rothman KJ, Greenland S, Lash TL, eds. *Modern Epidemiology*, 3rd ed. Philadelphia: Lippincott Williams & Wilkins, 2008:71-83.
40. Muller D, Judd CM, Yzerbyt VY. When moderation is mediated and mediation is moderated. *J Pers Soc Psychol*. 2005;89: 852-863.
41. Edwards JR, Lambert LS. Methods for integrating moderation and mediation: A general analytical framework using moderated path analysis. *Psychol Methods*. 2007;12:1-22.
42. Kelley K, Maxwell SE. Sample size for multiple regression: Obtaining regression coefficients that are accurate, not simply significant. *Psychol Methods*. 2003;8:305-321.
43. Maxwell SE, Kelley K, Rausch JR. Sample size planning for statistical power and accuracy in parameter estimation. *Ann Rev Psychol*. 2008;59:537-563.
44. Chow S, Shao J, Wang H. *Sample Size Calculations in Clinical Research*, 2nd ed. Baco Raton, FL: Chapman & Hall/CRC, 2008.
45. Strom BL. Sample size considerations for pharmacoepidemiology studies. In: Strom BL, ed. *Pharmacoepidemiology*, 4th ed. Hoboken, NJ: John Wiley & Sons, 2005:29-36.
46. Hoenig JM, Heisey DM. The abuse of power: The pervasive fallacy of power calculations for data analysis. *Am Stat*. 2001;55:19-24.
47. Lenth RV. Some practical guidelines for effective sample size determination. *Am Stat*. 2001;55:187-193.

Outras questões metodológicas

6

Qayyim Said

Ao final deste capítulo, o leitor será capaz de:
1. identificar a natureza da causa e da associação nos estudos farmacoepidemiológicos;
2. descrever o critério-chave para determinar a causa;
3. identificar os principais tipos e fontes de vieses nos estudos farmacoepidemiológicos;
4. explicar o conceito de confundimento;
5. escrever e debater os métodos para tratar o viés e o confundimento;
6. explicar o conceito de ajuste por risco;
7. descrever os métodos de ajuste por risco nos estudos farmacoepidemiológicos.

INTRODUÇÃO

Um dos principais objetivos da disciplina farmacoepidemiologia é avaliar a utilização e os efeitos dos medicamentos na fase pós-comercialização. Em outras palavras, a farmacoepidemiologia está essencialmente interessada na utilização e nos efeitos dos medicamentos no mundo real, em oposição ao uso e efeitos nos ensaios clínicos aleatorizados. Para analisar os medicamentos na situação de pós-comercialização, o pesquisador precisa utilizar extensos bancos de dados que são reunidos tanto para os processos de registros administrativos como para os objetivos de manutenção dos registros clínicos. Esses dados não são reunidos nem mantidos para objetivos de pesquisa, no entanto, estabelecem desafios especiais para os pesquisadores. Muitos desses desafios surgem porque os medicamentos são utilizados ou prescritos na base de incontáveis pacientes, cuidadores e fatores sociais. Além disso, a exposição medicamentosa pode estar relacionada a fatores que podem estar associados com o seu desfecho. Em geral, os desfechos dos pacientes são resultantes não apenas da exposição ao medicamento, mas também de uma variedade de características dos pacientes e dos não pacientes.

Na maioria das vezes, os grupos de tratamento e de controle são diferentes em suas características individuais clínicas e não clínicas. Essas diferenças podem ser um conjunto de características de pacientes ou de fatores de risco, podendo influenciar os desfechos. Para chegar à estimativa correta da associação entre o tratamento e os desfechos, é importante eliminar ou abrandar o impacto desses fatores de risco. As medidas de ajuste por risco são empregadas para avaliar os resultados por meio do controle estatístico das diferenças nos grupos, na comparação de grupos desiguais de tratamento.

Analisar extensos bancos de dados, para avaliar as associações entre o tratamento e os desfechos e interpretar os resultados obtidos dessas análises, exige o conhecimento de certas questões-chave metodológicas nos campos da epidemiologia e da estatística. Nas seções a seguir, são abordadas várias questões metodológicas importantes que precisam ser consideradas nas pesquisas do tratamento medicamentoso e dos desfechos.

Este capítulo inicia-se com a abordagem da causalidade e dos critérios que podem ser utilizados para distinguir a associação causal de uma associação não causal. A seção seguinte trata das questões de viés e de confundimento habitualmente encontradas nos estudos farmacoepidemiológicos que utilizam extensos bancos de dados. A última seção apresenta o tema do ajuste por risco e esboça algumas das medidas-chave e os métodos de ajuste de risco.

CAUSALIDADE

Para compreender o conceito de *causalidade*, é fundamental distinguir esse conceito daquele relacionado à *associação*. Um estudo científico de avaliação da relação entre um tratamento (i.e., intervenção e exposição) e seu resultado inicia-se com a seleção dos participantes que formarão a amostra do estudo. O pesquisador reúne informações para a amostra do estudo e conclui pela existência de uma relação entre o tratamento e seu resultado, empregando técnicas estatísticas apropriadas. Se a relação for estatisticamente significativa, então, essa conclusão poderá ser generalizada como a existência de uma *associação* entre o tratamento e o desfecho. Outra fase nesse processo poderia ser o fato de o pesquisador desejar generalizar ainda mais os resultados, perguntando se essa associação é ou não causal. A inferência estatística não é suficiente para estabelecer a causalidade. Também deve haver inferência projetada em bases teóricas, científicas e biológicas. Nesse caso, a associação pode ser concluída como *associação causal*.

Para ampliar nosso entendimento sobre as diferenças entre associação e associação causal, observemos três tipos de associações possíveis nos estudos epidemiológicos.[1,2] O primeiro tipo é a associação espúria ou falsa. A associação espúria pode ocorrer pela chance ou por algum tipo de viés. A associação por chance é devida a uma variação não sistemática ou aleatória, e a associação resultante de viés é devida a uma variação sistemática. As técnicas estatísticas são empregadas para estimar as probabilidades de determinar se uma associação é devida à chance. O viés ocorre quando os grupos em estudo são tratados de maneiras consistentemente diferentes. A existência de um viés pode representar uma associação inexistente, ou ocultar uma associação existente. Os vieses podem ser eliminados no nível de desenho do estudo ou reduzidos no nível da análise pela utilização adequada dos métodos.

O segundo tipo de associação é chamado de *associação confundidora*. Ela pode ocorrer se uma terceira variável estiver correlacionada, de forma independente, com as variáveis de tratamento e de desfechos. Essa correlação pode criar uma associação espúria ou esconder uma associação verdadeira. Dessa maneira, uma variável poderia ser um fator confundidor. Assim como no caso do viés, o confundimento pode ser eliminado no nível de desenho do estudo ou controlado no nível da análise.[1,2]

O terceiro e último tipo é a verdadeira associação causal.[1,2] A partir da exposição sobre os tipos de associação, concluímos a possibilidade de existirem três tipos de erros em um estudo: erro aleatório: erro por viés e erro por confundimento (i.e., erro sistemático). Se todos esses três tipos de erros forem eliminados, então, teremos o que chamamos de uma *associação causal verdadeira*.

▶ Critérios para a determinação da causalidade

Sir Austin Bradford Hill (1965)[3] propôs um conjunto de "critérios" que pode ser usado para diferenciar a associação causal da não causal. Esses critérios basearam-se em uma relação proposta anteriormente no relatório de referência do U.S. Surgeon General*, intitulado Smoking and Health (Tabagismo e Saúde), de 1964.[4] Depois desses trabalhos iniciais, outros elaboraram mais critérios para causalidade.[5] No entanto, esses critérios não são necessários nem suficientes para o objetivo de determinar a causalidade. Note-se que Hill empregou a palavra *pontos de vista* em vez de *critérios* para essa lista. Além disso, reunir um enorme número de critérios significa apenas uma maior probabilidade de causalidade.[6] As orientações para estabelecer causalidade, como apresentadas por Hill, estão listadas na Tabela 6-1. Outras orientações são abordadas nesta seção.

---

* N. de T. U.S. Surgeon General é o chefe operacional do Serviço de Saúde Pública dos EUA, portanto o principal porta-voz em questões de saúde do governo federal.

Tabela 6-1 Critérios para determinar associações causais

1. Força da associação
2. Consistência nas análises repetidas
3. Especificidade da causa e do efeito
4. Sequência temporal da exposição e do desfecho
5. Gradiente biológico
6. Plausibilidade e coerência
7. Evidência experimental
8. Analogia com a literatura existente

Força

Em geral, as associações fortes apresentam exemplos mais veementes do que as associações fracas, porém, necessariamente, não significa que as associações fracas não sejam causais. Por exemplo, a associação entre tabagismo e doença cardiovascular costuma ser reconhecida como uma associação causal, mas é considerada fraca.

Consistência

A repetida observação de uma associação em condições diversas e em populações diferentes significa consistência. Por isso, uma associação que apresenta consistência pode proporcionar um exemplo forte de uma associação causal. Deve ser mencionado que a falta de consistência nem sempre significa ausência de associação causal, da mesma forma, alguns efeitos, resultantes de uma determinada causa, só podem ficar aparentes sob determinadas condições. Quando essas condições não estão presentes, o efeito não é gerado. Por exemplo, as transfusões podem causar infecções por imunodeficiência humana nos pacientes, se o vírus HIV estiver presente no sangue inoculado. Se não houver vírus, as infecções não ocorrem.[6]

Especificidade

Esse é critério mais forte e, provavelmente, o mais difícil de satisfazer. O critério de especificidade consiste em a causa levar a um único efeito ou em um efeito apresentar apenas uma única causa. Na prática, essa exigência quase sempre não é satisfeita. Por exemplo, nem todas as pessoas que usam antipsicóticos de segunda geração apresentam um nível elevado de triglicerídeos, e nem todas as pessoas que apresentam um nível alto de triglicerídeos usam um antipsicótico de segunda geração.

Sequência temporal

Esse critério consiste em uma causa preceder o efeito em uma relação causal. Isso nem sempre é fácil de determinar nos estudos transversais. Por exemplo, se, em uma pesquisa, é perguntado aos pacientes se eles usam paracetamol e se eles têm cefaleia, é provável que resulte uma correlação positiva. No entanto, essa correlação positiva não significa uma relação causal. O medicamento causa a cefaleia ou a cefaleia leva a pessoa a usar o medicamento? Entretanto, se um estudo é realizado com um intervalo apropriado entre a apresentação da cefaleia e o uso do paracetamol, então, uma relação causal pode ser suposta entre o uso do medicamento e a redução da cefaleia.

Gradiente biológico

O gradiente biológico se refere à relação dose-resposta e duração-resposta. Um pesquisador deverá observar se existe um aumento no efeito com a elevação da dose. Além disso, é importante verificar se o risco do desfecho aumenta à medida que a duração do tratamento ou da exposição se prolonga. Se ocorrer qualquer um desses fenômenos, haverá evidência de que pode existir uma associação causal entre o tratamento e o desfecho.

Plausibilidade e coerência

Esse critério se refere à existência de princípio teórico científico em uma associação. Tal consideração é importante no estabelecimento da causalidade para uma associação. Se não existe plausibilidade da perspectiva da teoria científica de uma associação observada entre um tratamento e seu desfecho, então o caso para estabelecer causalidade é fraco. Entretanto, em certas situações, uma hipótese pode ser formada com base em algumas opiniões anteriores. Isso pode acontecer quando a base científica existente não fornece fundamento suficiente para formar uma hipótese causal.

Evidência experimental

A evidência experimental se refere a suspender a exposição ao tratamento prejudicial e, em seguida, observar se o risco da doença ou do desfecho diminui. Se isso acontecer, então, poderá ser outra consideração a estabelecer a causalidade.

Analogia

Como o próprio nome sugere, esse critério visa a obtenção de mais conhecimento para determinar se uma associação é causal ou não, pelo estudo das analogias existentes na literatura.

VIÉS

O viés está relacionado aos erros sistemáticos, em oposição aos erros aleatórios, na realização de um estudo.[2,5] Um erro sistemático pode ocorrer quando os grupos do estudo da pesquisa são selecionados de uma maneira que trata consistentemente um dos grupos do estudo diferente do(s) outro(s) grupo(s). Nos estudos farmacoepidemiológicos, o interesse está em estimar a relação entre a exposição a um tratamento ou intervenção medicamentosa e seus

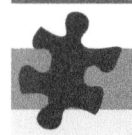

> ### ESTUDO DE CASO 6-1
>
> **Efeito de sonolência dos medicamentos antipsicóticos e o risco de lesão involuntária[7]**
>
> Esse estudo verificou a relação entre os medicamentos antipsicóticos, categorizados pelos efeitos de sonolência publicados, e a lesão involuntária (LI).[7] A população estudada incluía pacientes na faixa etária de 18 a 64 anos, do banco de dados de um plano de saúde com solicitações de 2001 a 2004, e diagnósticos de esquizofrenia ou de transtorno afetivo. O desenho de caso-controle aninhado foi utilizado com casos definidos pela solicitação código-E (uma causa externa especificada de lesão) para LI selecionadas. Para os casos, a data índice foi a da primeira lesão. Para os controles, a "data índice controle" foi a data da solicitação, para os pacientes com apenas uma solicitação médica. Para os pacientes com ≥ 2 solicitações, a "data índice controle" foi selecionada de forma aleatória. Ambos os grupos receberam prescrição para um antipsicótico de primeira geração (APG) ou antipsicótico de segunda geração (ASG) sobrepondo a data índice. Os modelos de regressão logística foram utilizados para estimar a razão de chance (*odds ratio*), com intervalo de confiança (IC) de 95% para LI, ajustados para gênero, idade, medicamento concomitante e diagnóstico psiquiátrico. Entre os 648 casos e os 5.214 controles, os ASG com alta sonolência foram associados ao risco de LI, comparados com os ASG com baixa-sonolência. O estudo estabeleceu associação causal entre a exposição aos medicamentos antipsicóticos e o desfecho (LI), recorrendo à plausibilidade científica, ao gradiente biológico e aos critérios de sequência temporal.[7]

efeitos no estado de saúde ou nos desfechos. Nessa prática, o desafio é chegar a uma estimativa do efeito que esteja livre de viés, em especial nos estudos de pós-comercialização, quando muitos fatores podem afetar a associação entre o tratamento e o desfecho. Por exemplo, a prescrição por indicação ou adesão do paciente ao regime terapêutico seria um fator importante na avaliação da associação entre o tratamento e o desfecho. Nesta seção, faremos uma abordagem rápida do viés de seleção, do viés de informação e do viés de confundimento. Depois, descreveremos os métodos para tratar o viés e o confundimento.

▶ Tipos e fontes de viés na pesquisa farmacoepidemiológica

Viés de seleção

O *viés de seleção* resulta dos procedimentos adotados para a seleção dos participantes do estudo, quando os participantes selecionados têm mais ou menos probabilidades de apresentar o desfecho do que aqueles que são teoricamente elegíveis para participar, mas que não foram incluídos no estudo. As diferentes formas do viés de seleção, que pode ocorrer nos estudos farmacoepidemiológicos, são explicadas nesta seção.[2,5,8-13]

Um tipo de viés de seleção de interesse é o *viés de autosseleção*. Esse tipo ocorre quando os próprios participantes decidem participar ou deixar o estudo. As decisões podem ser influenciadas pela exposição e pelo desfecho. Pode ocorrer nas situações em que tipos particulares de pacientes apresentam maior probabilidade de relato de certo evento medicamentoso adverso. Por exemplo, no estudo do efeito dos antipsicóticos de segunda geração no ganho de peso, pela análise retrospectiva dos prontuários médicos eletrônicos, aqueles pacientes que, na realidade, ganham peso apresentam maior probabilidade de consultar o clínico e relatar um aumento no peso, e aqueles que não vivenciam o ganho de peso apresentam menor probabilidade de relatar, mesmo que estejam recebendo medicamentos antipsicóticos de segunda geração. Esse tipo de viés de autosseleção deverá ser reduzido no nível da análise com a utilização de técnicas estatísticas apropriadas.

Outro tipo de viés de seleção é o *viés de indicação*. Se um participante é indicado para outro provedor (p. ex., hospital, especialista) ou para exames laboratoriais em virtude da exposição a um medicamento, o viés de indicação pode ocorrer. Por exemplo, um paciente recebendo antipsicótico de segunda geração e apresentando história de níveis elevados de glicose pode ser indicado para teste laboratorial de glicose com mais frequência, o que pode resultar na sobre-estimação da associação entre os antipsicóticos de segunda geração e a incidência de diabetes.

Viés da informação

A próxima etapa lógica, após seleção de amostra para realização do estudo farmacoepidemiológico, é realizar uma análise para estimar o efeito da variável tratamento/exposição. Para isso, é necessária a coleta de dados dos participantes. Erros na aferição dessas informações podem gerar vieses. Esse tipo de viés é chamado de *viés da informação*. O erro que ocorre quando da classificação errônea dos participantes do estudo em termos dos seus estados de exposição/não exposição (e vice-versa), ou de doença/não doença (e vice-versa) é chamado de *má-classificação* (erro de classificação),[14] que pode levar ao viés de má-classificação. O erro de classificação pode ser *não diferencial* ou *diferencial*. O erro não diferencial ocorre independentemente da relação exposição/desfecho. A magnitude da má-classificação é a mesma para todos os pacientes, desconsiderando a exposição ou o desfecho. Esse tipo de erro pode resultar na diminuição da associação entre exposição e desfecho e enviesar os resultados em direção a uma hipótese nula.

O erro de classificação diferencial ocorre quando o equívoco na aferição está relacionado ou depende das variáveis de exposição ou desfecho. Quando os dados coletados dependem, ou o participante está exposto ou não, ou se o participante está no grupo dos doentes ou no grupo dos não doentes, o resultado pode ser um erro diferencial. Existem duas situações que podem levar a esse erro de classificação: *viés de memória* e *viés de detecção*. O viés de memória é mais comum nos desenhos de caso-controle e quase sempre leva a situações em que os casos apresentam maior probabilidade de lembrar os seus padrões de doença do que os controles.

O viés de detecção pode ocorrer quando mais importância é dada aos casos do que aos controles em relação à coleta dos dados, ou quando os participantes expostos são acompanhados com mais frequência do que os não expostos. Por exemplo, pacientes usando antipsicóticos de segunda geração são monitorados com mais frequência para elevação da glicose sanguínea (um efeito colateral) e, por isso, um maior número de diagnósticos de diabetes pode ser observado no grupo de expostos/tratamento quando comparado ao grupo de não expostos.

Viés de confusão

Esse problema é de especial importância nos estudos observacionais. Ele ocorre quando a relação entre a exposição, ou o tratamento, e o desfecho é afetada por outra variável ou por um grupo de variáveis.[15-17] De forma específica, a terceira variável, chamada de *confundidora*, é um fator de risco para o desfecho de interesse. A distribuição da variável de confundimento é diferente entre os diversos níveis de exposição. Um confundidor está relacionado à exposição e ao desfecho, sem estar na via causal da exposição e do desfecho (Figura 6-1). Por exemplo, na avaliação dos efeitos de risperidona e de olanzapina (antipsicóticos de segunda geração) nos níveis lipídicos, a idade pode ser uma variável confundidora. Isso acontece porque a idade mais avançada pode ser um fator de risco para níveis lipídicos elevados (desfecho), ao mesmo tempo que afeta os padrões de prescrição dos antipsicóticos de segunda geração (exposição/tratamento). De forma específica, os participantes de grupos de faixa etária mais jovem têm mais chance de receber indicação para risperidona devido a sua indicação para o uso pediátrico.

O confundimento na farmacoepidemiologia pode ser de vários tipos. É provável que o confundimento por indicação seja o tipo mais comum observado nos estudos farmacoepidemiológicos.[6,18-21] Às vezes, esse tipo é chamado de *viés de canal* ou *viés de indicação*. Ele surge quando um médico prescreve medicamentos considerando certas características do paciente, como severidade da doença, idade ou gênero. Também pode haver outros fatores não relacionados ao paciente que influenciem a prescrição médica e que não são de fácil aferição, incluindo a influência das atividades de promoção de vendas dos fabricantes do ramo farmacêutico. Outro tipo de confundimento importante é pelo uso concomitante de medicamentos. No caso da avaliação do efeito dos antipsicóticos de segunda geração no ganho de peso, o uso, pelo paciente, de um medicamento para perda de peso poderá se apresentar como uma variável confundidora que deve ser considerada na análise.

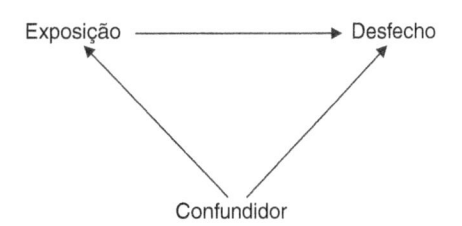

▲ **Figura 6-1** Relação do confundidor com a exposição e o desfecho.

Metodologias utilizadas para tratar os vieses potenciais

Tipos diferentes de vieses podem ser corrigidos ou reduzidos no nível do desenho de estudo ou no nível da análise. A seguir, apresentamos os métodos mais empregados para o controle dos vieses.

Aleatorização

A *aleatorização* ou designação aleatória é o processo de designar os indivíduos para o tratamento ou para o grupo de controle, com base no mecanismo aceito (p. ex., jogar a moeda) que possibilite, a cada indivíduo, a mesma probabilidade de estar em qualquer um dos grupos (p. ex., de tratamento ou de controle). Esse mecanismo está livre de quaisquer fatores alheios que possam afetar o desfecho. Por isso, a ocorrência de qualquer associação entre o grupo de tratamento e os fatores alheios pode ser considerada devido puramente ao acaso. Além disso, a aleatorização para tratamento e para grupos de controle pode eliminar o viés de seleção, pois o objetivo é tornar os grupos de expostos e de não expostos o mais similares que for possível, em todos os aspectos, exceto na situação de exposição.

Restrição

A *restrição* envolve certas características que podem ser usadas para refinar a população de estudo, através dos critérios de *inclusão* e de *exclusão*. Um dos objetivos da restrição é refinar a população de estudo de forma que as variáveis confundidoras potenciais sejam proibidas ou "restritas" na diversificação e não produzam o efeito de confundimento. Por exemplo, um estudo do efeito da sedação causado pelos medicamentos antipsicóticos na ocorrência de lesão involuntária excluiria os pacientes com diagnóstico de retardo mental, problemas de visão, epilepsia, perda da audição, distrofia muscular e derrame cerebral, porque essas condições aumentariam o risco de lesão involuntária. Além disso, para focar nos efeitos dos medicamentos antipsicóticos, os participantes com mais de 65 anos de idade são excluídos, pois a idade avançada pode ser um fator de confundimento na relação entre o tratamento (exposição ao antipsicótico) e o desfecho (lesão involuntária).

Mascaramento

O *mascaramento* (do inglês *blinding*) é uma estratégia que ajuda na correção do viés de informação no nível do desenho de estudo. Refere-se à situação em que o paciente e o coletor dos dados (o avaliador dos resultados) ignoram a designação para o tratamento. Os estudos são chamados de *duplos-cegos* se o paciente e o coletor dos dados ignoram a designação para o tratamento. É importante manter o coletor dos dados desconhecendo a informação quando a avaliação dos desfechos for subjetiva, como um diagnóstico específico. Por outro lado, deixar o paciente conhecer a designação pode afetar a adesão ao tratamento. Ambas as contingências fazem do mascaramento uma estratégia importante para reduzir o viés. Às vezes, o estudo é chamado de *triplo-cego*, quando o analista dos dados não sabe qual grupo de participantes recebeu o tratamento e vice-versa. No entanto, nem sempre é possível ter as partes ignorantes da designação do tratamento. Tal situação pode ocorrer no caso de um medicamento ter efeitos colaterais específicos e conhecidos. Portanto, nesses casos, o coletor dos dados dos desfechos passa a conhecer as possibilidades. Nesse caso, também, é possível para o paciente identificar o tratamento.

Pareamento

O *pareamento* envolve a identificação de alguma característica suposta ser uma fonte de viés (i.e., um confundidor) bem como o pareamento de casos com controles ou participantes expostos com não expostos em relação a essa característica. Por exemplo, parear um caso e um controle na faixa etária de 5 anos ou parear um participante exposto portador de determinada doença com um participante não exposto portador da mesma doença. O pareamento de dois grupos (expostos *versus* não expostos ou doentes *versus* não doentes) na variável de confundimento pode ser uma estratégia útil. No entanto, o pareamento é dispendioso e consome tempo no nível do desenho de estudo. No nível da análise, o pareamento pode ser restringido pelo tamanho da amostra.

Estratificação

A *estratificação* é usada para controlar a variação direcionada por um confundidor no nível da análise. A análise é realizada para cada estrato definido pelos níveis da variável confundidora. Por exemplo, se o gênero é um confundidor, a análise do efeito do tratamento no desfecho pode ser realizada pela criação de dois estratos, um para cada gênero. Essa estratégia elimina qualquer variação oriunda das diferenças de gênero.

Tabela 6-2 Metodologias utilizadas para tratar os vieses potenciais

Metodologias	Características-chave
1. Aleatorização	• Controla todos os fatores de confundimento, conhecidos e desconhecidos • Requer técnicas estatísticas sofisticadas de controle nos estudos observacionais
2. Restrição	• Faz-se redundante com facilidade • Pode reduzir significativamente o tamanho da amostra
3. Mascaramento	• Aplica-se apenas nos casos de estudos experimentais • Não se aplica nos casos em que os efeitos colaterais dos medicamentos são conhecidos
4. Pareamento	• Possibilita intervalos de confiança muito estreitos para as variáveis de pareamento em oposição ao controle direto no modelo estatístico • Não permite ao pesquisador avaliar o efeito da própria variável de pareamento. • Pode reduzir o tamanho da amostra se os participantes não forem pareados, necessita da retirada do não pareado • Envolve custo e consumo de tempo para sua realização
5. Estratificação	• Permite separar as estimativas dos efeitos para cada estrato da variável confundidora • Fácil de realizar no nível da análise • Pode ser cansativa se houver muitos estratos da confundidora
6. Modelo multivariável	• Maneira muito eficiente de controlar mais de uma variável confundidora simultaneamente • Requer experiência no modelo estatístico avançado para sua realização • Pode levar a resultados e interpretações enganosas se não realizada com conhecimento apropriado das técnicas
7. Análise de propensão	• Reduz o viés de seleção do tratamento no nível da análise • Considera apenas os fatores observáveis
8. Estimativa da variável instrumental	• Reduz o viés de seleção do tratamento no nível da análise • Considera os fatores não observáveis
9. Probabilidade inversa das ponderações do tratamento	• Reduz o viés de seleção do tratamento no nível da análise • Considera as covariáveis dependentes do tempo • Considera apenas os fatores observáveis
10. Análise da sensibilidade	• Maneira eficiente de verificar a validade das suposições do modelo • Pode ser usada para avaliar o efeito das variáveis confundidoras não mensuradas

Modelo multivariável

Uma maneira eficaz de controlar o confundimento no nível da análise é construir modelos matemáticos multivariáveis para controlar várias confundidoras ao mesmo tempo. Um modelo é especificado e as técnicas de regressões múltiplas são utilizadas para calcular a estimativa do parâmetro que fornece informações sobre a contribuição de cada confundidora para a ocorrência do desfecho. Uma vantagem dessa estratégia é o fornecimento das informações sobre cada confundidora em separado, além da estimativa dos efeitos de exposição no desfecho.

Análise de propensão

A *análise de propensão* é uma abordagem estatística avançada destinada a equilibrar os grupos de tratamento em todas as características observáveis, de forma que eles se pareçam com um ensaio aleatorizado.[22-25] Na primeira fase, as probabilidades de um indivíduo ser destinado para o grupo de tratamento são calculadas considerando as características observáveis. Utiliza-se um modelo de regressão logística em que a variável dependente é uma variável dicotômica com duas categorias de tratamento. As variáveis independentes são as características que podem gerar impacto na designação do tratamento.

Depois, as probabilidades da designação para um específico grupo de tratamento são calculadas para cada paciente. Aqueles pacientes com probabilidades ou índices de propensão parecidas são considerados pacientes similares. Esses índices de propensão são utilizados tanto para combinar pacientes nos índices, antes da análise, como usados como uma covariável, durante a análise de regressão. Esse método de índices de propensão é amplamente usado na farmacoepidemiologia e em estudos da efetividade comparada para controlar o viés de seleção.

Estimativa da variável instrumental

Um ponto fraco da análise do índice de propensão é o fato de não considerar os fatores não observáveis que podem estar afetando a designação do tratamento. Esse problema é tratado pela abordagem da variável instrumental.[26-28] Originado na literatura econômica, tornou-se uma abordagem importante para corrigir o viés de seleção nos estudos farmacoepidemiológicos. A ideia básica é encontrar uma variável, denominada *variável instrumental* ou *instrumento*, que esteja correlacionada com a variável tratamento/exposição, mas não com o desfecho. Encontrada essa variável, usa-se a análise de regressão para a previsão da designação do tratamento para cada paciente. Os valores da designação do tratamento previstos por essa variável instrumental são utilizados para estimar o efeito do tratamento no desfecho. Essa abordagem reduz o viés de seleção no nível da análise.

Probabilidade inversa dos estimadores ponderados do tratamento

Este é um método avançado e relativamente novo para tratar as situações em que as covariáveis são dependentes do tempo e são tanto confundidoras como variáveis intermediárias.[29] Uma nova classe de modelos causais, denominada *modelos estruturais marginais*, na qual os parâmetros são estimados pelo uso de uma nova classe de estimadores conhecidos como *probabilidade inversa dos estimadores ponderados do tratamento*, foi adotada.*

Análise de sensibilidade

Quase sempre é o caso em que várias suposições são feitas durante uma análise que busca examinar a associação entre um tratamento e seu desfecho. No entanto, aos pesquisadores, é sempre requisitada a verificação da influência dessas suposições, assim como de seus efeitos, no desfecho de interesse. Uma maneira simples de verificar é realizar a análise de sensibilidade.[30] Essa análise é feita pela repetição sistemática da análise variando as suposições a cada vez, para avaliar a grandeza da sensibilidade dos resultados obtidos para as variações nas suposições do modelo e se os resultados são consistentes em todas as variações nas suposições. Por exemplo, em geral, nos estudos da adesão ao tratamento um limiar para a razão *medication possession ratio* (MPR) é especificado para os participantes dicotomizados para grupos de aderentes e de não aderentes. Pode-se deduzir que os resultados são sensíveis para o valor limiar escolhido e também requerer uma análise de sensibilidade por variação no nível do limiar, por exemplo, de uma MPR de 0,8 para 0,9. Outro problema pode ser o fato de que os resultados são específicos para uma determinada medida de adesão. Nesse caso, uma análise de sensibilidade mais genérica é realizada empregando-se um conjunto de medidas de adesão diferentes, como Proportion of Days Covered (PDC) em vez de MPR*. Outro exemplo é a variação das janelas temporais ou a alteração dos pontos de corte na categorização dos participantes nos vários grupos etários.

A análise de sensibilidade também pode ser classificada como de *modo único* ou *multimodos*. Na análise de modo único, apenas uma variável é alterada dentro de uma faixa plausível de valores para estudar o impacto no desfecho, mantendo todas as demais variáveis constantes em suas médias ou valores basais. Na análise multimodos, os valores de duas ou mais variáveis são alterados simultaneamente para observar o impacto no desfecho.

Além de ser considerada menos comum, a análise de sensibilidade também é realizada para estudar os efeitos potenciais de vários tipos de vieses não mensurados, em especial o viés de confundimento.[31,32] Para realizar esse tipo de análise, uma estimativa do efeito do fator confundidor no desfecho e a prevalência do efeito confundidor entre o tratamento e o grupo de controle deverão estar disponíveis na literatura. Com base nessas informações, os efeitos de confundimento podem ser calculados para vários níveis de confundidores

---

* Para outras informações sobre esse tema, o leitor deve consultar a Ref. 29.

* N. de T. MPR é a razão entre a quantidade de medicamentos fornecida para o período e a quantidade de medicamento necessária para o mesmo período. PDC – tempo de posse do medicamento – é a razão do tempo de tratamento prescrito e o tempo para o qual o paciente possui o medicamento para uso.

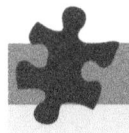

ESTUDO DE CASO 6-2

Resultados e mortalidade cardiovasculares em pacientes usando clopidogrel com inibidores da bomba de próton após angioplastia coronária ou síndrome coronariana aguda[35]

A FDA emite alertas sobre a eficácia reduzida do clopidogrel quando usado concomitantemente com inibidores da bomba de prótons (IBP). São realizados estudos para estimar esse risco de eficácia reduzida. Rassen e colaboradores[35] especulam que estudos prévios superestimaram o risco. Os autores estudaram o potencial para aumento do risco de eventos cardiovasculares adversos, incluindo infarto do miocárdio, hospitalização, óbito e revascularização, entre os usuários de clopidogrel com e sem uso concomitante de IBP, entre 2001 e 2005. Dos 18.565 participantes, 2,6% com uso de IBP *versus* 2,1% sem uso de IBP foram hospitalizados por infarto do miocárdio; 1,5% *versus* 0,9% tiveram óbito; e 3,4% *versus* 3,1% foram submetidos à revascularização. Os autores usaram a análise do índice de propensão para ajustar o viés de seleção e de confundimento. A proporção da taxa do evento primário do infarto do miocárdio ou do óbito foi de 1,22 (IC de 95%, 0,99-1,51). Os autores concluíram que não houve evidência conclusiva de uma interação clopidogrel-IBP.[35] Esse resultado contraria os resultados de dois estudos recém-publicados sobre o assunto.[36,37] Os autores compararam seus resultados e sugeriram que, nesses últimos, não foram feitos os ajustes adequados para o viés de seleção. Os autores também mencionam a possibilidade da existência de confundimento por indicação.****

---

potenciais.* Um tipo mais avançado de análise de sensibilidade é denominado *análise probabilística de sensibilidade*.[33,34] Esse tipo é derivado das simulações repetidas de Monte Carlo para explorar o impacto no desfecho, permitindo a transformação das variáveis simultaneamente dentro de uma faixa razoável de valores, baseada na distribuição da probabilidade predeterminada.**

Ajuste por risco***

Nos estudos observacionais, os resultados são desenvolvidos como um efeito de um número de fatores incluindo o tratamento. É muito frequente os grupos de tratamento serem diferentes entre si nas características clínicas e não clínicas. Essas diferenças podem estar em uma faixa de características do paciente ou de fatores de risco, que podem afetar os resultados. Para chegar a uma estimativa correta de associação entre o tratamento e os desfechos, é importante eliminar ou abrandar o impacto desses fatores de risco. Em outras palavras, essas diferenças nos grupos podem confundir a relação entre o tratamento e o desfecho. A base lógica para o ajuste por risco é avaliar os resultados pelo controle estatístico por diferenças no grupo quando comparando grupos diferentes de tratamento.[38-40] O ajuste por risco é empregado para calcular uma medida de desfecho esperado com base nos fatores de risco considerados e suas relações com os desfechos.

O ajuste por risco envolve duas fases importantes.[40] A primeira é construir a medida usada para definir o risco ou a severidade, e a segunda é obter resultados ajustados para a medida construída do risco ou da severidade. Os fatores principais considerados no ajuste por risco são: idade, gênero, diagnóstico principal e sua severidade, extensão e severidade das comorbidades, estado funcional físico, estado funcional psicológico e cognitivo, qualidade de vida, atitudes e preferências.[38] Na expressão a seguir, esses fatores de risco podem confundir a relação entre o tratamento e o desfecho de interesse.

Desfechos = *f* (tratamento, idade, gênero, diagnóstico principal e sua severidade, extensão e severidade das comorbidades, estado funcional físico, estado funcional psicológico e cognitivo, qualidade de vida, atitudes e preferências, chance aleatória).

---

* Para outras informações sobre esse tema, o leitor deve consultar as Refs. 31 e 32.

** Para outras informações sobre esse tema, o leitor deve consultar as Refs. 33 e 34.

*** N. de R.T. Também conhecido por ajuste prognóstico.

**** Para uma definição de "confundimento por indicação", consulte a exposição anterior sobre "Viés de confundimento".

Para os objetivos deste capítulo, é dada ênfase apenas ao risco decorrente das comorbidades do paciente. *Comorbidades* são definidas como as condições clínicas concomitantes presentes em um paciente, além da condição clínica em estudo. Na farmacoepidemiologia, o uso de um *índice de comorbidade* ou índice misto é uma maneira simples de ajustar por risco de comorbidade.

Vários tipos diferentes de medidas de comorbidade são usados nas análises realizadas com bancos de dados administrativos. Essas medidas podem ser divididas em duas categorias principais: medidas baseadas no diagnóstico e medidas baseadas na farmácia. Além dessas medidas mistas, os pesquisadores também usaram medidas mais simples, como a inclusão direta das condições clínicas ou o uso de medicamentos específicos como covariáveis. Essas medidas são de fácil utilização e, em alguns casos, mostram-se bons indicadores dos desfechos de interesse.[41] Além de tudo, as medidas de avaliação da comorbidade autorrelatadas, baseadas nos dados de levantamento, também são usadas na literatura.

A seguir, resumiremos as medidas mais utilizadas com base no diagnóstico e na farmácia, desenvolvidas para uso com dados administrativos. As medidas de comorbidade também podem ser calculadas pela coleta da informação dos prontuários dos pacientes, ou dos prontuários médicos eletrônicos. Muitas das medidas de ajuste por risco de comorbidade foram desenvolvidas para prever custos, utilização de recursos, como hospitalizações, ou para mortalidade. O objetivo principal do desenvolvimento dessas medidas foi estabelecer os níveis de pagamentos para os hospitais ou organizações de gerência da assistência em saúde. No entanto, essas medidas foram adotadas para ajustar a comorbidade na pesquisa de resultados e estudos epidemiológicos. Em vista disso, uma consideração crítica é estabelecer se determinada medida de ajuste apresenta probabilidade de prognosticar o desfecho de interesse no estudo farmacoepidemiológico em pesquisa. Por exemplo, em um estudo que busca investigar o efeito dos antipsicóticos de segunda geração na hiperlipidemia, o pesquisador deve, primeiro, avaliar se uma medida mista do risco é adequada ou precisa ser modificada para controlar apropriadamente o confundimento. Isso pode ser um problema se uma medida de ajuste da comorbidade geral for usada e alguma das condições, na medida geral, não tiver qualquer impacto no desfecho.

▶ Modelos de ajuste por risco

Modelos baseados no diagnóstico

Os modelos baseados no diagnóstico estão fundamentados nos códigos da Classificação Internacional de Doenças (CID), Nona Revisão, Modificação Clínica (ICD-9-CM). Alguns desses modelos estão sendo atualizados pela Classificação Internacional de Doenças (CID), Décima Revisão, Modificação Clínica (ICD-10-CM).[42,43] Descrições breves de algumas das medidas de ajuste por risco de comorbidade selecionadas são apresentadas a seguir.

Índice de comorbidade de Charlson – esse índice é o mais utilizado para a medida do ajuste por risco oriundo das comorbidades nos estudos epidemiológicos. Em princípio, ele foi desenvolvido para prognosticar um ano de mortalidade com base nas condições clínicas coletadas dos prontuários médicos hospitalares.[44] Ele calcula o índice de comorbidade usando 19 classificações de doenças, com pesos de acordo com a severidade. Mais tarde, várias modificações e adaptações no índice de Charlson foram realizadas para seu uso com dados dos registros administrativos.[45-48] Algumas adaptações são: Deyo/Charlson,[45] Romano (desenvolvidas pelo grupo Dartmouth-Manitoba),[46] D'Hoore[47] e Ghali[48] e diferem primariamente nos conjuntos de diagnósticos incluídos para o cálculo dos índices e nos pesos destinados a esses diagnósticos. A principal diferença entre as adaptações de Deyo/Charlson e de Romano é que a última interpreta as definições de comorbidade menos estritamente do que as primeiras. Ambas convertem três itens do índice original de Charlson em um item, atingindo um total de 17 categorias de comorbidade.[45,46] A adaptação de Ghali usa um conjunto reduzido de diagnósticos e novos pesos, comparada com o índice original de Charlson, para aumentar o prognóstico de mortalidade do paciente hospitalizado. A adaptação de D'Hoore emprega três dígitos dos códigos ICD-9-CM em vez de os cinco dígitos usuais em outras adaptações. Schneeweiss e colaboradores[49] examinaram o desempenho dos índices de cada uma das implementações para prognosticar a mortalidade e a utilização do serviço de assistência à saúde. Concluíram que as adaptações de Romano apresentaram um melhor desempenho entre as várias adaptações do índice de Charlson.

Índice de Elixhause – índice relativamente recente de comorbidade baseado no diagnóstico. Utiliza 30 condições clínicas coexistentes para desenvolver o índice de risco.[50] Uma característica do índice de Elixhause é a distinção entre as comorbidades e as complicações pela consideração apenas dos diagnósticos secundários não relacionados ao diagnóstico principal, utilizando os grupos relacionados ao diagnóstico. Um estudo realizado por Farley e seus colaboradores[41] comparou o desempenho do índice de comorbidade de Charlson com o índice de Elixhause na previsão das despesas com assistência à saúde, concluindo que ambos apresentaram desempenho similar. Outros estudos relataram que o índice de Elixhause apresentou melhor desempenho no prognóstico da mortalidade.[51]

Grupos clínicos ajustados (ACG) – foram desenvolvidos para a previsão das consultas ambulatoriais.[52] A princípio, o índice utilizou os diagnósticos dos pacientes ambulatoriais, mas os diagnósticos dos pacientes hospitalizados foram incorporados, mais tarde, no cálculo do índice. O modelo categoriza as condições clínicas em 32 grupos com base na severidade da doença, provavelmente considerando o futuro uso do serviço especializado, e na duração da doença.

Custos dos diagnósticos por grupos de categorias coexistentes hierárquicas (DCG-HCC) – a medida DCG-HCC é utilizada para prever os custos de cuidados de saúde e a utilização de recursos para a população do Medicare, além de determinar o pagamento para o Medicare HMO.[53] No início, o cálculo dos índices era baseado nos diagnósticos dos pacientes hospitalizados, mas depois os diagnósticos dos pacientes ambulatoriais também foram incorporados no cálculo do índice. O índice categoriza os códigos diagnósticos em cerca de 800 grupos, que são agrupados em 184 categorias de condições. A categorização baseia-se na similaridade clínica e na utilização de recurso. Por fim, as 184 categorias de condições são ordenadas em aproximadamente cem condições coexistentes hierárquicas.

Sistema de pagamento por doença crônica e incapacidade (CDPS) – é utilizado para prever os custos de cuidados de saúde.[54,55] Em especial, ajusta por risco de populações incapacitadas no Medicaid. O modelo incorpora códigos de diagnósticos de pacientes hospitalizados e ambulatoriais no cálculo dos índices CDPS.

Modelo de ajuste por risco global (GRAM) – foi desenvolvido para prever a utilização dos cuidados de saúde e para categorizar 350 diagnósticos em 19 grupos.[56] Os grupos são baseados nos atributos clínicos e nas respostas esperadas à doença.

Avaliação de fisiologia aguda e doença crônica (Apache) – computa uma série de índices de risco, como mortalidade nas unidades de terapia intensiva (UTI), e tempo de permanência da população na UTI, baseado em 17 parâmetros fisiológicos agudos e outras informações clínicas.[57]

Modelos baseados na farmácia

Outra fonte de ajuste por risco oriunda das comorbidades são os modelos baseados nos dados de farmácia. Nas últimas duas décadas, estiveram em evidência vários modelos usando os dados de farmácia para desenvolver o índice de risco, que possibilitaria o ajuste pelas condições coexistentes para avaliação dos desfechos de interesse.[58-61] A seguir, duas medidas de utilização habitual são resumidas: índice de doença crônica e índice RxRisk.

Índice de doença crônica (CDS) – emprega os dados de dispensação de farmácia para designar os pacientes para os grupos de doença crônica.[62,63] Cada uma das 30 classes de medicamentos representa uma categoria de comorbidade, e a cada uma delas é atribuído um peso que varia de 1 a 5. Um índice geral é obtido pela soma de todos os pesos. O CDS foi originalmente desenvolvido no Group Health Cooperative of Puget Sound, utilizando os dados automatizados de farmácia dos pacientes ambulatoriais. Um problema do CDS foi ter sido desenvolvido exclusivamente para uma população de adultos e não foi prontamente adequado para a população adolescente e pediátrica. Esse fato ocorreu porque as crianças apresentam um conjunto de condições crônicas diferente das dos adultos e recebem tratamento farmacológico também diferente. Para lidar com essa deficiência, um CDS pediátrico (PCDS) foi elaborado. As tentativas foram no sentido de unificar as medidas de risco para adultos e crianças em um único instrumento. Esses esforços levaram ao desenvolvimento do modelo RxRisk descrito a seguir.

Modelo RxRisk – fornece uma medida para todas as idades. O modelo cria um perfil individual da condição crônica do paciente, conforme medido pelos dados de dispensação de farmácia, e prevê os custos com cuidados de saúde e a mortalidade para esse específico paciente.[64] O índice RxRisk é calculado incluindo 28 condições crônicas entre adultos e 24 entre crianças, baseado na dispensação da prescrição para os pacientes ambulatoriais. Ele mede tanto a comorbidade como a severidade da doença. Além disso, para a mortalidade e para os custos, o RxRisk prevê a utilização dos recursos de cuidados de saúde, incluindo hospitalizações.

Outra versão, denominada RxRisk-V, foi desenvolvida especificamente para a população do Veteran Affairs.[65] Fishman e seus colaboradores[64] descreveram em detalhes as etapas do desenvolvimento do modelo.

Comparação dos modelos baseados no diagnóstico e baseados na farmácia

Cada um dos dois tipos de modelos apresenta seus pontos fortes e fracos relativos. Schneeweiss e colaboradores[49] demonstraram que os índices baseados no diagnóstico apresentaram um desempenho superior aos índices baseados na farmácia, e o estudo realizado por Farley e colaboradores[41] revelou que o índice RxRisk obteve um desempenho muito acima dos índices de comorbidade de Charlson e de Elixhauser. A seguir, uma breve descrição das vantagens e desvantagens dos dois tipos de modelos.

Uma desvantagem das medidas baseadas na farmácia é o fato de os pacientes que já recebem muitos medicamentos apresentarem reduzida probabilidade de novas prescrições adicionais de medicamentos para comorbidades. É sabido que os medicamentos com efeitos reconhecidos são menos prescritos para muitos pacientes doentes.[49] Essa situação resulta em pacientes artificialmente saudáveis. Outro problema surge quando uma prescrição de medicamento é usada para tratar mais de uma condição clínica. Nesse caso, a informação referente à prescrição isolada do fármaco não será suficiente para identificar a condição de comorbidade. Um exemplo é o medicamento para dor, que pode ser prescrito para várias condições clínicas diferentes subjacentes. Nesse contexto, a informação do código de diagnóstico será necessária para identificar com precisão a condição clínica coexistente. Outra questão é a existência de comorbidades sem um marcador de medicamento. Um exemplo é a gravidez, que não é identificável por um medicamento. Em todas as situações anteriormente mencionadas, as medidas baseadas no diagnóstico são mais apropriadas e mais prováveis de apresentar um desempenho superior. Outro desafio das medidas baseadas na farmácia é a constante atualização do algoritmo pela inclusão de novos fármacos, novas utilizações dos medicamentos existentes e utilizações descontinuadas de medicamentos antigos. Outro problema é manter as mesmas condições de desempenho diante das mudanças dos padrões de prescrição à luz de novas evidências. Por fim, uma medida baseada na farmácia pode subestimar as comorbidades nos planos menos generosos de benefícios de farmácia.

Por outro lado, os índices de comorbidade baseados nos dados de farmácia apresentam um desempenho superior em alguns casos, conforme descrito a seguir. Os dados de farmácia podem ser um marcador melhor da severidade da doença, comparados apenas com as informações do diagnóstico. Um exemplo é a asma, em que apenas o diagnóstico não é um bom indicador da severidade da doença, caso em que as informações nos dados da prescrição são mais valiosas e podem

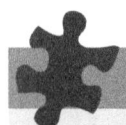

ESTUDO DE CASO 6-3

Benzodiazepínicos e lesões: modelo de risco ajustado[66]

French e colaboradores[66] utilizaram dados de três anos (1999-2001) de prescrição para pacientes ambulatoriais, dados administrativos de pacientes hospitalizados e de pacientes ambulatoriais para desenvolver um modelo de risco ajustado, que pesquisou a associação do uso de benzodiazepínicos com o risco de lesões. O número total de prescrições de benzodiazepínicos analisado foi de 133.872 para 13.745 pacientes de um centro médico para veteranos nos EUA (VA Medical Center). As variáveis incluídas na análise foram: índice de comorbidade de Elixhauser, altas hospitalares, estado civil, idade, pressão arterial média e índice de massa corporal. Além disso, a dosagem do medicamento e a duração do fornecimento foram incluídas no modelo. As variáveis consideradas associadas ao aumento do risco para lesão foram: dosagem, duração, altas hospitalares e diversas comorbidades. Um aumento no índice de massa corporal também foi associado ao aumento do risco para lesão. Esses achados esclareceram efeitos de diversas combinações de fatores que podem influenciar o risco de um desfecho, como o risco de lesão acidental, nesse caso. O trabalho demonstrou um bom exemplo de ajuste por risco da comorbidade baseado no diagnóstico em um estudo farmacoepidemiológico.

fornecer um quadro mais completo da severidade da doença. Entretanto, mesmo assim, os dados de farmácia, novamente, não suprem com informações sobre o tipo da doença em si, pois as classes de medicamentos similares podem ser marcadores para asma e doença pulmonar obstrutiva crônica. Por isso, em muitos casos, as informações sobre o diagnóstico e a prescrição do medicamento podem ser necessárias para obter um quadro completo do perfil da doença. Outra vantagem do uso do índice de farmácia é o fato de os dados de farmácia serem disponibilizados com rapidez e com uma alta qualidade, comparativamente aos dados de diagnóstico nas instituições de gerenciamento de serviços de assistência em saúde, onde a captação de taxas afeta a coleta dos dados.[51] Em relação aos sistemas de pagamento das taxas, eles desestimulam os provedores a relatar dados de diagnóstico e de procedimento. Além disso, a codificação dos diagnósticos e dos procedimentos pode estar sujeita à regra do jogo em virtude dos problemas de pagamento.[64] Os dados de farmácia estão menos sujeitos a essa desvantagem, por isso podem ser mais confiáveis.

▶ Métodos estatísticos para o ajuste por risco

O ajuste por risco da comorbidade é importante para controlar o confundimento potencial na relação entre o tratamento e o desfecho. O método mais comum empregado é o modelo multivariável usando um *software* estatístico. Em geral, um índice de comorbidade selecionado de forma adequada é incluído como uma covariável na equação de regressão junto com a variável de tratamento e de outros fatores de risco não relacionados à comorbidade. Além dos modelos multivariáveis, análises combinadas ou estratificadas também podem ser realizadas. Os grupos de tratamento podem ser combinados em relação às comorbidades de confundimento para igualar o risco nos grupos e, em seguida, o modelo multivariável é aplicado. Na análise estratificada, os grupos de tratamento podem ser estratificados com base nos níveis de risco (p. ex., baixo, médio, alto), depois a análise para cada estrato em separado é realizada. A ideia-chave é tornar os grupos de tratamento tão comparáveis quanto for possível, de forma que o risco *a priori* de ocorrência de desfecho seja similar.

Além do uso de um índice misto ou um resumido de uma medida de comorbidade, as comorbidades potenciais podem ser consideradas individualmente. Em outras palavras, as condições clínicas com potencial de confundimento podem ser incluídas como covariáveis nas análises. Outra estratégia é incluir, nas análises, os medicamentos específicos para as condições de interesse como variáveis.

▼ RESUMO

Este capítulo apresentou problemas-chave metodológicos que costumam ser encontrados nas análises de uso e efeitos dos medicamentos na fase de pós-comercialização. Essas questões são de especial utilidade no aumento da precisão e da exatidão das estimativas dos desfechos do tratamento nas análises realizadas usando extensos bancos de dados. O capítulo iniciou-se com a explicação do conceito importante de causalidade, distinguindo-o do conceito de associação no contexto do tratamento e de seu desfecho. A seguir, uma exposição sobre a questão crucial dos vários tipos de fontes de vieses oriundas dos estudos observacionais, incluindo o viés de confundimento. Depois de uma abordagem introdutória sobre os vários tipos de vieses, o capítulo elaborou vários métodos para eliminar ou mitigar os vieses nos níveis do desenho de estudo e da análise. Na última parte do capítulo, a questão do ajuste por risco é apresentada. Essa questão ganhou importância nos últimos anos, mas não tem recebido a devida atenção no contexto da farmacoepidemiologia. O capítulo apresenta as medidas de ajuste por risco mais relevantes desenvolvidas, usando os códigos de diagnóstico e as informações de dispensação de farmácia. Uma comparação entre os dois tipos (com base no diagnóstico e na farmácia) também foi fornecida.

QUESTÕES PARA DISCUSSÃO

1. Distinguir *associação* e *causalidade*. Dar um exemplo de cada conceito.
2. Quais são os três tipos diferentes de associações na farmacoepidemiologia? Dê exemplos.
3. Desenvolva os critérios para determinar a natureza causal de uma associação.
4. Defina o termo *viés*. Explique como ele está relacionado aos erros sistemáticos.
5. Defina o termo *confundimento* com exemplos.

6. Explique os vários métodos que são utilizados para lidar com os diferentes tipos de vieses nos estudos farmacoepidemiológicos.
7. O que é ajuste por risco? Por que é importante incorporá-lo nos estudos de pesquisa de resultados?
8. Explique uma medida de ajuste por risco da comorbidade com base na farmácia. Quais são os pontos fracos e fortes de cada medida?

REFERÊNCIAS

1. Hernán MA. A definition of causal effect for epidemiological research. *J Epidemiol Community Health.* 2004;58(4):265-271.
2. Strom BL, Kimmel SE, eds. *Textbook of Pharmacoepidemiology.* Chicester, England: John Wiley & sons, 2006.
3. Hill AB. The environment and disease: Association or causation? *Proc R Soc Med.* 1965;58:295-300.
4. US Public Health Service. *Smoking and Health: Report of the Advisory Committee to the Surgeon General of the Public Health Service.* Washington DC: Government Printing Office, 1964.
5. Kaufman JS, Poole C. Looking back on "causal thinking in the health sciences". *Annu Rev Public Health.* 2000;21: 101-119.
6. Rothman KJ, Greenland S, Lash TL. *Modern Epidemiology,* 3rd ed. Philadelphia: Lippincott Williams & Wilkins, 2008.
7. Said Q, Gutterman EM, Kim MS, Firth SD, Whitehead R, Brixner D. Somnolence effects of antipsychotic medications and the risk of unintentional injury. *Pharmacoepidemiol Drug Saf.* 2008;17(4):354-364.
8. Hutchison GB, Rothman KJ. Correcting a bias? *N Engl J Med.* 1978;299(20):1129-1130.
9. Maldonado G, Greenland S. Estimating causal effects. *Int J Epidemiol.* 2002;31(2):422-429.
10. Szklo M0, Nieto FJ. *Epidemiology. Beyond the Basics.* Gaithersburg, MD: Aspen, 2000.
11. MacMahon B, Trichopoulos D. *Epidemiology. Principles & Methods,* 2nd ed. Boston: Little, Brown and Co, 1996.
12. Hennekens CH, Buring JE. *Epidemiology in Medicine.* Boston: Little, Brown and Co, 1987.
13. Gordis L. *Epidemiology.* Philadelphia: WB Saunders Co, 1996.
14. Greenland S, Robins JM. Confounding and misclassification. *Am J Epidemiol.* 1985;122(3):495-506.
15. Miettinen OS. Confounding and effect modification. *Am J Epidemiol.* 1984;100:350-353.
16. Greenland S, Neutra R. Control of confounding in the assessment of medical technology. *Int J Epidemiol.* 1980;9(4): 361-367.
17. Greenland S, Morgenstern H. Confounding in health research. *Annu Rev Public Health.* 2001;22:189-212.
18. Spitzer WO, Suissa S, Ernst P, et al. The use of beta-agonists and the risk of death and near death from asthma. *N Engl J Med.* 1992;326:501-506.
19. Strom BL, Carson JL, Morse ML, West SL, Soper KA. The effect of indication on hypersensitvity reactions associated with zomepirac sodium and other nonsteroidal anti-inflammatory drugs. *Arthritis Rheum* 1987;30:1142-1149.
20. Miettinen OS. The need for randomization in the study of intended effects. *Stat Med.* 1983;2:267-271.
21. Petri H, Urquhart J, Herings R, Bakker A. Characteristics of patients prescribed three different inhalational beta-2 agonists: An example of the channeling phenomenon. *Post-Mark Surveil.* 1991;5:57-66.
22. Rosenbaum PR, Rubin DB. The central role of the propensity score in observational studies for causal effects. *Biometrika.* 1983;70:41-55.
23. Joffe MM, Rosenbaum PR. Invited commentary: propensity scores. *Am J Epidemiol.* 1999;150:327-333.
24. Winkelmayer WC, Glynn RJ, Mittleman MA, Levin R, Pliskin JS, Avorn J. Comparing mortality of elderly patients on hemodialysis versus peritoneal dialysis: A propensity score approach. *J Am Soc Nephrol.* 2002;13:2353-2362.
25. Grunkemeier GL, Payne N, Jin R, Handy JR, Jr. Propensity score analysis of stroke after off-pump coronary artery bypass grafting. *Ann Thorac Surg.* 2002;74:301-305.
26. Newhouse JP, McClellan M. Econometrics in outcomes research: The use of instrumental variables. *Annu Rev Public Health.* 1998;19:17-34.
27. McClellan M, McNeil BJ, Newhouse JP. Does more intensive treatment of acute myocardial infarction in the elderly reduce mortality? Analysis using instrumental variables. *JAMA.* 1994;272(11):859-866.
28. Greenland S. An introduction to instrumental variables for epidemiologists. *Int J Epidemiol.* 2000;29(4):722-729.
29. Robins JM, Hernán MA, Brumback B. Marginal structural models and causal inference in epidemiology. *Epidemiology.* 2000;11(5):550-560.
30. Greenland S. Basic methods for sensitivity analysis and external adjustment. In: Rothman KJ,

Greenland S, eds. *Modern Epidemiology*, 2nd ed. Philadelphia: Lippincott-Raven, 1998:343-357.

31. Flanders WD, Khoury MJ. Indirect assessment of confounding: Graphic description and limits on effect for adjusting for covariates. *Epidemiology*, 1990;1(3):239-246.

32. Schlesselman JJ. Assessing effects of confounding variables. *Am J Epidemiol*. 1978;108(1):3-8.

33. Phillips CV. Quantifying and reporting uncertainty from systematic errors. *Epidemiology*. 2003;14(4):459-466.

34. Lash TL, Fink AK. Semi-automated sensitivity analysis to assess systematic errors in observational data. *Epidemiology*. 2003;14(4):451-458.

35. Rassen JA, Choudhry NK, Avorn J, Schneeweiss S. Cardiovascular outcomes and mortality in patients using clopidogrel with proton pump inhibitors after percutaneous coronary intervention or acute coronary syndrome. *Circulation*. 2009;120(23):2322-2329.

36. Juurlink DN, Gomes T, Ko DT, et al. A population-based study of the drug interaction between proton pump inhibitors and clopidogrel. *CMAJ*. 2009;180:713-718.

37. Ho PM, Maddox TM, Wang L, et al. Risk of adverse outcomes associated with concomitant use of clopidogrel and proton pump inhibitors following acute coronary syndrome. *JAMA*. 2009;301:937-944.

38. Iezzoni L, ed. *Risk Adjustment for Measuring Health Care Outcomes*, 3rd ed. Chicago: Health Administration Press, 2003.

39. Iezzoni LI. The risks of risk adjustment. *JAMA*. 1997;278(19): 1600-1607.

40. Arcà M, Fusco D, Barone AP, Perucci CA. Risk adjustment and outcome research. Part I. *J Cardiovasc Med (Hagerstown)*. 2006;7(9):682-690.

41. Farley JF, Harley CR, Devine JW. A comparison of comorbidity measurements to predict healthcare expenditures. *Am J Manag Care*. 2006;12(2):110-119.

42. Sundararajan V, Quan H, Halfon P, et al. Cross-national comparative performance of three versions of the ICD-10 Charlson index. International Methodology Consortium for Coded Health Information (IMECCHI). *Med Care*. 2007;45(12):1210-1215.

43. Li B, Evans D, Faris P, Dean S, Quan H. Risk adjustment performance of Charlson and Elixhauser comorbidities in ICD-9 and ICD-10 administrative databases. *BMC Health Serv Res*. 2008;8:12.

44. Charlson, ME, Pompei P, Ales KL, MacKenzie CR. A new method of classifying prognostic comorbidity in longitudinal studies: Development and validation. *J Chronic Dis*. 1987;40(5):373-383.

45. Deyo RA, Cherkin DC, Ciol MA. Adapting a clinical comorbidity index for use with ICD-9-CM administrative databases. *J Clin Epidemiol*. 1992;45(6):613-619.

46. Romano PS, Roos LL, Jollis JG. Adapting a clinical comorbidity index for use with ICD-9-CM administrative data: differing perspectives. *J Clin Epidemiol*. 1993;46(10);1075-1079.

47. D'Hoore W, Sicotte C, Tilquin C. Risk adjustment in outcome assessment: The Charlson comorbidity index. *Methods Inf Med*. 1993;32(5):382-387.

48. Ghali WA, Hall RE, Rosen AK, Ash AS, Moskowitz MA. Searching for an improved clinical comorbidity index for use with ICD-9-CM administrative data. *J Clin Epidemiol*. 1996;49(3): 273-278.

49. Schneeweiss S, Seeger JD, Maclure M, Wang PS, Avorn J, Glynn RJ. Performance of comorbidity scores to control for confounding in epidemiological studies using claims data. *Am J Epidemiol*. 2001;154:854-864.

50. Elixhauser A, Steiner C, Harris DR, Coffey RM. Comorbidity measures for use with administrative data. *Med Care*. 1998; 36:8-27.

51. Stukenborg GJ, Wagner DP, Connors AF Jr. Comparison of the performance of two comorbidity measures, with and without information from prior hospitalizations. *Med Care*. 2001;39(7):727-739.

52. Weiner JP, Starfield BH, Steinwachs DM, Mumford LM. Development and application of a population-oriented measure of ambulatory care case-mix. *Med Care*. 1991;29(5):452-472.

53. Ellis RP, Pope GC, Iezzoni L, et al. Diagnosis-based risk adjustment for Medicare capitation payments. *Health Care Financ Rev*. 1996;17(3):101-128.

54. Kronick R, Dreyfus T, Lee L, Zhou Z. Diagnostic risk adjustment for Medicaid: The disability payment system. *Health Care Financ Rev*. 1996;17(3):7-33.

55. Kronick R, Gilmer T, Dreyfus T, Lee L. Improving health-based payment for Medicaid beneficiaries: CDPS. *Health Care Financ Rev*. 2000;21(3):29-64.

56. Meenan RT, O'Keeffe-Rosetti C, Hornbrook MC, Bachman DJ, Goodman MJ, Fishman PA, Hurtado AV. The sensitivity and specificity of forecasting high-cost users of medical care. *Med Care*. 1999 Aug;37(8):815–23.

57. Knaus WA, Wagner DP, Draper EA, et al. The APACHE III prognostic system. Risk prediction

of hospital mortality for critically ill hospitalized adults. *Chest.* 1991;100:1619-1636.
58. Lamers LM. Pharmacy costs groups: A risk-adjuster for capitation payments based on the use of prescribed drugs. *Med Care.* 1999;37:824-830.
59. Roblin DW. Physician profiling using outpatient pharmacy data as a source for case mix measurement and risk adjustment. *J Ambul Care Manag.* 1998;21:68-84.
60. Fishman P, Shay D. Development and estimation of a pediatric chronic disease score from automated pharmacy data. *Med Care.* 1999;37:872-880.
61. Gilmer T, Kronick R, Fishman P, et al. The Medicaid RX model: Pharmacy-based risk adjustment for public programs. *Med Care.* 2001;39(11):1188-1202.
62. von Korff M, Wagner EH, Saunders K. A chronic disease score from automated pharmacy data. *J Clin Epidemiol.* 1992;45(2): 197-203.
63. Clark DO, von Korff M, Saunders K, Baluch WM, Simon GE. A chronic disease score with empirically derived weights. *Med Care.* 1995;33(8):783-795.
64. Fishman PA, Goodman MJ, Hornbrook MC, Meenan RT, Bachman DJ, O'Keeffe Rosetti MC. Risk adjustment using automated ambulatory pharmacy data: The RxRisk model. *Med Care.* 2003;41(1):84-99.
65. Sloan KL, Sales AE, Liu CF, et al. Construction and characteristics of the RxRisk-V: A VA-adapted pharmacy-based case-mix instrument. *Med Care.* 2003;41(6):761-774.
66. French DD, Campbell R, Spehar A, Angaran DM. Benzodiazepines and injury: A risk adjusted model. *Pharmacoepidemiol Drug Saf.* 2005;14(1):17-24.

Avaliação da literatura farmacoepidemiológica

7

Douglas Steinke

> Ao final deste capítulo, o leitor será capaz de:
> 1. entender a importância da avaliação crítica da literatura farmacoepidemiológica;
> 2. identificar os tópicos-chave na avaliação da literatura farmacoepidemiológica;
> 3. aplicar as perguntas da lista de verificação (*checklist*) na avaliação da literatura farmacoepidemiológica.

INTRODUÇÃO

O início da farmacoepidemiologia como área de pesquisa foi no final da década de 1980, com o surgimento, na literatura de estudos, de projetos bastante simples. Por exemplo, Somerville e colaboradores[1] publicaram um relato resumido no The Lancet, quantificando o risco de sangramento gastrintestinal após uso de anti-inflamatórios não esteroidais (NSAID, do inglês *non-steroidal anti-inflammatory drugs*) em pacientes idosos. O relato provocou uma grande quantidade de tentativas de estudos de comparação e contraste dos resultados. Desde então, a área da pesquisa cresce com farmacoepidemiologistas desenvolvendo metodologias e terminologias especializadas para descrever a associação entre a exposição a um medicamento e o desfecho. De fato, há poucas décadas houve um aumento no número de artigos publicados no campo da farmacoepidemiologia.[2] Draugalis e Plaza[2] examinaram as tendências no uso da terminologia relacionada à epidemiologia ao longo dos últimos 20 anos em três revistas representativas na área da farmácia, a American Journal of Health-System Pharmacy; The Annals of Pharmacotherapy e Pharmacotherapy; em duas revistas médicas, The New England Journal of Medicine e JAMA; também no American Journal of Public Health. Os autores verificaram um aumento geral na proporção de termos epidemiológicos usados nessas revistas, sendo o aumento mais significativo observado na Pharmacotherapy, de nenhum aumento em 1984 para 17,8% em 2004. Esse fato reflete o crescimento da importância da pesquisa, baseada na população, do uso e efeitos dos medicamentos. Outros estudos farmacoepidemiológicos estão em andamento e são utilizados por vários grupos de interessados no sistema de assistência à saúde.

A medicina baseada em evidências deriva de melhores práticas para o tratamento dos pacientes a partir de achados de pesquisas clínicas e epidemiológicas publicadas. Para que os profissionais de saúde pratiquem medicina baseada em evidências e tomem decisões embasadas, é imprescindível que entendam e interpretem a literatura farmacoepidemiológica. Pela interpretação dos achados, esses profissionais podem compreender melhor os riscos e benefícios de uma medicação quando empregada em uma população diversificada de pacientes. Um crescente número de entidades também está utilizando a literatura farmacoepidemiológica por uma série de motivos, entre eles: (a) agências reguladoras, para garantir que os mais recentes medicamentos comercializados sejam seguros e eficazes em grandes populações, no "mundo real", onde os eventos adversos possam ser monitorados, isto é, além dos limites

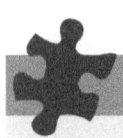

ESTUDO DE CASO 7-1

Rosiglitazona e o risco cardiovascular

Rosiglitazona* (p. ex., avandia) é um medicamento redutor da glicose no sangue e pertence à classe das tiazolidinedionas (TZD).[3] O diabetes e a doença cardiovascular são condições altamente prevalentes, e a rosiglitazona é um medicamento usado para tratar o diabetes e, na teoria, deverá reduzir o risco de doença cardiovascular.[4] Entretanto, os ensaios clínicos iniciais de rosiglitazona não foram convincentes o bastante para determinar seus efeitos nas complicações micro e macrovasculares relacionadas ao diabetes, incluindo morbidade e mortalidade cardiovascular.[4] Isso é importante porque a maioria dos óbitos na população diabética é devida a causas cardiovasculares.[4]

Nissen e Wolski[4] publicaram uma metanálise do efeito da rosiglitazona nos resultados cardiovasculares. Essa análise pesquisou, em especial, o efeito da exposição à rosiglitazona no risco de infarto do miocárdio (IM) e a mortalidade cardiovascular.[4] Essa revisão considerou dados de 42 ensaios clínicos e apresentou dados de 27.847 pacientes. No entanto, a taxa geral de evento para IM e para mortalidade cardiovascular foi baixa, os autores documentaram um aumento de 43% no risco para IM (razão de chance [RC] de 1,43 e intervalo de confiança de 95% [IC 95%], 1,03-1,98) entre os usuários de rosiglitazona em relação aos usuários de um grupo de comparação (um outro hipoglicêmico oral ou placebo). Também houve um aumento no risco de óbitos por motivos cardiovasculares no grupo de rosiglitazona em relação ao grupo de comparação, no entanto, isso não foi estatisticamente significativo (RC, 1,64; IC 95%, 0,98-2,74).[4]

Os resultados da metanálise interessaram à classe médica, porém, mesmo os autores do estudo pontuaram várias limitações importantes, incluindo o tamanho pequeno da amostra e a curta duração, impeditivas de quaisquer conclusões definitivas.[4] O estudo também foi criticado pelos métodos estatísticos polêmicos utilizados na metanálise. Nissen e Wolski usaram o método de Peto (*odds rate* de Peto), que fornece uma estimativa de risco mais alta do que outros métodos alternativos convencionais, e o estudo combinou vários ensaios de pequeno porte com números baixos de eventos, reduzindo a heterogeneidade entre os ensaios.[5]

As agências reguladoras também perceberam precária qualidade de evidências para retirar o medicamento do mercado. Entretanto, a mídia divulgou os resultados dessa metanálise e informou ao público geral do possível risco de IM para as pessoas que usam rosiglitazona.[4] As vendas desse medicamento reduziram em torno de US$290 milhões nos EUA nos meses seguintes à publicação da revisão, e a quantidade de novas prescrições de rosiglitazona diminuiu significativamente.[6] Recentemente, Manucci e Monami[5] realizaram uma metanálise abrangente de todos os ensaios disponíveis com métodos estatísticos atuais e válidos e descartaram qualquer risco adicional de IM ou óbito por doença cardiovascular associado à rosiglitazona, ao mesmo tempo que confirmaram o risco bem conhecido de hospitalização por insuficiência cardíaca. Eles constataram o aumento do risco de IM associado à rosiglitazona nos ensaios, com a média mais elevada do índice de massa corporal ou maior proporção de pacientes tratados com insulina. Os níveis mais baixos de lipídios no sangue, em especial os triglicerídeos, também foram associados ao maior risco de insuficiência cardíaca congestiva (ICC) induzida pela rosiglitazona.[5] O ensaio Rosiglitazone Evaluated for Cardiac Outcome and Regulation of Glycemia in Diabetes[7] (Rosiglitazona avaliada para efeito cardíaco e regulação da glicemia no diabetes [Record]) utilizou dados provisórios do estudo para determinar o risco cardíaco associado ao uso de rosiglitazona. Mesmo considerando que esse ensaio não

---

* N. de T. no Brasil, a Agência Nacional de Vigilância Sanitária (Anvisa) determinou a retirada da rosiglitazona das farmácias e drogarias, cancelando seu registro em 29 de setembro de 2010.

foi convincente o suficiente, os autores verificaram que a terapia com rosiglitazona não estava associada à mortalidade cardiovascular ou à mortalidade por qualquer outra causa, mas, sim, ao aumento do risco de insuficiência cardíaca.[8] Uma análise de caso-controle aninhado de uma coorte retrospectiva usou os bancos de dados do serviço de saúde de Ontário, para examinar as taxas de eventos cardiovasculares em pacientes idosos diabéticos em relação à terapia antidiabética. Esse estudo revelou que o atual tratamento com TZD (inicialmente rosiglitazona), como monoterapia, foi associado a um significativo aumento do risco para ICC (P< 0,001), IAM (P = 0,02) e óbito (P = 0,03) comparado com outras terapias combinando agentes hipoglicêmicos orais.[9] A possível associação entre o uso de rosiglitazona e o aumento do risco de desfechos cardiovasculares levou a FDA a alterar as informações de prescrição para rosiglitazona em 2007.[10]

Esse caso ilustra a necessidade de profissionais de saúde avaliarem criticamente a literatura farmacoepidemiológica e orientarem os pacientes em relação aos benefícios e danos, baseados na evidência, dos medicamentos. A revisão realizada por Nissen e Wolski sugeriu que a metanálise foi limitada por considerar muitos ensaios pequenos e de curta duração e pelos poucos eventos cardiovasculares adversos ou óbitos.[4] Além disso, a revisão incluiu estudos cujos desenhos não contemplavam o exame da segurança cardiovascular.[4] Nissen e Wolski também excluíram os ensaios sem IM ou óbitos por doença cardiovascular, que poderiam introduzir vieses para os resultados do estudo.[4]

Com as informações adicionais dos estudos recentes, um quadro mais informativo do risco associado ao uso da rosiglitazona está disponível para ajudar no processo de tomada de decisão clínica.

dos ensaios clínicos aleatorizados; (b) agentes de distribuição, para avaliar o impacto dos achados das pesquisas farmacoepidemiológicas no mercado e identificar os grupos de pacientes que mais se beneficiariam com o medicamento; e (c) órgãos legais, para avaliar a causalidade de desfechos negativos em antecipação a possíveis problemas legais. Uma descrição de como os vários grupos de interessados estão utilizando os estudos farmacoepidemiológicos é apresentada no Estudo de Caso 7-1, ilustrando a importância da avaliação embasada da literatura farmacoepidemiológica.

Este capítulo permite ao leitor unir os conceitos e os métodos apresentados nos capítulos anteriores e aplicá-los na avaliação dos estudos farmacoepidemiológicos publicados. Na avaliação de um estudo, os objetivos, o desenho, as análises e os resultados deverão ser considerados antes da formalização da conclusão. Conforme evidenciado no Estudo de Caso 7-1, as pessoas podem interpretar e aplicar os achados das pesquisas de maneiras diferentes. A maioria, se não todos, os estudos apresentam limitações que devem ser consideradas. Por isso, é importante que os usuários da literatura sejam capazes de ler e analisar a qualidade do estudo, antes de aplicar os resultados à sua situação. Então, este capítulo fornece, também, uma lista de verificação para avaliação da literatura farmacoepidemiológica, além de explicações detalhadas da avaliação dessa literatura.

AVALIAÇÃO CRÍTICA DA LITERATURA FARMACOEPIDEMIOLÓGICA

A literatura farmacoepidemiológica fornece descobertas e informações de pesquisas que ajudam na compreensão de como os medicamentos são utilizados nas populações e dos seus efeitos nas pessoas. Por isso, é fundamental que os profissionais de saúde e os formuladores de políticas saibam avaliar a literatura e interpretar os achados de forma adequada.

A Tabela 7-1 apresenta uma lista de verificação para a avaliação embasada dos estudos farmacoepidemiológicos. A relação é composta de uma série de elementos, no formato de perguntas, esperados serem encontrados nos estudos bem desenhados e bem conduzidos. Deve-se observar que não está previsto que os estudos individuais satisfaçam todos os elementos da relação, em vez disso, os leitores deverão usar a lista para identificar e avaliar os pontos fortes e fracos de cada estudo em separado. Adiante, neste capítulo, consta uma ilustração da aplicação das questões da lista de verificação na avaliação de um estudo farmacoepidemiológico publicado.

Tabela 7-1 Lista de verificação para avaliação de estudos farmacoepidemiológicos

A. Perguntas da pesquisa, do desenho de estudo e das populações
  1. Por que o estudo foi realizado e por que é importante? A seção introdução apresenta alguma lacuna no conhecimento do assunto do estudo?
  2. Quais foram os objetivos do estudo?
  3. Qual foi a hipótese do estudo?
  4. Qual foi a exposição primária de interesse? A exposição foi medida com acurácia, a dose do medicamento foi medida com acurácia e as características do efeito dose-resposta podem ser avaliadas?
  5. Qual foi o desfecho primário de interesse? Esse desfecho foi aferido adequadamente? No caso de ter sido utilizado um desfecho substituto, esse foi adequado e corretamente aferido?
  6. Qual foi o delineamento de estudo utilizado?
  7. Estão presentes e claramente descritos a população-fonte do estudo, o processo de seleção dos participantes, o tamanho da amostra e a razão de casos para população?
  8. Houve viés na seleção de participantes para o estudo? Que tipo de viés?
  9. Houve viés na coleta das informações? Que tipo de viés?
  10. Que providências foram tomadas para minimizar a influência dos fatores de confusão, antes da análise dos dados? Essas providências foram adequadas?

B. Análise dos dados
  1. Que métodos foram utilizados para controlar o viés de confundimento durante a análise dos dados? Esses métodos foram apropriados e suficientes?
  2. Quais medidas de associação foram apresentadas no estudo? Quais medidas de variabilidade estatística foram apresentadas no estudo?

C. Resultados e interpretação dos achados do estudo
  1. Quais foram os principais resultados desse estudo?
  2. Como a interpretação desses resultados é afetada pelo viés de informação, pelo viés de seleção e pelo confundimento? Comente a direção e a magnitude desses vieses.
  3. Como a interpretação desses resultados é afetada pela má-classificação não diferencial? Comente a direção e a magnitude dessa má-classificação.
  4. A sessão da discussão abordou adequadamente as limitações do estudo?
  5. Quais foram as conclusões principais dos autores? Elas estão justificadas pelos achados?
  6. Para qual população os resultados desse estudo podem ser generalizados?

Adaptada com permissão de Monson RR. *Occupational Epidemiology*. 2.ed. Boca Ranton, FL: CRC Press; 1990:94.

Lista de verificação para avaliar um estudo farmacoepidemiológico

Muitas revistas definem as orientações para a estrutura dos artigos publicados. A estrutura básica de um trabalho de farmacoepidemiologia publicado e aqueles relacionados a outras áreas compõe-se do seguinte: resumo, introdução ou motivos, métodos, resultados, discussão e conclusões. O resumo é uma síntese do estudo e de seus principais resultados. Ele é útil na identificação de possíveis estudos para avaliação crítica, no entanto, um resumo não fornece informações suficientes sobre o desenho, a população e a discussão para que o leitor avalie o estudo de forma adequada e passe a aplicar os resultados na tomada de decisões, na prática da assistência à saúde, no "mundo real". Para ajudar aqueles que decidem a avaliar efetivamente a conveniência e a aplicabilidade dos estudos farmacoepidemiológicos, os trabalhos publicados deverão ser avaliados de acordo com algumas orientações. Alguns autores sugerem a leitura do artigo duas vezes, antes de realizar uma avaliação formal.[11] A primeira leitura do artigo da pesquisa permite ao leitor avaliar o conteúdo, identificar as suposições gerais e familiarizar-se com o estudo em geral. A segunda leitura deverá ser mais específica e crítica.

Aplicando as perguntas da lista de verificação na avaliação da literatura farmacoepidemiológica

Perguntas da pesquisa, do desenho de estudo e das populações

1. Por que o estudo foi realizado e por que é importante? A seção introdução apresenta alguma lacuna no conhecimento do assunto do estudo? – Os autores, na introdução do artigo, deverão convencer o leitor de que existem lacunas específicas de conhecimento que o estudo pretende abordar. A introdução deverá fornecer informações sobre os motivos, de forma que o leitor saiba a razão da realização do estudo e porque ele é importante.

2. Quais foram os objetivos do estudo? – Os estudos farmacoepidemiológicos são considerados ferramentas úteis na avaliação dos benefícios e dos riscos, baseados na população, da utilização do medicamento, bem como no auxílio do processo de tomada de decisão clínica em relação ao uso e efeitos dos medicamentos. Existem alguns objetivos importantes para submeter os estudos farmacoepidemiológicos em geral, e existem propósitos específicos para submeter o estudo em particular a uma revisão. Os autores deverão expor os objetivos (ou propósitos) do estudo.

3. Qual foi a hipótese do estudo? – O leitor deverá identificar as afirmativas iniciais para formar a hipótese clara e quantitativa para o estudo. Por exemplo, sugerir superioridade se não houver resultado quantitativo leva à ambiguidade e talvez a pretensões falsas dos resultados. Afirmar simplesmente que "O medicamento A é mais eficaz para hipertensão do que o medicamento B" não é suficiente, pois o leitor precisa saber quanto o medicamento A é mais eficaz. O leitor deverá encontrar uma descrição quantitativa que sugira a superioridade como na hipótese: "O uso do medicamento A reduzirá a pressão arterial em 10 mmHg quando comparado com o uso do medicamento B". Uma hipótese específica é mais difícil de ser contestada do que uma inespecífica.[11]

4. Qual foi a exposição primária de interesse? – Em geral, na pesquisa farmacoepidemiológica a exposição de interesse é um medicamento. Os medicamentos podem causar, evitar ou tratar o desfecho de interesse. Existem várias questões que o leitor deverá considerar na leitura dos estudos farmacoepidemiológicos. Primeira, o(s) medicamento(s) em estudo deverá(ão) ser considerado(s). Determinado fármaco pode apresentar concentrações e formulações diferentes, além de direções variadas de uso, dependendo da indicação. Um medicamento pode ser usado para múltiplas indicações. Os autores do estudo deverão definir clara e explicitamente o medicamento ou a classe terapêutica de interesse. A vantagem do medicamento é outra consideração importante e deverá ser definida de forma adequada. Se um estudo avalia a característica dose-resposta do medicamento, como um objetivo específico do estudo, isso deverá ser claramente exposto. Por exemplo, os pesquisadores podem estar interessados na incidência do desfecho nas doses intermediárias e altas, comparadas com doses baixas de um medicamento. Nesse caso, uma exposição estratificada pode ser utilizada no estudo para definição da dose baixa, intermediária e alta do medicamento e seus efeitos no desfecho.

5. Qual foi o desfecho primário de interesse? – O desfecho de um estudo é o evento de interesse. Exemplos de desfechos nos estudos farmacoepidemiológicos incluem incidência ou prevalência da doença, ocorrência de um evento, adesão e persistência ao tratamento e mortalidade. O leitor deverá considerar se o desfecho primário de interesse está claramente definido e mensurado de maneira adequada. Escolher simplesmente o desenvolvimento da doença como desfecho primário não é suficiente. A definição de desfecho precisa ser incluída nas medidas que indicam a severidade da doença, por exemplo, estágios do câncer ou valores laboratoriais do colesterol no sangue. A identificação e a operacionalização do desfecho primário de interesse também afetam o tipo de análises estatísticas a serem realizadas.

Alguns desfechos podem levar muito tempo até que se tornem evidentes, como na maioria das condições crônicas que envolvem uma fase pré-clínica (assintomática). O leitor deverá cogitar se houve tempo suficiente para a medicação estabelecer um possível desfecho e determinar se a relação temporal entre a exposição e o desfecho foi levada em consideração. Alguns medicamentos são preventivos de doenças futuras ou protetores de um desfecho negativo, podendo requerer longos períodos até que um desfecho seja identificado. Por exemplo, agentes quimioterápicos para câncer podem ser avaliados em termos de tempo de sobrevivência; no entanto, a sobrevivência pode variar de 10 a 30 anos, após o paciente ter recebido a farmacoterapia. Nesse exemplo, o benefício da terapia medicamentosa seria subestimado porque o tempo de sobrevivência seria censurado no final do período de estudo, em geral, mais curto do que a expectativa real de vida do paciente. Outro exemplo são os benefícios do uso da aspirina em dose baixa no pós-infarto do miocárdio (IM) na prevenção de um segundo IM. O segundo IM pode ocorrer em algum momento no futuro, entretanto, às vezes, os únicos dados disponíveis são dados de um ano de custos das internações hospitalares, o que é insuficiente para identificar os desfechos de interesse. Outro fator a ser considerado é o uso do tempo como variável. Por exemplo, o tempo de sobrevivência requer análises estatísticas específicas, tempo-dependentes e métodos gráficos do tipo regressão de azares proporcionais de Cox e curvas de Kaplan-Meier.

6. Qual foi o desenho de estudo utilizado? – Os desenhos de estudo usados na farmacoepidemiologia são experimentais (incluindo ensaios clínicos aleatorizados) e observacionais: caso-controle, coorte, transversal e ecológico. É importante que o desenho de estudo adequado seja selecionado para o estudo em revisão, garantindo que as perguntas de pesquisa sejam respondidas com exatidão e que a variável confundidora e o viés sejam minimizados no estudo. Se determinado estudo observa o uso de um medicamento em uma população específica, um desenho simples descritivo poderia ser utilizado para descrever os pacientes, o local e a duração do uso. No entanto, caso a hipótese do estudo torne-se mais refinada e o objetivo final do estudo seja estabelecer a ligação da causalidade de um medicamento em particular com um desfecho, um ensaio prospectivo de grande porte será necessário para minimizar o confundimento e o viés no estudo. O leitor deverá considerar os objetivos do estudo na avaliação da adequação do desenho de estudo para tratar as questões da pesquisa.

Os desenhos de estudo experimental fornecem as evidências mais convincentes para estabelecer causalidade, porque eles minimizam os efeitos do confundimento e do viés pela aleatorização da população do estudo, assegurando que cada grupo ou subgrupo do estudo tenha uma distribuição igual de possibilidades de confundidores. Os ensaios com controles aleatorizados são o tipo de estudo de escolha, quando o objetivo é avaliar a efetividade de um tratamento ou de um procedimento. Entretanto, as desvantagens incluem alto custo e tempo necessário para recrutar pessoas, em número suficiente, para participarem e um longo período de acompanhamento. Em geral, os ensaios clínicos são patrocinados pela indústria farmacêutica, o que precisa ser considerado na avaliação e interpretação dos resultados do estudo.

Os estudos caso-controle oferecem uma abordagem eficiente para o estudo de doenças raras, examinando as condições que levam muito tempo para desenvolver (p. ex., câncer), ou realizando análises preliminares de uma possível associação entre um medicamento e um desfecho. O desenho de caso-controle também é o mais vulnerável ao confundimento e ao viés, e a qualidade desse estudo depende do uso de dados de alta qualidade. Um estudo caso-controle precisa ser avaliado com rigor para assegurar que todas as possíveis variáveis confundidoras sejam identificadas e que as análises estatísticas apropriadas sejam realizadas para controle dos fatores confundidores.

Os desenhos de estudo de coorte são os mais rigorosos na determinação da incidência ou da história natural de uma doença, ou quando a relação temporal entre a exposição e o desfecho torna-se importante. Os estudos de coorte também são apropriados quando a exposição de interesse é rara. Nos estudos de coorte prospectiva, o acompanhamento de uma grande população, ao longo do tempo, em geral, é necessário, por isso a realização desse tipo de estudo é dispendiosa. Nos estudos de coorte retrospectiva, os participantes podem ser identificados a partir dos dados existentes (p. ex., dados de registros administrativos), e a exposição pode ser definida com base em um único evento pretérito ou em um período de exposição antes do início do estudo. O tempo necessário para concluir um estudo de coorte retrospectiva é igual ao tempo de compilação e análise dos dados. Entretanto, em virtude de os dados não serem originalmente coletados para responder as perguntas de interesse da pesquisa, é improvável que todas as informações relevantes estejam disponíveis. Na revisão de um estudo de coorte, é importante assegurar que todos os possíveis confundidores tenham sido identificados e que a perda de seguimento não tenha prejudicado a eficiência do estudo em detectar diferenças verdadeiras na comparação de populações. A utilidade dos estudos de coorte retrospectiva está ilustrada no Estudo de Caso 7-2.

Os estudos transversal e ecológico (avaliação) são os mais apropriados para determinar o estado de uma condição em uma população, em certo ponto no tempo. Eles consomem relativamente menos tempo e são fáceis de conduzir, no entanto, é necessária perícia específica, como a experiência de desenho de questionários apropriados e de entrevistas adequadas, para garantir que as informações corretas sejam coletadas e que o estudo seja conduzido apropriadamente. Em virtude de os desenhos de estudo transversal produzirem um "instantâneo" do resultado em certo ponto no tempo, eles não podem fornecer informações sobre a incidência de uma doença em uma população (os casos prevalentes e os incidentes são identificados). Em um estudo transversal, os dados costumam ser mais descritivos e nenhuma informação sobre a causalidade pode ser avaliada.

7. Descreva a população-fonte do estudo, o processo de seleção dos participantes, o tamanho da amostra e a razão dos participantes caso para controle – Compreender de onde (p. ex., instituições e local) e como a população do estudo foi selecionada permite ao leitor determinar se existe qualquer potencial para viés, se o tamanho da amostra é eficiente para detectar quaisquer diferenças estatística e clinicamente significativas e se os desfechos do estudo podem ser generalizados para outras populações. Por exemplo, no estudo ca-

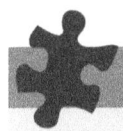

ESTUDO DE CASO 7-2

Onde foi parar toda a cisaprida?

A cisaprida entrou no mercado norte-americano em agosto de 1993, como um agente procinético do trato gastrintestinal indicado para azia noturna.[12] O uso de cisaprida cresceu rapidamente e, em dois anos, foram feitas quase cinco milhões de prescrições de cisaprida nos EUA.[13] No entanto, durante esse período, a FDA recebeu relatos de 34 casos de *torsade de pointes* e de 23 casos de prolongamento do intervalo QT entre os usuários de cisaprida, inclusive quatro eventos de óbito.[13] Uma "tarja preta" de advertência foi adicionada ao rótulo da cisaprida, em 1995, contraindicando sua utilização por pacientes usuários de medicamentos que afetassem o metabolismo da cisaprida, já que muitos daqueles casos ocorreram em pacientes que também estavam usando medicamentos inibidores das enzimas do sistema citocromo P450-3A4, que metabolizam a cisaprida.[12,14] O fabricante também enviou cartas, do tipo "Caro Profissional de Saúde", alertando para os riscos associados ao uso concomitante de cisaprida com medicamentos inibidores das enzimas do sistema citocromo P450-3A4. Independentemente desses esforços, o uso da cisaprida continuou crescendo nos EUA de tal forma que, em 1998, foram dispensadas sete mil prescrições, fazendo com que a FDA rapidamente ampliasse a advertência na tarja preta em junho de 1998.[13] As informações referentes aos riscos associados ao uso da cisaprida também foram divulgadas nas publicações da FDA e em outras cartas aos profissionais de saúde, distribuídas pelo fabricante do fármaco, em 1998.

Smalley e colaboradores conduziram um estudo de coorte retrospectiva, utilizando bancos de dados de pesquisas farmacoepidemiológicas, baseados na população, de duas organizações de gerência de serviços de assistência à saúde e de um programa Medicaid estadual, e verificaram que não houve redução significativa no número de prescrições dispensadas para pacientes com contraindicações à cisaprida no ano seguinte ao em que as ações reguladoras da FDA passaram a vigorar, em 1998.[13] Eles também confirmaram que 14 a 41% dos indivíduos, em cada uma das populações asseguradas, receberam prescrições para cisaprida, mesmo constando a contraindicação no rótulo da embalagem.[13]

Esse caso demonstra o benefício dos estudos observacionais retrospectivos na farmacoepidemiologia e a mudança na utilização dos medicamentos nas populações. As populações dos estudos observacionais são constituídas de uma série de pacientes com diversas características que não costumam estar envolvidas em ensaios clínicos, em que a seleção do paciente é mais restritiva. Um ensaio clínico de cisaprida não incluiria pacientes com condições contraindicadas ou de uso concomitante de inibidores da enzima do citocromo P450-3A4.

---

so-controle, o leitor deverá identificar a população-base subjacente que os pesquisadores utilizaram e o número de controles selecionados para cada caso. A proporção de controles para casos pode variar de 1:1 até 6:1. O aumento do tamanho da amostra, em geral, aumenta a eficiência do estudo para detectar as diferenças; entretanto, existe um ganho marginal no aumento da eficiência acima de uma proporção de quatro controles para um caso.[15]

8. Houve viés na seleção de participantes para o estudo? Que tipo de viés? – O viés de seleção é um erro oriundo das diferenças sistemáticas na seleção dos casos e dos controles do estudo. A ocorrência do viés de seleção é mais provável nos estudos caso-controle porque tanto o desfecho de interesse como a exposição ao medicamento já ocorreram. O viés de seleção pode, dependendo do seu grau, causar superestimação ou subestimação das medidas verdadeiras de associação. Ele também pode ocorrer se o pesquisador acompanhar cada grupo por períodos diferentes de tempo (p. ex., uma coorte que recebe o medicamento A é observada por cinco anos, e a coorte de comparação é observada por apenas dois anos). O leitor deverá avaliar se o viés de seleção está presente no estudo, se os pesquisadores trataram como viés e se ele alterou os resultados de maneira significativa.

Outro exemplo de viés de seleção a considerar é a perda de seguimento, que pode ocorrer nos estudos que exigem um período muito longo de acompanhamento. A perda de seguimento ocorre quando os participantes não são mais localizados ou quando deixam o estudo. Os desfechos do estudo podem apresentar viés em relação à exposição e ao resultado, quando os participantes que sofreram perda de seguimento são diferentes daqueles que permaneceram no estudo. Na avaliação de um estudo, um sinal de alerta é o fato de um grande número de participantes sofrer perda de seguimento (acima de 20%).

9. Houve viés na coleta das informações? Que tipo de viés? – O viés de informação é um erro oriundo das diferenças sistemáticas na forma como as informações sobre a exposição e a doença são obtidas dos grupos do estudo. Esse erro resulta na classificação incorreta dos participantes *expostos* ou *não expostos*, ou *doentes* ou *não doentes*. Novamente, o leitor deverá considerar esse fato na avaliação da qualidade do estudo e na interpretação dos resultados.

10. Quais providências foram tomadas para minimizar a influência dos fatores confundidores, antes da análise dos dados? Essas providências foram suficientes? – O confundimento é um viés que afeta a medida bruta da associação entre uma exposição e um desfecho, causado por um terceiro fator que está associado à exposição e é um fator de risco independente para o desfecho. O viés de confundimento tanto pode resultar na aproximação como no afastamento da hipótese nula. Os métodos para controlar o confundimento, antes da análise dos dados, incluem aleatorização, restrição, pareamento e o uso de alguma fonte de população para os grupos de comparação. Em geral, os confundidores são identificados antes do início do estudo, com base na revisão da extensa literatura e no conhecimento clínico. Se o leitor identificar em um estudo confundidores importantes ignorados, os resultados do estudo deverão ser interpretados com cautela, pois os fatores confundidores não considerados no estudo podem influenciar os resultados.[11]

Um tipo de confundidor que afeta de maneira especial os estudos farmacoepidemiológicos é o confundimento pela severidade da doença ou pelas comorbidades do paciente. Os pacientes bastante doentes podem responder de maneira diferente aos medicamentos, comparados com os pacientes portadores de doença branda ou moderada, ou com os pacientes que apresentam pouquíssimas comorbidades concorrentes. Vários índices de comorbidade podem ser empregados para o ajuste do risco, conforme descrito no Capítulo 6. Esses índices deverão ser identificados como possíveis confundidores, e a análise deverá ser conduzida de forma a ajustar para severidade da doença ou para melhora das comorbidades nos desfechos de interesse.

Análise dos dados

1. Quais métodos foram utilizados para controlar o viés de confundimento durante a análise dos dados? Esses métodos foram apropriados e suficientes? – O aspecto mais importante da análise apropriada dos dados é a utilização de análises multivariáveis. O leitor perguntará: "As análises são apropriadas e foram ser usadas corretamente?". Por exemplo, se a data do óbito é o evento de interesse, o modelo de riscos proporcionais de Cox foi desenvolvido para examinar a diferença na proporção do risco em um momento do tempo e a curva de Kaplan-Meier construída para demonstrar as diferenças entre as curvas da taxa de óbito, considerando a probabilidade de óbito ao longo do tempo? Os leitores também deverão avaliar se outras técnicas estatísticas para controlar o viés de confundimento, conforme abordadas no Capítulo 6, foram empregadas.

2. Quais medidas de associação e quais medidas de estabilidade foram apresentadas no estudo? – As revistas, de modo crescente, estão retirando dos relatos o valor de P, indicativo do nível de significância estatística observada. Na farmacoepidemiologia, os pesquisadores determinam as associações usando medidas do tipo razão de chance (*odds ratio*), risco relativo (RR) e taxa padrão de mortalidade. Essas medidas não apenas indicam a força da associação, mas também expressam se a associação é protetora ou um risco para desenvolvimento do desfecho de interesse. Na literatura farmacoepidemiológica, a RC (razão de chance) deverá ser acompanhada do IC de 95%, e esses componentes juntos podem dar ao leitor uma indicação clara se a associação é um fator de risco ou de proteção, se a associação é significativa e se existe um efeito do tamanho da amostra. Por exemplo, pesquisadores podem relatar que a RC entre o uso de medicamentos sulfanilureia e a amputação de membro inferior é de 1,59 (IC de 95%, 0,95-2,79) entre os pacientes diabéticos. Essas informações transmitem ao leitor que os pacientes usando medicamentos sulfanilureia apresentam uma probabilidade de 59% de terem um membro inferior amputado. No entanto, o IC de 95% é superior a 1,00, o valor nulo, sugerindo que as associações não são estatisticamente significativas. Se um IC de 95% tem uma variação ampla, por exemplo, entre 2,06 e 104,6, indica que uma amostra maior será necessária para produzir uma estimativa mais precisa da associação verdadeira.

Resultados e interpretação dos achados do estudo

1. Quais foram os resultados principais desse estudo? – Os autores devem fornecer os resultados de várias análises estatísticas e indicar se eles são positivos ou negativos. Se os resultados do estudo foram estabelecidos de forma vaga, o leitor deverá questionar a validade do desenho do estudo em geral e os resultados.

2. Como a interpretação desses resultados é afetada pelo viés de informação, pelo viés de seleção e pelo confundimento? Comente a direção e a magnitude de qualquer um desses vieses. – Depois de obter e rever todas as informações fundamentais das outras seções, o leitor deverá determinar o efeito geral do viés e dos fatores de confundimento no estudo. É importante avaliar o viés e o confundimento em termos de magnitude e de direção. Uma pequena quantidade de viés e de confundimento, em geral, não representa grandes impactos na associação verdadeira entre a exposição e o desfecho, entretanto, se existir uma grande quantidade de viés e de confundimento, a associação verdadeira pode ser alterada de forma significativa.

Nos estudos em que existe alguma incerteza em algumas variáveis, o leitor deve considerar se foi realizada uma análise de sensibilidade para avaliar a consistência dos resultados do estudo na presença de tal incerteza. Por exemplo, a probabilidade de um paciente apresentar náuseas e vomitar após um tratamento quimioterápico varia. Nesse caso, uma análise de sensibilidade poderia ser utilizada para comparar as situações piores e melhores para determinar se existe uma diferença nos desfechos entre aqueles mais prováveis de apresentar náuseas e vômitos e aqueles com menos probabilidades de apresentar tais efeitos colaterais.

3. Como a interpretação desses resultados é afetada pela má-classificação não diferencial? Comente a direção e a magnitude dessa má-classificação. – A má-classificação não diferencial é uma forma comum de viés que afeta a associação por "arrastar" os resultados na direção do valor nulo. Os resultados nulos deverão ser examinados com cuidado para má-classificação não diferencial, a fim de determinar se o erro na medida ou erro na codificação causou os achados. A má-classificação não diferencial afeta os resultados finais tornando dois grupos de comparação mais similares do que eles são na verdade.[11]

4. A sessão da discussão abordou adequadamente as limitações do estudo? – O leitor deverá observar se os pesquisadores identificaram quaisquer limitações do estudo, em especial aquelas que afetam as conclusões. É um aspecto importante da discussão que quaisquer questões de pesquisa, surgidas no estudo ou que permaneceram sem resposta, sejam discutidas.

5. Quais foram as conclusões principais dos autores? Elas foram justificadas pelos achados? – As conclusões são uma sinopse de todos os resultados do estudo e deverão ser apresentados, em poucas frases, no final do artigo. Ao leitor, deverá ser dada alguma indicação da importância do estudo para as políticas de saúde pública ou para a prática clínica, ou algumas advertências para futuras pesquisas, nesse ponto, referentes a achados anteriores ao estudo. O leitor deverá considerar essas recomendações, bem como sua própria interpretação dos achados do estudo. Depois, o leitor deverá agrupar todas as informações e traçar suas próprias conclusões.

6. Para qual população os resultados desse estudo podem ser generalizados? – A validade interna de um estudo deve ser estabelecida antes que os resultados possam ser generalizados para populações diferentes daquela dos participantes do estudo. Se um estudo é inválido, seus resultados não podem ser generalizados para nenhuma população. A avaliação da generalização ou da "validade externa" requer revisão dos métodos do estudo (p. ex., foram utilizadas as restrições para controlar o confundimento?), da composição da população de estudo (p. ex., as minorias foram incluídas?) e do conhecimento do assunto-objeto, como as bases biológicas da associação (p. ex., os mesmos resultados seriam esperados entre homens e mulheres?). Antes de adotar o conhecimento transmitido pelos estudos farmacoepidemiológicos, o leitor pode ponderar se deverá mudar sua prática clínica ou aconselhar-se sobre a base dos resultados do estudo. Ele deverá consultar um comitê normativo? Deverá prescrever de maneira diversificada? Uma nova política deverá ser desenvolvida para influenciar o uso do medicamento nessa instituição?

Avaliação crítica de um estudo farmacoepidemiológico publicado

Na seção a seguir, apresentamos um exemplo de avaliação resumida de um estudo farmacoepidemiológico publicado.[16]

Perguntas da pesquisa, do desenho de estudo e das populações

1. Por que esse estudo foi realizado e por que é importante? A seção introdução apresenta alguma lacuna no conhecimento do assunto do estudo?

   O estudo foi realizado para examinar a associação dos medicamentos supressores de ácido e a pneumonia hospitalar. Essa associação é importante porque os agentes supressores de ácido são empregados com muita frequência na profilaxia de úlcera péptica no ambiente hospitalar, contudo a pesquisa não sustenta essa utilização. Outra pesquisa sugere que os atuais usuários ambulatoriais de supressores de ácido gástrico apresentaram um aumento no risco para pneumonia adquirida na comunidade. Nenhum estudo de grande porte da associação entre a medicação supressora de ácido gástrico e a pneumonia hospitalar havia sido publicado antes desse estudo.

2. Quais foram os objetivos (ou propósitos) do estudo?

   O objetivo determinado do estudo foi "examinar a associação entre a medicação supressora de ácido gástrico e a pneumonia hospitalar".

3. Qual é a hipótese do estudo?

   A hipótese geral é que os supressores de ácido gástrico estão relacionados à pneumonia hospitalar. A hipótese não foi exposta de forma específica no artigo, mas estava implícita.

4. Qual foi a medicação de exposição primária de interesse? Foi mensurada com precisão? A dose da medicação de exposição foi aferida com precisão para que as características da dose-resposta possam ser avaliadas?

   A medicação de exposição primária de interesse foi uma supressora de ácido gástrico, a saber, inibidores da bomba de prótons e antagonistas da histamina-2. A medicação da exposição foi mensurada como qualquer pedido à farmácia para uma das medicações de interesse, independente da dose e tempo de hospitalização.

5. Qual foi o desfecho primário de interesse? Foi mensurado com precisão? O resultado é uma medida substituta e é apropriada?

   O desfecho primário de interesse foi a ocorrência de pneumonia hospitalar. Ele foi mensurado de forma direta com um código de alta hospitalar (ICD-9-CM) para pneumonia bacteriana listado como um diagnóstico secundário na alta hospitalar. Os autores forneceram explicações detalhadas de como o desfecho de interesse foi mensurado, o qual parece apropriado.

6. Que desenho de estudo foi utilizado?

   Um desenho de coorte prospectiva utilizando os dados das internações hospitalares foi empregado. Esse desenho de estudo é apropriado para tratar os objetivos do estudo.

7. Descreva a fonte da população de estudo, o processo de seleção dos participantes, o tamanho da amostra e a razão dos participantes caso para controle.

   Os autores forneceram uma descrição minuciosa dos critérios de inclusão e de exclusão para a seleção dos pacientes. A população de estudo compreendeu todos os pacientes hospitalizados em um grande centro médico acadêmico urbano, na cidade de Boston, Massachusetts, de janeiro de 2004 a dezembro de 2007, com um período de hospitalização de três ou mais dias. Todos os pacientes com menos de 18 anos de idade e todos aqueles internados na unidade de terapia intensiva (UTI) foram excluídos. O critério resultou em uma coorte total de 63.878 internações, representando 42.093 pacientes. Um total de 2.219 (3,5%) internações foi classificado como casos com pneumonia hospitalar.

8. Houve viés na seleção dos participantes do estudo? Que tipo de viés?

   Parece não ter havido viés de seleção no estudo, porque todos os adultos hospitalizados foram incluídos. O tempo de acompanhamento dos participantes parece apropriado para o estudo.

9. Houve viés na coleta de informações? Que tipo de viés?

   Em virtude de a informação ter sido coletada das solicitações, pode haver um viés relacionado à relação temporal entre o tratamento (supressor de ácido gástrico) e o desfecho (pneumonia). O estudo assume que os pacientes receberam medicação supressora de ácido gástrico antes de adquirirem pneumonia, mas não ao contrário. O viés é provável e pode afetar os resultados conforme revelado na análise de sensibilidade.

10. Quais providências foram tomadas para minimizar a influência dos fatores confundidores antes da análise dos dados? Essas providências foram adequadas?

Para minimizar a influência do confundimento e viés potenciais, os autores usaram o critério de inclusão e de exclusão para refinar a população de estudo. Os pacientes com qualquer internação na UTI foram excluídos para restringir o estudo apenas aos pacientes não ventilados. Os pacientes não ventilados com uma hospitalização de três ou mais dias foram incluídos com base na suposição de que 72 horas (3 dias) são necessárias para relacionar casos de pneumonia à exposição hospitalar e à exposição ao medicamento. A tática parece adequada, assim como não exagerar o efeito do tratamento no estudo.

Análise dos dados

1. Quais métodos foram utilizados para controlar o viés de confundimento durante a análise dos dados? Esses métodos foram adequados?

As covariáveis para o uso de medicação supressora de ácido gástrico e para pneumonia hospitalar foram identificadas e incluídas no modelo de teste. As covariáveis incluídas foram: demográficas, sazonalidade, hospitalização e descritores de permanência, medicamentos e comorbidades. Além disso, a análise da propensão do índice combinado foi realizada para tornar o grupo exposto aos medicamentos supressores de ácido gástrico similar ao grupo dos não expostos. Essas abordagens parecem apropriadas para controlar o viés de confundimento.

2. Quais medidas de associação foram relatadas no estudo? Quais medidas de variabilidade estatística foram relatadas no estudo?

A razão de chance (RC) foi a medida primária relatada. As RC não ajustadas, ajustadas e combinadas com propensão foram relatadas com intervalos de confiança (IC) de 95%.

Resultados e interpretação dos achados do estudo

1. Quais foram os principais resultados desse estudo?

Os autores apresentaram os resultados do estudo de maneira adequada. O resultado mais importante foi o fato de os pacientes que receberam medicação supressiva de ácido terem apresentado 30% mais de chance de pneumonia hospitalar do que os pacientes que não receberam essa medicação (RC, 1,3; IC 95%, 1,1-1,4). Na análise do subconjunto, a associação entre a medicação supressora de ácido gástrico e a pneumonia hospitalar foi estatisticamente significativa para inibidores da bomba de prótons (RC, 1,3; IC 95%, 1,1-1,4), mas não para antagonistas da histamina-2 (RC, 1,2; IC 95%, 0,98-1,4).

2. Como a interpretação desses resultados é afetada pelo viés de informação, pelo viés de seleção e pelo confundimento? Comente a direção e a magnitude de cada um desses vieses.

É provável que o viés de seleção e o confundimento não afetem a interpretação dos resultados porque eles foram considerados e calculados. O viés de informação pode ter feito com que os autores exagerassem o efeito do tratamento. Em virtude de a fonte de informação ter sido as solicitações, a relação temporal entre o supressor de ácido gástrico e a pneumonia não poderia ser verificada.

3. Como a interpretação desses resultados é afetada pela má-classificação não diferencial? Comente a direção e a magnitude dessa má-classificação.

Os resultados não deverão ser afetados pela má-classificação. Os autores realizaram análises de sensibilidade, admitindo a má-classificação para pneumonia hospitalar e para exposição à medicação supressora de ácido gástrico.

4. A seção discussão abordou de forma adequada as limitações do estudo?

Sim, os autores consideraram que eles podem ter excluído confundidores importantes e que o subgrupo de histamina-2 pode ter sido subestimado para detecção de um efeito, significando que a falta de um efeito significativo nesse subgrupo pode ter sido direcionada pelo tamanho necessário da amostra para detectar o efeito, se houver algum. Os autores também consideraram o possível efeito da duração de exposição ao tratamento (supressores de ácido gástrico) no risco de pneumonia hospitalar.

5. Quais foram as principais conclusões dos autores? Elas foram justificadas pelos achados?

   A principal conclusão foi que os medicamentos supressores de ácido gástrico estão associados ao aumento da razão de chance de pneumonia hospitalar, e o achado é significativo para inibidores da bomba de prótons. As conclusões estão sustentadas pelos achados do estudo.

6. Para qual população os resultados desse estudo podem ser generalizados?

   Excetuando-se alguma situação (p. ex., hospital e geografia específicos), o efeito ocorre, os resultados podem ser generalizados para todos os pacientes adultos hospitalizados sem uma permanência na UTI.

RESUMO

A importância, os princípios e os métodos de avaliação da literatura farmacoepidemiológica foram discutidos neste capítulo. À medida que a disciplina farmacoepidemiologia cresce, torna-se importante para os profissionais de saúde e formuladores de políticas capacitarem-se para avaliar criticamente a literatura farmacoepidemiológica e aplicar o conhecimento em farmacoepidemiologia na tomada de decisões clínicas.

QUESTÕES PARA DISCUSSÃO

1. Explicar por que é tão importante para os profissionais de saúde e formuladores de políticas serem capazes de avaliar criticamente a literatura farmacoepidemiológica.
2. Avaliar criticamente um estudo farmacoepidemiológico publicado, usando as perguntas da lista de verificação.
3. Dar um exemplo de como a farmacoepidemiologia impactou a prática clínica ou a política pública.

REFERÊNCIAS

1. Somerville K, Faulkner G, Langman M. Non-steroidal anti-inflammatory drugs and bleeding peptic ulcer. *Lancet.* 1986;i:452-454.
2. Draugalis J, Plaza C. Emerging role of epidemiologic literacy. *Ann Pharmacother.* 2006;40(2):229-233.
3. Campbell IW. The clinical significance of PPAR gamma-agonism. *Curr Mol Med.* 2005;5(3):349-363.
4. Nissen SE, Wolski K. Effect of rosiglitazone on the risk of myocardial infarction and death from cardiovascular causes. *NJEM.* 2007;356(24):2457-2471.
5. Mannucci E, Monami M. Is the evidence from clinical trials for cardiovascular risk or harm for glitazones convincing? *Curr Dia Rep.* 2009;9(5):342-347.
6. Rabi DM, Lewin AD, Brown GE, et al. Lay media reporting of rosiglitazone risk: Extent, messaging and quality of reporting. *Cardiovasc Diabetol.* 2009;8:40.
7. Home PD, Pocock SJ, Beck-Nielsen H, et al. Rosiglitazone evaluated for cardiovascular outcomes—An interim analysis. *NJEM.* 2007;357(1):28-38.
8. Krentz A. Thiazolidinediones: Effects on the development and progression of type 2 diabetes and associated vascular complications. *Diabets Metab ResRev.* 2009;25(2):112-126.
9. Lipscombe LL, Gomes T, Levesque LE, Hux JE, Juurlink DN, Alter DA. Thiazolidinediones and cardiovascular outcomes in older patients with diabetes. *JAMA.* 2007;298(22):2634-2643.
10. FDA Alert. Information for Healthcare Professionals Rosiglitazone maleate (marketed as Avandia, Avandamet, and Avandaryl). Food and Drug Administration Web site. http://www.fda.gov/Drugs/DrugSafety/PostmarketDrugSafetyInformationforPatientsandProviders/ucm143349.htm. Accessed February 7, 2010.
11. Aschengrau A, Seage GR. *Essentials of Epidemiology in Public Health,* 2nd ed. Sudbury, MA: Jones & Bartlett Publishers, 2008:359.
12. Van Haarst AD, van't Klooster GAE, van Gerven JMA, et al. The influence of cisapride and clarithromycin on QT intervals in healthy volunteers. *Clin Pharmacol Ther.* 1998;64(5):542-546.
13. Smalley W, Shatin D, Wysowski DK, et al. Contraindicated use of cisapride: Impact of food and drug administration regulatory action. *JAMA.* 2000;284(23):3036-3039.
14. Hennessy S, Leonard CE, Newcomb C, et al. Cisapride and ventricular arrhythmia. *Br J Clin Pharmacol.* 2008;66(3):375-385.
15. Hennekens CH, Buring JF, eds. *Epidemiology in Medicine.* Boston, MA: Little, Brown & Company, 1987:142.
16. Herzig SJ, Howell MD, Ngo LH, Marcantonio ER. Acid-suppressive medication use and the risk for hospital-acquired pneumonia. *JAMA.* 2009;301(20):2120-2128.

Padrões de utilização dos medicamentos

David J. McCaffrey III

"Medicamentos não funcionam se a pessoa não os usar."[1]

"Por que uma pessoa se esforça e assume despesas de procurar um médico, de submeter-se a exames fatigantes e desconfortáveis, além de outros procedimentos diagnósticos, e de comprar medicamentos e dispositivos recomendados pelo médico, para, no final, não seguir as recomendações?"[2]

Ao final deste capítulo, o leitor será capaz de:
1. descrever a definição ideal para utilização subótima da medicação;
2. comparar e contrastar aceitação, adesão, concordância e persistência;
3. comparar e contrastar aceitação inicial, aceitação parcial, aceitação e hiperaceitação;
4. discutir as vantagens e desvantagens associadas aos diferentes métodos de medição da utilização da medicação;
5. descrever os elementos essenciais para o cálculo de adesão e persistência, usando os dados de registros administrativos;
6. calcular adesão e persistência das informações contidas nos dados dos registros administrativos;
7. reconhecer desafios no uso dos dados dos registros administrativos para medir adesão e persistência;
8. reconhecer os elementos que definem a qualidade do estudo de adesão e persistência usando os dados de registros administrativos.

INTRODUÇÃO

A efetividade de uma terapia depende apenas de dois elementos. Primeiro, o prescritor, tendo consultado ou não outro profissional (p. ex., um farmacêutico), deve selecionar uma terapia que seja apropriada em todos os aspectos.[3] Em outras palavras, na hipótese de um diagnóstico correto, a terapia deve ser o medicamento certo, por via certa, na dose certa, no horário certo, na duração certa, para o paciente certo.[4] A segunda consideração é o período em que o paciente consome a medicação conforme recomendado.[3(p950)] Na situação de tratamento do paciente, a detecção da utilização subótima da medicação é um pré-requisito para a terapia adequada.[5] Apesar da importância do diagnóstico correto, a escolha da medicação e a eficácia do tratamento não estão em debate, a utilização do medicamento pelo paciente é o único foco deste capítulo.

Em geral, os pacientes não usam seus medicamentos conforme determinado, o que leva a diagnósticos e tratamentos adicionais, hospitalizações desnecessárias, serviços de enfermagem domiciliar evitáveis e, até mesmo, óbito. A estimativa dos custos diretos e indiretos associados ao uso subótimo da medicação excede US$ 100 bilhões por ano.[6] Muitos dos serviços de enfermagem domiciliar originam-se de um único fato: o paciente não ser capaz de controlar sua medicação.[7] Na consideração das diferenças entre os custos associados aos pacientes que vivem independentemente *versus* os serviços prestados de saúde a longo prazo, a economia é enorme. Estima-se que mais de 5%[8] das internações hospitalares e de 1 a 3% dos atendimentos emergenciais sejam devido à utilização subótima da medicação pelo paciente. Os pacientes que utilizam melhor a medicação (de 80 a 100%) apresentam uma probabilidade muito menor de hospitalizações por doença ou outro motivo, comparados com aqueles que fazem uso subótimo.[13] É fato consagrado que os pacientes que usam sua medicação de maneira consistente com as expectativas apresentam desfechos positivos na saúde e uma mortalidade reduzida.[14] No entanto, apesar do conhecimento ampliado e de terem mais responsabilidades com seu próprio bem-estar, eles ainda deixam de seguir as recomendações dos seus cuidadores a respeito do uso da medicação.[15] Esse fenômeno continua em estudo. Desde a década de 1940, o número de artigos apresentados na literatura revisada por especialistas aumentou, passou de pouquíssimos para milhares, o que leva à crença de que a utilização subótima da medicação seja uma doença em si com sua própria epidemiologia.[16] O fenômeno também é referido como "outro problema de medicação da América". Portanto, na situação em que a demanda de recursos financeiros para a prestação do serviço de saúde excede o provisionado e a efetividade e a segurança do medicamento, às vezes, são inquietantes, os comportamentos dos pacientes no que diz respeito à utilização requerem atenção dos pesquisadores farmacoepidemiologistas e prestadores do serviço de saúde, entre outros.

TAXONOMIA DA UTILIZAÇÃO SUBÓTIMA DA MEDICAÇÃO

A dimensão em que os pacientes usam os medicamentos conforme a prescrição dos seus médicos ou cuidadores é mais complexa do que se imagina. Existem muitos fatores conhecidos que influenciam os comportamentos dos pacientes no que diz respeito à utilização do medicamento.[18] Além disso, pode haver influência de mais de um fator em um momento específico. Na realidade, a princípio, a complexidade desse problema pode estar na própria linguagem utilizada para descrevê-lo. Os comportamentos do paciente na utilização do medicamento são referidos na literatura como aceitação, adesão, concordância, fidelidade, manutenção e persistência, para mencionar apenas alguns. Muitas vezes, a confusão envolve a aplicação desses termos, pois são empregados de maneira permutável e sem uniformidade na operacionalização e na sua aplicação.

▶ Definição "ótima" ou "ideal"

Embora a literatura contenha definições que possam ser utilizadas para medir o comportamento do paciente na utilização do medicamento, no que consiste a definição "ótima" para o comportamento na utilização subótima da medicação? De maneira ideal, essa definição estaria vinculada ao desfecho biológico/fisiológico. Nesse raciocínio, *utilização subótima da medicação* seria definida como a situação inferior na qual o efeito terapêutico desejado é improvável de ser alcançado.[19] De outra maneira, utilização subótima da medicação seria o número de doses não consumidas ou utilizadas de forma incorreta, colocando o desfecho terapêutico esperado em dúvida. Enfim, os pesquisadores e médicos estão igualmente preocupados a respeito de como a utilização da medicação pelo paciente relaciona-se com a obtenção dos objetivos do tratamento (Tabela 8-1). Contudo, é difícil ponderar a respeito de uma definição funcional de comportamento na utilização subótima da medicação, considerando os vários fatores que podem afetar a resposta do paciente à farmacoterapia.

A criação de uma definição "ótima" para utilização subótima da medicação requer o estabelecimento de algum valor limiar de uso. No entanto, são poucos os casos em que esse ponto de corte pode ser determinado de forma segura. Além disso, nos casos em que um nível de utilização está identificado, o padrão não aleatório do comportamento na utilização insatisfatória pode inutilizar a definição. A Tabela 8-2 ilustra quatro padrões de utilização hipotética da medicação pelo paciente, nos quais foi determinado que 50% da utilização estavam com operacionalização apropriada de *adesão*. Por definição, a utilização de cada paciente seria considerada adequada, no entanto, as diferenças nos padrões reais de utilização podem determinar se o paciente recebeu algum, todos ou nenhum benefício terapêutico. Por exemplo, um paciente consome doses na quantidade suficiente para ser considerada "boa", porém, em virtude do padrão dessa utilização, ele pode apresentar o mesmo desfecho insatisfatório que qualquer outro que usou uma quantidade menor do que a "recomendada".

Tabela 8-1 Relação entre utilização da medicação e objetivo do tratamento

		Objetivos terapêuticos	
		Alcançado	Não alcançado
Utilização da medicação	Alta	Desejado	Terapia inadequada
	Baixa	Diagnóstico impreciso ou superprescrição?	ATENÇÃO

Adaptado de Sackett DL. Introduction. In: Sackett DL, Haynes RB, editores. *Compliance with Therapeutic Regimens*. Baltimore, MD: The Johns Hopkins University Press, 1976:1-6. Adaptado com permissão de The Johns Hopkins University Press.

A menos que pesquisadores e médicos tenham acesso a definições clínicas confiáveis, elaboradas por fontes válidas de informações (p. ex., ensaio clínico), eles deverão contar com a relação custo-eficácia e as avaliações confiáveis dos padrões de utilização da medicação que produzam medidas contínuas da utilização do medicamento.[20] Esse é um problema importante não somente no delineamento e execução dos estudos, mas também na interpretação da literatura e no delineamento das intervenções. É necessário determinar a sequela clínica do uso da medicação em nível inferior ao recomendado, antes que a qualificação "boa" ou "insatisfatória" seja vinculada ao paciente.[21] Independentemente do fato de 80% das utilizações serem usadas como ponto de corte de classificação dos pacientes com utilização subótima da medicação, dicotomias simplórias do comportamento, na utilização do medicamento, deverão ser evitadas.

▶ Aceitação, adesão e concordância

O termo *aceitação* é universal na ciência médica.[22] Esse termo, popular da década de 1970, foi definido como a extensão em que o comportamento da pessoa (no uso dos medicamento) coincide com o conselho médico ou de saúde.[23] O uso do termo *aceitação* para descrever o comportamento do paciente recebeu inúmeras censuras desde sua adoção, em especial devido às suas implicações paternalistas, pois *aceitação* pressupõe que o médico elabora o plano de tratamento sem a participação do paciente. Em outras palavras, o termo implica na falta de envolvimento do paciente, que é a pessoa mais provável a se afetar nas decisões de utilização do medicamento. Essa opinião induziu muitos profissionais a considerar o uso desse termo como obsoleto ou impróprio na prática médica moderna. Muitas vezes, o termo *adesão* é usado de forma permutável com *aceitação* na descrição da falha do paciente em usar a medicação de acordo com as prescrições. Admitindo-se que aceitação é considerada denotar ações por parte do paciente que concorda com as demandas do prestador do serviço de saúde, o termo *adesão* sugere perseverança mais automotivada no regime farmacoterápico.[24] Em alguns círculos, o termo adesão tornou-se o favorito para descrever os comportamentos dos pacientes na utilização da medicação porque, em parte, aceita-se que ele descreve o desfecho de uma relação participativa entre o paciente e o prestador do serviço de saúde, assim como refere-se ao tratamento do paciente.

Concordância, o mais recente termo, usado predominantemente no Reino Unido, é o "acordo entre paciente e profissional da saúde, realizado depois de negociações, o qual respeita as crenças

Tabela 8-2 Padrões de utilização hipotética de quatro pacientes

Paciente 1	+	+	+	+	−	−	−	−	−
Paciente 2	−	−	−	−	+	+	+	+	+
Paciente 3	+	−	+	−	+	−	+	−	+
Paciente 4	+	−	+	+	−	+	−	−	+

Adaptado de Gordis L. Conceptual and methodologic problems in measuring patient compliance. In: Haynes RB, Taylor DW, Sackett DL, editores. *Compliance in Health Care*. Baltimore, MD: The Johns Hopkins University Press, 1976:23-45. Adaptado com permissão de The Johns Hopkins University Press.

e desejos do paciente na determinação se, quando e como seu medicamento é tomado... e a primazia da decisão do paciente [é reconhecida]."[25] A concordância traduz o conceito de que o paciente e o prestador do serviço de saúde concordam em todos os aspectos com a terapia antes do seu início.[26] Essa "parceria" entre o paciente e o prestador da saúde vai além do descrito pelo termo *adesão* e representa um relativo ideal no controle da farmacoterapia.

Motivado pelo número de termos comuns – aceitação, adesão, persistência e concordância – usados concorrentemente, um relato do National Council on Patient Information and Education (Conselho Nacional para Informação e Educação do Paciente) solicitou à comunidade da saúde pública um acordo sobre terminologia padrão que unirá os grupos de participantes interessados para o objetivo comum de melhorar a autoadministração dos tratamentos médicos.[17(p25)] O grupo Medication Compliance and Persistent Special Interest Group (Grupo de Interesse Especial na Aceitação e Persistência à Medicação [SIG]) da International Society for Pharmacoeconomics and Outcomes Research (Sociedade Internacional para Pesquisa Farmacoeconômica e Desfechos [ISPOR]), no esforço de reduzir a incerteza que cerca a condução e interpretação dos estudos de utilização da medicação e de padronizar a literatura médica, avaliou a literatura existente para o objetivo de adotar terminologia do comportamento na utilização da medicação e desenvolver definições para aceitação e persistência. A aceitação à medicação é o "grau de concordância com as recomendações da equipe de saúde sobre o tratamento diário no que diz respeito a período, dosagem e frequência."[21(p46)] Essa definição é consistente com as definições existentes de aceitação, no entanto, ela enfatiza que a medição da utilização da medicação vai além da simples contagem do número de doses consumidas, pois ela respeita os parâmetros farmacocinéticos associados ao uso da medicação. A aceitação à medicação é calculada comparando-se o número de doses consumidas corretamente e o número de doses prescritas.

$$\text{Aceitação} = \frac{\text{Número de doses consumidas corretamente}}{\text{Número de doses prescritas}} \times 100\%$$

A escolha do termo aceitação *versus* adesão é totalmente irrelevante no contexto da medição da utilização subótima da medicação. Ambas as definições comparam a terapia prescrita com as doses consumidas pelo paciente. Outros autores observam similaridades na determinação da terminologia na incorporação da frase final às definições, "grau em que o comportamento do paciente coincide com a prescrição clínica, independentemente de como esta foi gerada."[27]

▶ Persistência

Persistência é definida na literatura médica como o período em que a medicação é administrada, medida em dias, semanas, meses e assim por diante[28]. Em outras palavras, é a obediência à terapia recomendada pelo tempo prescrito. Alguns autores sustentam que *aceitação* e *adesão* sejam sinônimos, porém *persistência* apresenta um conceito totalmente diferente. Aceitação (adesão) é expressa como um percentual das doses consumidas, persistência é medida pelo período (Figura 8-1). De acordo com a ISPOR *Compliance and Persistence*, do SIG, persistência é o período desde a iniciação até a descontinuação da terapia. Por isso, ela é uma medida contínua do número de dias em que a medicação foi disponibilizada.[21(p46)] Além disso, a persistência é medida e relatada como uma variável dicotômica (persistência *versus* não persistência).[21(p46)] Um paciente persistente não deixa de usar sua medicação repentinamente, nem pratica intervalos prolongados inexplicáveis (excedendo o período permitido de intervalo) durante a pesquisa. A determinação do período permissível de intervalo deve estar baseada nas características farmacocinéticas e farmacodinâmicas do medicamento e das circunstâncias do tratamento.[29]

A persistência pode ser averiguada na perspectiva terapêutica ou do produto. Alguns estudos de persistência focam na medição da persistência de apenas um agente terapêutico. Ou seja, esses estudos relatam uma medida de persistência referente ao período de uso de uma medicação *específica* ou como o percentual de pacientes remanescentes em uma medicação específica por período determinado. Embora isso possa ter implicações clínicas, nas quais a falha do paciente em continuar com a terapia inicialmente prescrita poderá indicar que o produto associou à terapia alguns efeitos intoleráveis ou desfechos inaceitáveis (p. ex., efeito subterapêutico, interação ou efeito colateral), muitas vezes, essa perspectiva parece originar-se de interesses comerciais. A persistência também pode ser calculada com base na administração de qualquer medicamento da mesma classe terapêutica ou *qualquer* medicamento apropriado para a doença ou condição. Essa visão de persistência reconhece a troca de medicamento como uma atividade "normal" na

PADRÕES DE UTILIZAÇÃO DOS MEDICAMENTOS

ACEITAÇÃO

Início da medicação ou observação — % de doses consumidas conforme prescrição — Suspensão da medicação ou término da observação

Início da medicação ou observação — Dias de consumo da medicação (sem exceder o intervalo permitido) — Suspensão da medicação ou término da observação

PERSISTÊNCIA

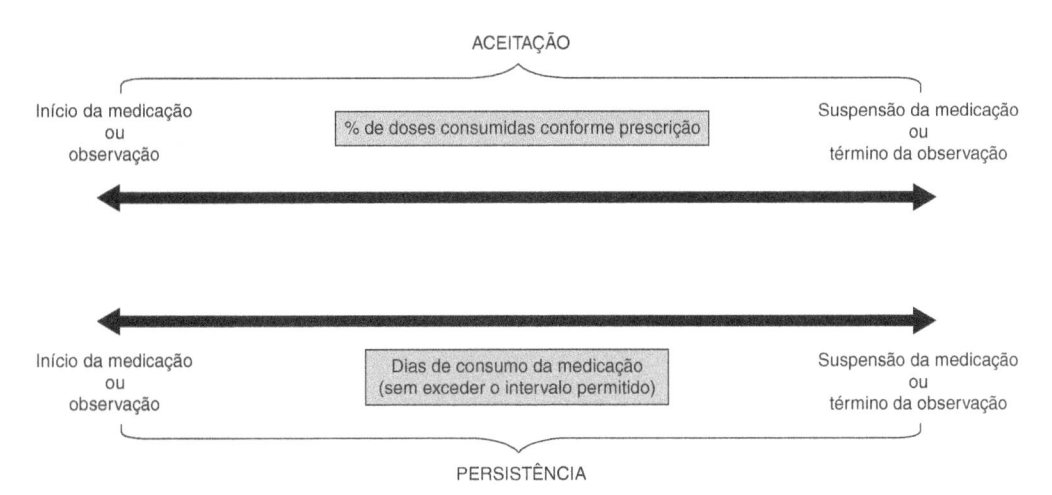

▲ **Figura 8-1** Definições de aceitação e persistência. Reimpresso de: Cramer JA, Roy A, Burrell A e colaboradores. Medication compliance and persistence: Terminology and definitions. Value Health. 2008;11(1):44-47. Reimpresso com permissão da International Society for Pharmacoeconomics and Outcomes Research. Copyright 2008. Todos os direitos reservados.

farmacoterapia e deverá ser cogitada em qualquer medida da utilização da medicação.

PADRÕES DE UTILIZAÇÃO SUBÓTIMA DA MEDICAÇÃO

Ainda que o comportamento do paciente o qual usa a medicação costume ser relatado como um comportamento dicotômico (aceitação *versus* não aceitação), é importante observar que o uso da medicação raramente é um fenômeno do tipo "tudo ou nada". A utilização da medicação pode variar continuamente de 0 a 100%.[30] Na verdade, cogita-se que a continuidade pode ir além dos 100% com relação aos pacientes que consomem medicamentos com mais frequência do que a recomendada.[31] De fato, analisar o comportamento dos pacientes no que diz respeito à utilização da medicação como uma dicotomia é limitante, em virtude dos vários comportamentos diferentes que cada paciente pode apresentar no curso do tratamento. Por isso, deduz-se que os pacientes não deverão ser considerados sempre concordantes ou não concordantes. O melhor é a representação gráfica do comportamento do paciente no que diz respeito ao uso da medicação como contínua aceitação,[32] em que os pacientes possam estar em uma ou várias áreas de comportamentos do consumo da medicação em um momento específico. Essa aceitação contínua compreende não aceitação inicial, aceitação parcial, aceitação e hiperaceitação.

▶ Não aceitação inicial

A primeira decisão do paciente, de acordo com essa continuidade, é seguir a recomendação do tratamento prescrito. A *não aceitação inicial*, que representaria a aceitação posicionada mais à esquerda na linha de continuidade, é a situação em que os pacientes não recebem a medicação prescrita. A não aceitação inicial compreende dois tipos diferentes de comportamentos: a prescrição não apresentada e a prescrição não retirada.

A prescrição não apresentada é aquela emitida pelo profissional da saúde, mas que não chega à farmácia para atendimento.[33] Em vez de chegar à farmácia pelo paciente ou seu cuidador ou de outra maneira (p. ex., telefonema, fax, transferência ou correio eletrônico), ela permanece "retida" ou "reservada" e o farmacêutico não toma conhecimento da sua existência, dificultando a intervenção. Os números históricos revelam que quase 4%[34] das prescrições emitidas não são apresentadas na farmácia.

As prescrições não retiradas, por comparação, são aquelas apresentadas na farmácia para atendimento, mas são abandonadas pelo paciente ou seu cuidador ou não são enviadas para a residência do paciente.[35] A literatura mostra que entre 1 e 2%[35(p49)] das prescrições apresentadas na farmácia para atendimento não são retiradas. Essas prescrições evidenciam, para o profissional da saúde e pesquisador, a ocorrência do episódio da não aceitação. Casos em que a intervenção é mais plausível.

▶ Aceitação parcial

A *aceitação parcial*, a próxima posição na linha de continuidade, é a situação em que o paciente recebe a medicação, mas não segue as ordens médicas de administração ou utilização. Alguns exemplos incluem erros no horário da dose e autorregulação, subutilização (doses omitidas), suspensão da medicação muito cedo ou utilização compartilhada com outras pessoas. Na verdade, um estudo identificou nove comportamentos diferentes de utilização parcial da medicação.[36] A maioria dos artigos, na literatura sobre utilização da medicação, está concentrada nessa área, e observa-se, com frequência, o desvio do regime prescrito.[37] Estimativas mostram que de 20 a 80% dos pacientes apresentam algum nível de aceitação parcial. Ao longo dos 50 anos de estudos publicados e de estados múltiplos das doenças, a utilização da medicação variou de exatamente 5 a 100%, com uma taxa média de utilização de 75%. Embora estudos demonstrem que a "boa" utilização da medicação está relacionada a desfechos positivos,[38] a falha em alcançar os desfechos desejados, devido à utilização insatisfatória da medicação, é difusa e não exclusiva para algum estado da doença ou terapia. Muitas categorias de doenças e suas terapias associadas mostram problemas de aceitação. Mesmo que estudos da utilização da medicação na doença por HIV mostrem níveis altíssimos de aceitação, essa utilização nas condições clínicas é variada.[39] A Tabela 8-3 apresenta as taxas de aceitação de várias doenças e terapias.

▶ Adesão

Adesão é definida como o processo de seguir um regime prescrito e dispensado exatamente como recomendado. Embora se acredite que poucos pacientes atinjam esse estado comportamental, é para esse objetivo que os programas e intervenções são delineados.

▶ Hiperaceitação

A posição mais à direita na linha de continuidade é a hiperaceitação, que ocorre quando o paciente usa a medicação prescrita em doses excessivas e acima da recomendada. A superutilização ou abuso na utilização do medicamento é alvo de atenção na literatura publicada, com foco especial nas substâncias controladas. O potencial para aumento dos eventos adversos e desfechos adversos na saúde transforma a hiperaceitação em um problema de interesse particular dos pesquisadores farmacoepidemiológicos e profissionais da saúde. Por exemplo, os farmacêuticos estão totalmente envolvidos no controle da hiperaceitação. A partir da promulgação de leis federais e estaduais, eles passaram a prestar atenção adequada na dispensa e renovação das prescrições para substâncias controladas. A atribuição *online* associada aos planos terceirizados de prescrição também alerta os farmacêuticos para a possibilidade de superutilização no momento da dispensa.

MEDIDA DA UTILIZAÇÃO DA MEDICAÇÃO

Apesar de definições unânimes sobre a existência de comportamento na utilização da medicação, ainda não foi identificada qualquer medida considerada melhor e mais aceita a respeito da utilização da medicação pelo paciente. Por isso, uma série de métodos para detecção da utilização da medicação está relatada na literatura, cada um deles com suas vantagens e desvantagens e variações de custo, aplicabilidade e confiabilidade na prática médica. Independentemente do fato de que não existe "padrão ouro", alguns métodos são claramente superiores a outros.[40] A escolha da medida é importante devido às ramificações da má-classificação. No aspecto clí-

Tabela 8-3 Taxas de adesão de várias doenças/terapias

Doença/condição	Variação da média de adesão (%)
Artrite	72-89
Câncer	76-84
Doenças cardiovasculares	73-80
Diabetes	59-76
Doença renal em estágio terminal	57-82
Doenças gastrintestinais	74-86
Doenças genitourinárias e DST	65-87
Doença por HIV	79-95
Doenças infecciosas	68-80
OB-GIN	64-84
Doenças pulmonares	61-76
Transtornos da pele	67-86
Transtornos do sono	54-76

nico, a má-classificação pode resultar em alterações na terapia medicamentosa, incluindo farmacoterapias adicionais, testes adicionais de diagnóstico e encaminhamentos desnecessários.[41] Na pesquisa farmacoepidemiológica, os riscos associados à avaliação imprecisa da utilização da medicação incluem dificuldades na interpretação dos achados de um estudo ou possibilidade de subestimação da efetividade do tratamento.[41(p259)] Espera-se que o pesquisador e médico conheçam a "capacidade" da medida empregada.

Em geral, os métodos utilizados para medir o comportamento na utilização da medicação são classificados como diretos ou indiretos, ainda que a dicotomia objetivo-subjetivo para descrever essas medidas também seja empregada. Métodos diretos fornecem evidência objetiva de que o medicamento foi consumido pelo paciente. Os métodos indiretos empregam medidas substitutas de utilização. Em outras palavras, a utilização pelo paciente é avaliada pelo farmacoepidemiologista ou pelo médico.

▶ Medidas diretas da utilização da medicação

Terapia observada diretamente

A terapia diretamente observada (TDO) consiste em acompanhar o paciente tomar a medicação. Esse método é empregado nos ensaios clínicos e em certas iniciativas da saúde pública (p. ex., de prevenção à tuberculose, ao HIV e à metadona) nas quais se pressupõe que taxas altas de reincidência ou resistência estejam associadas à utilização subótima da medicação. A TDO é considerada impraticável, uma vez que seu uso é limitado. Em geral, a terapia é dispensada no local da utilização (clínica, residência, local de trabalho, etc).[42] Os pacientes inscritos na TDO podem tentar enganar o observador, fingindo colocar na boca o remédio ou simulando seu consumo, escondendo-o na "bochecha" e removendo-o depois, quando não estiverem mais sendo observados.[30(p41),43] Entretanto, essa limitação da TDO, como outras técnicas observacionais, é válida pelo que se pretende medir.

Fluidos biológicos

Amostras de sangue ou urina são usadas para detectar os níveis do medicamento, metabólitos das medicações ou marcadores/localizadores (substâncias inertes farmacologicamente ou medicações de baixa dose) para avaliar a utilização da medicação e provar evidência objetiva da utilização da medicação. As limitações desse uso incluem custo, incursões e impraticabilidade. Esses métodos são suscetíveis para fatores associados às características metabólicas do paciente para absorção, distribuição e eliminação, bem como para interações, sendo que todas dificultam basicamente a interpretação dos achados desses estudos. Além disso, as avaliações da medida da utilização da medicação, por intervalos relativamente curtos, não fornecem dados sobre a persistência na adesão ao tratamento por períodos longos. A utilização de níveis séricos ou de urina para detectar a utilização da medicação é altamente suscetível para alterações no comportamento nos dias de avaliação.[44,45]

▶ Métodos indiretos para medir a utilização da medicação

Autorrelatos do paciente – entrevistas, instrumentos estruturados e diários

A estratégia mais fácil para avaliar o comportamento na utilização da medicação é perguntar ao paciente a respeito.[46] Os relatos são muito práticos e, por isso, os mais utilizados na prática clínica.[47] O autorrelato do comportamento na utilização da medicação é rápido, sem custo, simples e tem aplicabilidade em muitas situações diferentes no cuidado de saúde. Esse instrumento pode incluir entrevistas, uso de questionários estruturados e diários. Independentemente das vantagens óbvias associadas, essa estratégia é uma técnica bastante criticada no que diz respeito à coleta das informações sobre a utilização do medicamento. Os pacientes podem não lembrar do seu comportamento no consumo da medicação dos últimos 30, 60 ou 90 dias. Lapsos de memória à parte, também existe a preocupação com a superestimação dos pacientes na utilização da medicação. O *viés de desejabilidade social*, tendência dos entrevistados a responderem as perguntas de forma a projetar uma imagem favorável a terceiros, é um problema comum nas pesquisas de levantamento.[48] Esse viés afeta todas as formas de autorrelato, entretanto, seu efeito é mais pronunciado nos levantamentos de entrevistas do que nas técnicas de autorrelato.[49]

Segundo, como alternativa para a entrevista do paciente, os cientistas sociais desenvolveram instrumentos de levantamento padronizado para medir e prever a utilização subótima da medicação. A escala Moriski[50] foi elaborada para ser uma ferramenta simples de administração e avaliação da utilização da medicação e pode ser empregada por médicos nos locais de atendimento de saúde. Essa escala de quatro itens foi desenvolvida no formato binário de respostas, sim *versus* não, com o máximo de quatro índices possíveis (utilização subótima da medicação) e índices mais baixos (0 a 1) representando os comportamentos de melhor utilização.

Os valores da escala Moriski, denotando comportamentos na utilização apropriada da medicação, estão associados a níveis mais baixos de HbA1 c (teste para doseamento da hemoglobina glicosilada)[51] e à maior utilização da medicação e inalador nos pacientes com asma.[52] Recentemente, um autorrelato de oito itens da medida do consumo do medicamento foi desenvolvido a partir da escala Moriski.[53] The Brief Medication Questionnaire (Questionário Resumido sobre a Medicação [BMQ]) é outro instrumento desenvolvido para uso na pesquisa e na prática clínica.[54] Ele está focado no regime do paciente, sua opinião sobre a medicação e dificuldades potenciais de lembrar. Espera-se que esse instrumento possa não apenas prever os episódios de não adesão, mas também, devido à sua construção, sugerir intervenções úteis. A ASK-12 (Adherence Starts with Knowledge [Adesão Começa com Conhecimento]) é a mais nova escala desenvolvida a partir da ASK-20[55] que avalia o comportamento na adesão e barreiras à adesão.[56]

Por último, os diários da medicação costumam ser usados no cuidado de saúde e pesquisa clínica para avaliar as experiências do paciente. O paciente registra o consumo da medicação (dia e hora) no diário. Essa informação do dia e hora é valiosa para a compreensão da ação do fármaco, por isso o uso do diário nos ensaios clínicos. O potencial para falsificação, pelos pacientes, dos dados da utilização do medicamento é uma crítica comum dos diários, entretanto, ao contrário da entrevista, o uso do diário deverá superar ou reduzir o problema potencial da superdemanda de memória. Há pouco tempo, os diários eletrônicos foram disponibilizados para utilização nos ensaios clínicos.[57]

Estimativa do provedor

Apesar da importância do papel do profissional de saúde na melhora do comportamento dos pacientes com relação à utilização da medicação, as estimativas desses profissionais para essa utilização não são confiáveis. As estimativas do médico não demonstram diferenças entre o autorrelato do paciente[58] e a tendência para superestimar a utilização do medicamento.[59-61]

Contagem dos comprimidos

Por muito tempo, a contagem dos comprimidos representou o método "objetivo" padrão para medir a utilização da medicação. O método de contagem é extremamente simples e viável para detecção do comportamento na utilização subótima da medicação nas pesquisas e na prática clínica. No início, a contagem era realizada na consulta médica do paciente ou do cuidador. Esse método tornou-se mais viável depois que o paciente ou membros da família passaram a informar os dados da contagem por telefone, correio eletrônico ou outras vias de comunicação. É necessária a contagem dos comprimidos em dois momentos (no início da terapia e no final da observação). Para calcular a utilização do medicamento, é preciso subtrair o número de doses disponíveis no Momento 2 do número de doses recebidas no Momento 1, dividir pelo número de doses fornecidas e multiplicar por 100, para obter o percentual de doses consumidas. A atividade de "contar comprimidos" também pode ser executada pelo profissional da saúde ou pesquisador para os líquidos (medição do volume remanescente), tratamentos tópicos[62] e terapias inaladas[63] (alteração do peso).

Dispositivos microeletrônicos para monitoramento da medicação (monitoramento eletrônicos de evento)

A tecnologia dos microprocessadores levou ao desenvolvimento de dispositivos eletrônicos para monitoramento que podem medir o comportamento na utilização da medicação. Esses recipientes possuem microcircuitos integrados que registram a hora e data em que a embalagem foi aberta. As informações disponibilizadas desses dispositivos incluem cronologia da administração da dose, evidência de exposição (administração em intervalo curto) e subutilização (suspensão da medicação).[64] Os dados podem ser transferidos do dispositivo para o computador para subsequente análise. Uma vantagem evidente do monitoramento eletrônico é a coleta da informação sobre a "utilização" da medicação, bem como da data e hora desse uso.[65] Infelizmente, apesar dos avanços, essa tecnologia é dispendiosa e não garante que as dosagens foram consumidas.

Dados dos registros administrativos

Os dados dos registros administrativos são fontes secundárias de informações. Eles contêm dados e outras informações coletadas e arquivados por entidades diversas, excetuando-se o pesquisador.[66] Muitas vezes, os dados dos registros administrativos contêm informações sobre uma grande população de pacientes (membros de planos de saúde) e, por tal motivo, emprestam poder estatístico.[67] Além disso, esses dados representam um recurso custo-efetivo para responder a muitas questões importantes da pesquisa farmacoepidemiológica. Esse custo-efetividade surge do fato de que a coleta de dados equivalentes, por meio de uma técnica primária, envolveria o comprometimento de tempo substancial e importaria em um custo significativo.[68] Dado à natureza desses dados, acredita-se que aqueles contendo informações de registros de prescrição sejam bem apropriados aos estudos farmacoepidemiológicos. Na verdade, o uso dos dados dos registros administrativos, para medir a utilização da medicação, é bastante comum na literatura de adesão e persistência.[69] Além de relatar a medição de adesão e persistência nas populações,[70,71] os dados são usados para ligar a utilização subótima da medicação aos desfechos insatisfatórios.[72-75]

Embora os conjuntos de dados administrativos demonstrem grande utilidade na medição da adesão e associação da utilização subótima da medicação com os desfechos, eles podem ou não conter informações além de solicitações de prescrição. Dependendo do acesso do pesquisador aos dados administrativos adicionais, é possível combinar dados (pareamento de dados) das solicitações de prescrição com informações demográficas básicas, diagnósticos, bem como informações das consultas médicas ambulatoriais e das hospitalizações. Esses conjuntos de dados combinados são de enorme utilidade e representam um excelente recurso que possibilita aos pesquisadores responder questões complexas sobre a utilização da medicação e desfechos associados (p. ex., eventos medicamentosos adversos, hospitalização ou mortalidade).

O restante deste capítulo enfatiza a medição da adesão e persistência do paciente aos medicamentos prescritos, usando os dados de registros administrativos.

▶ Medição da adesão e persistência usando os dados dos registros administrativos

As medidas empregadas para avaliar a utilização da medicação contida nos dados dos registros administrativos são caracterizadas por três parâmetros: dicotomia *versus* distribuições contínuas, avaliação de um único ou múltiplos intervalos e medição da disponibilidade ou intervalos da medicação.[76]

Medidas dicotômicas

Existem muitos exemplos de dicotomia (adesão/não adesão) na literatura. Os métodos usados para a tabela de classificação incluem o método aniversário, o método de renovações mínimas da prescrição e o método limiar. O método aniversário requer a definição do paciente como *aderente* se ele receber nova prescrição no intervalo específico do aniversário de um ano, contado a partir da dispensa inicial da prescrição.[28(p1413)] Embora o cálculo seja fácil, essa medida ignora qualquer comportamento na utilização da medicação entre a primeira e a última dispensação e pode superestimar significativamente a utilização. O método de renovação mínima classifica um paciente como *aderente* se o número de prescrições solicitadas exceder outro número, a priori, definido de renovações. O método limiar conta o número de dias para os quais o paciente teve a medicação disponível. O paciente é considerado aderente se sua proporção de dias cobertos exceder um limiar predeterminado. Esse limiar costuma ser ≥ 80%, dentro do período de observação. O estabelecimento de pontos de corte, para determinar adesão/não adesão, é um problema que gera grandes e inúmeras discussões. Muitas vezes, a falta de informações confiáveis sobre a utilização da medicação e obtenção do desfecho compele os pesquisadores e acadêmicos a preferirem as medidas contínuas às dicotômicas. O uso de um conjunto de dados administrativos da Medicaid, programa público de saúde norte-americano para pessoas de baixa renda, determinou que os pontos de corte ideais para previsão da hospitalização relacionada à doença foi de 0,76, 0,85, 0,82, 0,81 e 0,58 para esquizofrenia, diabetes, hipertensão, hiperlipidemia e insuficiência cardíaca congestiva, respectivamente.[77] Porém, fazem-se necessários estudos adicionais para categorias de doenças, populações de pacientes e para outros desfechos de interesse.

Medidas contínuas

Medidas contínuas da utilização da medicação podem ser determinadas pelo método de sequência de renovação da prescrição e método de proporção de dias cobertos.[28(pp1419-1420)] Em conformidade com a definição do ISPOR para persistência, o método de sequência de renovação é medido em dias e representa o período entre o início da farmacoterapia e o surgimento de um intervalo significativo entre as renovações subsequentes. A determinação do intervalo varia bastante entre os estudos. Alguns pesquisadores consideram intervalos de sete dias como "significativos" e outros permitem intervalos baseados em 0,5 a 3 vezes do suprimento do dia da dispensa precedente da prescrição.[78] No caso do intervalo permitido de 7 dias, ele é equivalente à taxa de posse da medicação de 80% [30/(30 + 7)].[29(p451)] É importante observar que o maior valor é escolhido para o intervalo permitido, provavelmente os valores mais elevados são da persistência. Mais do que reduzir os dados da utilização da medicação para a dicotomia adesão/não adesão, os resultados de uma técnica de proporção de dias cobertos pode ser relatada como uma medida contínua. Isso evitará a possível má-classificação associada à escolha do ponto de corte.

▶ Cálculo da adesão/persistência

Nos estudos de utilização da medicação, a medição da adesão/persistência inicia na *data índice*. Essa data refere-se àquela do primeiro suprimento da medicação e marca o início do período de observação. Nos estudos que utilizam conjuntos de dados administrativos, apesar de os registros dos pacientes serem avaliados pelo mesmo período (p. ex., um ano), o início do período de observação para cada paciente dependerá da data do primeiro suprimento. Em outras palavras, um estudo pode ter um paciente que recebeu sua primeira prescrição para dias, meses ou até anos, antes de outra prescrição no mesmo estudo. Uma vez identificado o suprimento inicial, o registro do paciente é avaliado ao longo do período de observação (período índice). A duração do período índice varia entre os estudos, no entanto, deve ser longo o suficiente para fornecer estimativas estáveis da utilização da medicação.

Existem muitas fórmulas para o cálculo da adesão e persistência ao medicamento, e a escolha da medida pode variar dependendo dos padrões de utilização no conjunto de dados.[29] Ou seja, não se pode assumir que todas as fórmulas sejam equivalentes.[79-81] As medidas mais usadas para adesão e persistência são apresentadas na Figura 8-2, ao lado das suas fórmulas associadas.

A Figura 8-3 e a Tabela 8-4 ilustram um padrão hipotético de medicação para um paciente. A prescrição requer que o paciente tome um comprimido duas vezes ao dia, e a quantidade fornecida foi de 60 comprimidos (30 dias de suprimento). Nesse exemplo de utilização simples da medicação, sem fornecimentos anteriores, as medidas baseadas na disponibilidade do medicamento (CMA, MRA, MPR, PDC) são idênticas. As medidas que usam intervalos no cálculo da utilização da medicação (CMG, CMOS) são idênticas e complementam as medidas de disponibilidade (0,74 + 0,26 = 1,00) para o total das doses fornecidas.

Os resultados da comparação direta das várias técnicas usadas para medir adesão/persistência, em condições diferentes, revelaram que CMA, CMOS, MPR e MRA, nas várias situações, foram idênticas no que diz respeito à medição da posse da medicação ao longo do período de avaliação.[81(p1282)] Foi sugerido que a MRA seja a medida recomendada da utilização da medicação, usando conjuntos de dados administrativos,[81(p1286)] devido à sua relativa simplicidade no cálculo, quando comparada com outras. Ainda que de fácil utilização, é uma consideração importante no momento da escolha da medida, é aconselhável escolher uma medida que seja consistente com os objetivos do estudo farmacoepidemiológico.[70(p566)] Considera-se uma boa prática o uso de uma medida conservadora e bem estabelecida da utilização da medicação. No evento em que uma medida atípica ou desenvolvida há pouco é empregada, é necessário e apropriado que uma descrição detalhada da medida seja incluída no estudo.

Medida	Fórmula
Razão da posse da medicação (MPR)	$\dfrac{\text{Suprimento diário}}{\text{Dias no período de avaliação}}$
Medida contínua da aquisição da medicação (CMA)	$\dfrac{\text{Suprimento dos dias cumulativos da medicação obtida}}{\text{Total de dias para o término do período de observação}}$
Medida contínua dos intervalos na medicação (CMG)	$\dfrac{\text{Total de dias de intervalos no tratamento}}{\text{Total de dias até o término do período de observação}}$
Proporção de dias cobertos (PDC) *designada em 100%*	$\dfrac{\text{Total de dias de suprimento}}{\text{Total de dias avaliados}} \times 100\%$
Medida de múltiplos intervalos contínuos da superdispensa (CMOS)	$\dfrac{\text{Total de dias de intervalos no tratamento }(+)\text{ ou excedente }(-)}{\text{Total de dias no período de observação}}$
Adesão à renovação da prescrição da medicação (MRA)	$\dfrac{\text{Total de dias de suprimento}}{\text{Total de dias avaliados}} \times 100\%$

▲ **Figura 8-2** Fórmula para o cálculo da adesão/persistência usando dados de registros administrativos.

PADRÕES DE UTILIZAÇÃO DOS MEDICAMENTOS CAPÍTULO 8 143

Figura 8-3 Registro da dispensa da prescrição hipotética do paciente.

É comum, em alguns estados da doença, que os pacientes recebam prescrição para mais de uma medicação no tratamento da mesma condição. Nessas circunstâncias, o cálculo da adesão/persistência pode se tornar complicado. Por exemplo, se um paciente é avaliado por um período de 90 dias e possui 70 e 75 dias de medicação para o Medicamento A e Medicamento B, respectivamente, sua MPR seria 145/90 = 1,61. O resultado para esse paciente, cuja utilização da medicação foi menor do que a recomendada, é um valor de MPR enganoso, mostrando que o paciente consumiu mais doses do que o esperado. Uma alternativa para esse cálculo envolveria a reinterpretação dos dias de observação. Dobrando o valor para o período de observação, o valor para MPR (145/180 = torna-se equivalente à média MPR para dois medicamentos) pode representar uma medida mais apropriada. Outras formas de medir a utilização da medicação para múltiplas terapias seria calcular a PDC para uma classe de medicamentos.[82] Usando a PDC, o pesquisador contará todos os dias em que o paciente recebeu qualquer medicamento do estudo, ou seja, nenhum intervalo na terapia. Usando essa técnica, o paciente que não teve intervalos sobrepostos na posse da medicação ainda teria um valor PDC de 1,00. Essa interpretação pode ser questionada com base na intenção da terapia ou suscetibilidade da terapia combinada para doses perdidas. Nesses exemplos, pode ser mais apropriado computar um valor médio de utilização para todos os medicamentos.

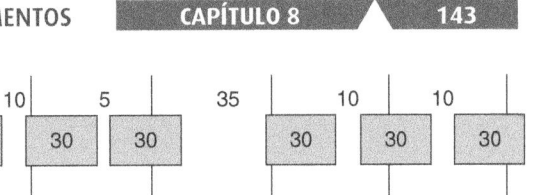

É esperado que, ao longo do curso normal do tratamento do paciente, ocorra a troca de te-

Tabela 8-4 Registro da dispensa da prescrição hipotética do paciente

Dispensa #	Data da dispensa	Dias de dispensa	CMA	CMG	CMOS	MRA	MPR	PDC
1	0	30	0,74[a]	0,26[b]	0,26[c]	74,0%[d]	0,74:1[e]	74,0%[f]
2	30	30						
3	63	30						
4	108	30						
5	148	30						
6	183	30						
7	248	30						
8	288	30						
9	328	30						
10	365	30						

[a] 270/364
[b] 270/364
[c] 95/364
[d] 270/364
[e] 270/364
[f] 270/364

rapias. É muito importante conhecer as decisões tomadas para medição no que diz respeito à troca de medicamentos no meio do período de observação. Uma troca é definida como um caso em que é prescrito para o paciente um produto farmacêutico e, depois, em outro momento, durante o período de observação, é prescrito outro fármaco da mesma classe terapêutica, e a renovação da prescrição do medicamento original não é feita durante o período do estudo.[83(p89)] Os pacientes que trocam de medicamentos podem ser tratados de forma diferente, se para uma medicação da mesma categoria terapêutica ou para outro produto de outra classe terapêutica, reconhecida como apropriada para a condição tratada. Na verdade, alguns pesquisadores qualificam a troca como "não persistência" – o que é consistente com a definição de persistência ao produto, no entanto, isso pode adicionar confusão à literatura disponível em que a persistência é uma medida do comportamento do paciente[79(p7)] e não de adequação às escolhas do médico sobre a terapia medicamentosa.

O efeito da superdispensa nas medidas de persistência dependerá de como ela é tratada no cálculo. Faz sentido que, se um paciente tem uma prescrição prévia, ele receba a medicação no final do período dos dias dispensados para essa segunda solicitação. Ou seja, não avaliamos intervalos na cobertura e desprezamos superdispensa nos intervalos da prescrição anterior. O efeito líquido desse ajuste é a redução da duração do intervalo do tratamento. Pode-se usar um exemplo simples (Figura 8-4) em que dois pacientes são avaliados por um período de 90 dias. O primeiro paciente teve a prescrição renovada no 20º dia (antes) e novamente no 60º dia (tarde), sua CMA e MPR não seriam afetadas por esse padrão de prescrição (ambas 1,00) e sua CMG seria 0/90 = 0,00, e a CMOS seria 0/90 = 0,00 porque a superdispensa (-10 dias) iguala-se ao intervalo (+10 dias).[83] Porém, se um segundo paciente é avaliado para o mesmo período de 90 dias e tem sua prescrição renovada no 40º dia (tarde) e novamente no 60º dia (cedo) sua CMG seria 10/90 = 0,11, mas sua CMOS seria 0/90 = 0,00. Ainda que a CMG calcule o ajuste da medição do intervalo para conciliar as superdispensas obtidas na prescrição anterior (i.e., recebendo uma prescrição antes da última dose da prescrição anterior ter sido consumida), o segundo exemplo ilustra que o paciente não teve suprimento na mão (excedente) quando o intervalo ocorreu. A CMOS é negativa, e a CMA é zero nas situações em que exista uma superdispensa cumulativa.

Considerações especiais do uso dos dados dos registros administrativos para medir adesão e persistência

Um banco de dados de requisições de farmácia contém os registros de milhares ou mais pacientes. Entretanto, nem todo paciente cujos dados estão inseridos no conjunto de dados deverá ser incluído na análise subsequente. Porém, as decisões tomadas nessa fase podem e fazem efeito nos resultados do estudo e, subsequentemente, na melhor forma como eles serão aplicados a qualquer situação (generalização). Uma consideração bem básica, mas importante, no momento da seleção dos pacientes para estudos da adesão/persistência, é se o paciente

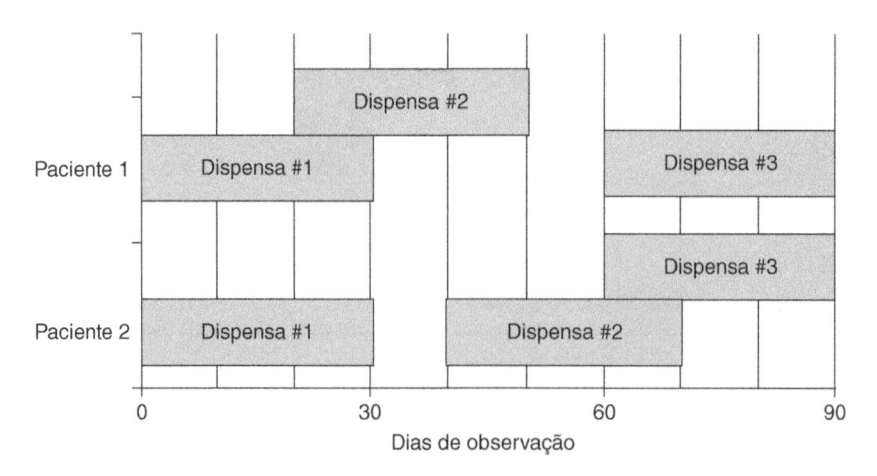

▲ **Figura 8-4** Comparação entre dois registros hipotéticos de dispensa da prescrição dos pacientes.

apresentou elegibilidade contínua para prescrição de medicamentos durante o período do estudo. Os pacientes considerados não elegíveis por causa de uma mudança nos requisitos (perda da cobertura) resultarão em valores errôneos nessas medidas (abaixo da real).

Na consideração da medição da utilização da medicação, usando os dados dos registros administrativos, uma observação importante é que os pacientes tenham dados suficientes para criação de uma inferência válida sobre seu comportamento na utilização. Além disso, alguns dos cálculos da adesão/persistência da medicação requerem, pelo menos, duas prescrições para o cálculo da medida. O cálculo da utilização da medicação, usando dados dos registros administrativos, é mais bem determinado por meio de várias renovações. Embora nenhuma regra clara se aplique, provavelmente, o melhor é incluir apenas os pacientes cujos dados para o período entre 60 e 90 dias estejam disponíveis.[84] Períodos mais longos usados para critérios de inclusão, enquanto é aperfeiçoada a medida da utilização da medicação, podem resultar em pouquíssimos casos remanescentes no conjunto de dados para análise subsequente.

Alguns estudos medindo adesão/persistência, usando dados dos registros administrativos, podem praticar um período de repouso farmacológico para controle, na experiência com o medicamento. O período de repouso farmacológico é o tempo em que o paciente deverá ficar sem tratamento com o medicamento em estudo antes da data índice. Isso assegura a depuração no organismo do paciente para receber a medicação em estudo, se essa for uma consideração importante na pesquisa.

Limitações do uso dos dados de registros administrativos para medir adesão e persistência

Apesar das vantagens significativas, o uso dos dados dos registros administrativos, para avaliar a utilização da medicação, apresenta limitações. Os registros das requisições de farmácia fornecem evidências incontestáveis do recebimento do medicamento pelo paciente. Infelizmente, assim como em outras medidas indiretas da utilização, a medicação consumida deve ser presumida. Portanto, as solicitações de prescrição fornecem ao pesquisador farmacoepidemiologista apenas uma estimativa do nível mais elevado da utilização da medicação.[86(p1169)] Além de tudo, os pesquisadores e médicos dependem unicamente dos dados contidos no sistema. Essa informação limita-se ao fornecimento do fármaco. Por isso, pode haver discrepâncias entre o prontuário médico, os registros de farmácia e as recomendações verbais dadas ao paciente.[85(p1169)] Ou seja, se a entrevista do paciente ou revisão do prontuário fossem possíveis, alguns casos de utilização subótima poderiam ser explicados satisfatoriamente. Um exemplo seria as amostras de medicamentos (fornecidas ao paciente durante a observação, mas depois do primeiro suprimento). O padrão de utilização do paciente pode parecer insatisfatório, e seu comportamento real na utilização da medicação pode ser "perfeito". A distribuição de amostras-grátis resultará em uma MPR mais baixa do que a real (CMG seria maior do que a real). Um erro similar pode ocorrer no cálculo da adesão-persistência, se a permanência do paciente no hospital não puder ser considerada no conjunto de dados. Nas situações em que os registros das requisições de farmácia e outras estão disponíveis no mesmo conjunto de dados, os cálculos da utilização da medicação podem ser ajustados para o período de hospitalização. No entanto, nas situações em que os pesquisadores possuem apenas as informações sobre as requisições de farmácia, um valor artificial baixo será o resultado.

Em virtude de os pacientes poderem receber prescrições de mais de uma farmácia,[85] o melhor, se possível, é obter os dados das solicitações de prescrição, em vez dos registros de prescrição (disponibilizados nas farmácias). Deve ser observado que, ao utilizar um banco de dados de solicitações de prescrição, o pesquisador eliminará da consideração qualquer paciente sem seguro (ou aquele seguro específico), bem como qualquer dado do paciente segurado que decide, por qualquer razão, pagar o medicamento prescrito.

A qualidade das informações é outra preocupação no uso dos conjuntos de dados administrativos. A quantidade fornecida e os campos dos dias dispensados são essenciais para o uso bem-sucedido dos conjuntos de dados administrativos, para avaliar a utilização da medicação. Entretanto, esses campos nem sempre estão preenchidos ou corretos. Se a quantidade fornecida ou os dias dispensados não estiverem disponíveis ou for impossível determiná-los, o uso dos dados dos registros administrativos, para a determinação da adesão ou aceitação, será difícil ou impossível. Nas situações em que os dados estão ausentes ou errados, o pesquisador pode determinar, usando outra informação disponível (p. ex., códigos ICD-9), as orientações comuns para o medicamento fornecido e completar ou corrigir o campo dos dias dispensados. No entanto, deverá

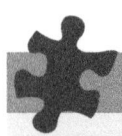

ESTUDO DE CASO 8-1

Uso das requisições de farmácia para medir adesão ao tratamento medicamentoso de glaucoma: resultados do estudo da adesão e persistência no glaucoma (GAPS)*

Os dados dos registros administrativos de mais de 13 mil segurados (disponíveis dos pacientes com assistência controlada), amostras sobrepostas de prontuários de pacientes e 103 entrevistas com médicos foram usados para determinar os comportamentos na utilização da medicação dos pacientes com glaucoma. Os participantes elegíveis precisavam ter um código de diagnóstico para glaucoma de ângulo aberto na requisição médica de seis meses antes da data índice, ou 12 meses depois da sua data índice. Além disso, precisavam ter pelo menos 40 anos de idade e plano de saúde contínuo por seis meses antes da data índice até, pelo menos, três meses depois da sua data índice. Para garantir que apenas os pacientes mais recentes fossem incluídos no estudo, foram excluídos os participantes tratados com uma medicação hipotensiva ocular nos seis meses anteriores à sua data índice (período de repouso farmacológico) e com procedimento cirúrgico relacionado a glaucoma nesse mesmo período.

Para determinar os dias dispensados, usando a literatura, os pesquisadores determinaram o volume médio do frasco e das gotas para os vários medicamentos de glaucoma. A MPR foi a medida da utilização empregada no estudo. Os pesquisadores estabeleceram o uso de gota bilateral ocular para todos os pacientes. O número de gotas por dia foi determinado pela multiplicação da frequência diária da administração por 2. Terapias combinadas foram admitidas nesse estudo. O denominador da MPR para terapias combinadas foi a soma dos dias de suprimento para toda a medicação no regime. Para a medida da persistência, o intervalo permitido variou (60 dias para frascos de 2,5 mL, 90 dias para frascos de 5 mL e 120 dias para frascos com volumes acima de 5 mL). O período de observação para o estudo foi de, pelo menos, um ano.

A análise retrospectiva das requisições de farmácia das 13.956 pessoas revelou uma MPR média de 0,64 (mediana 0,57). Apenas 10% da amostra não apresentou intervalos na renovação das prescrições. Usando entrevistas com pacientes (n = 343), 20% dos participantes relataram ter recebido amostras em bases regulares (MPR = 62), 57% receberam amostras uma ou duas vezes (MPR = 0,64) e 23% relataram nunca terem recebido amostras (MPR = 0,76). Na revisão dos prontuários (n = 300), 16,7% usaram agente hipertensivo ocular em apenas um dos olhos.

---

ser observado que um erro poderá ser introduzido se a medicação usada for *off-label*** (p. ex., frequência ou indicação).

Os padrões de utilização da medicação para terapias PRN (conforme a necessidade) não são calculados com precisão usando os bancos de dados das requisições de prescrição. Nesses casos, o campo dos dias dispensados pode estar presente apenas para o objetivo de atribuição de solicitações, tornando sua validade altamente suspeita. Outras considerações da medição envolvem medicamentos que não são comprimidos ou cápsulas. Na maioria dos casos, esses produtos são embalados com superpreenchimento, resultando em desperdício no final do período.[29(p7)] Além disso, alguns pacientes são capazes de "extrair" doses adicionais do superpreenchimento, possibilitando a geração de pequenos intervalos na posse da medicação. São necessários métodos para tratar esses desafios da medição singular.

---

* Resumido de: Friedman DS, Quigley HA, Gelb L e colaboradores. Using pharmacy claims data to study adherence to glaucoma medications: Methodology and findings of the Glaucoma Adherence and Persistency Study (GAPS). *Invest Ophthalmol Vis Sci.* 2007;48(11):5052-5057.

** N. de T. Uso *off-label* é a prescrição para uma indicação não aprovada referente ao medicamento.

RESUMO

Está claro que a utilização insatisfatória da medicação pelos pacientes reduz ou anula quaisquer efeitos benéficos da farmacoterapia. Além disso, a utilização subótima da medicação agrega enormes encargos financeiros para o paciente e a sociedade. Os profissionais da saúde precisam estar atualizados sobre as últimas possibilidades de medição e vantagens e desvantagens associadas ao seu emprego. Além de tudo, com o uso trivial cada vez maior dos bancos de dados dos registros administrativos, é essencial que os pesquisadores farmacoepidemiológicos e médicos conheçam as características da investigação de qualidade. O grupo ISPOR Compliance and Persistence Special Interest Group desenvolveu uma lista de verificação útil para os pesquisadores que conduzem, revisam ou utilizam esses estudos (Apêndice 8-1).

APÊNDICE 8-1: LISTA DE VERIFICAÇÃO PARA ESTUDOS DE AVALIAÇÃO/ ESTIMAÇÃO DA ACEITAÇÃO E PERSISTÊNCIA À MEDICAÇÃO USANDO BANCOS DE DADOS RETROSPECTIVOS*

▶ Título/resumo

- O título está descritivo e reflete o objetivo do estudo.
- O resumo é uma descrição sucinta e concisa, de acordo com os padrões das revistas.
- O resumo segue um formato estruturado (adequado para a revista) e inclui, pelo menos, o seguinte:
  - objetivos;
  - métodos;
  - resultados;
  - conclusões.
- O resumo reflete com precisão os conteúdos do estudo e não há discrepâncias.

▶ Introdução

- O(s) autor(es) revisou(aram) toda a literatura fundamental pertinente ao tema tratado:
  - literatura clínica apropriada;

---

* Reproduzido da Ref. 29 com a permissão de International Society for Pharmacoeconomics and Outcomes Research. *Copyright* 2007. Todos os direitos reservados.

- literatura sobre aceitação e persistência adequada;
- literatura econômica da saúde apropriada;
- outra _____ (especificar).
- Objetivo do estudo está claramente definido.

▶ Objetivos e definições

- O(s) objetivo(s) do estudo precisa(m) estar precisamente definido(s) e ser identificado(s) de imediato como um dos seguintes:
  - exploratório;
  - descritivo;
  - analítico.
- Existe definição explícita da variável aceitação e persistência, e a definição usada está baseada em uma definição aceita e publicada.
- A aceitação ou persistência é o "desfecho" inicial de interesse ou
- a aceitação ou persistência é usada como uma variável explanatória ou de controle para explicar a variância em outro desfecho.

▶ Delineamento e métodos

Delineamento

- O delineamento está claramente estabelecido.
- O delineamento está coerente com os objetivos.

Fontes de dados

- Todas as fontes de dados estão descritas adequadamente.
- A janela temporal para os dados está perfeitamente estabelecida.
- Os métodos para amostragem da população estão bem descritos.
- Os dados estão apropriadamente "limpos" (i.e., dados errados foram corrigidos ou removidos).
- Existe evidência para confiabilidade/precisão dos dados.

Critérios de inclusão/exclusão

- Os critérios de inclusão e exclusão do estudo estão claramente estabelecidos.
- A base lógica para esses critérios está descrita.
- O método pelo qual os pesquisadores verificaram a aplicação dos critérios de inclusão/ exclusão está especificado e apropriado.

- A manutenção contínua do benefício do medicamento durante o período de estudo foi verificada.
- Os pacientes apresentaram dados suficientes para uma estimativa válida da aceitação.
- Para estudos de pacientes recém-admitidos no regime terapêutico, houve análise suficiente dos dados do período pré-arrolamento para garantir que o participante estivesse realmente elegível para o medicamento.
- A duração do estudo está apropriada para os objetivos do estudo.
- Existe evidência para proteção da confidencialidade dos participantes.
- O processo de pareamento, se apropriado para o delineamento do estudo, está bem descrito:
  - estratégia de pareamento minimiza o potencial para viés;
  - índices de propensão usados para controlar o viés de seleção.

Medição da aceitação

- Os métodos para o cálculo da variável de aceitação ou persistência estão claramente descritos.
- A medição está pareada com a definição operacional fornecida antes:
  - os objetivos indicam que o estudo é para medir a aceitação, mas a persistência está realmente calculada?
- Os métodos padrão usados para o cálculo da aceitação:
  - medida contínua da razão de posse da medicação disponível (MPR).
    - os pesquisadores explicaram como trataram valores acima de 1;
      - os valores foram mantidos ou convertidos para 1?
  - métodos de intervalos (medida contínua dos intervalos na medicação):
    - os pesquisadores explicaram como trataram os valores negativos para intervalo;
    - os valores foram mantidos ou convertidos para 0 (sem intervalo)?
  - proporção dos dias cobertos.

Métodos padrão para cálculo da persistência

- Se um método atípico é utilizado no cálculo da aceitação, a lógica/fórmula para o novo método está descrita.
- Os pesquisadores explicaram adequadamente como trataram os pacientes submetidos à troca de medicamentos da mesma classe terapêutica ou de classe diferente.
- Se medicações múltiplas foram incluídas em uma única estimativa de aceitação ou persistência, os pesquisadores apresentaram a lógica e/ou fórmula para esta variável:
  - a média da MPR/intervalo foi usada nas várias medicações;
  - a análise controlada para a influência de como muitos medicamentos foram combinados em uma única variável;
  - outra variável foi criada para indicar se o paciente estava utilizando um medicamento para diabetes *versus* múltiplos medicamentos para diabetes?
  - existe argumento lógico para combinar as MPR? Pode ser mais apropriado combinar as MPR para medicamentos que tratam a mesma condição (p. ex., combinar a MPR para dois medicamentos para diabetes) em oposição à combinação das MPR para medicamentos usados para condições diferentes.

Análise estatística

Em geral, encoraja-se o uso de dados contínuos para medir a aceitação e persistência.

- Se dados contínuos são convertidos para dados categóricos, o argumento lógico para a seleção dos pontos de corte deverão ser apresentados e ser consistentes com a evidência existente para a aceitação na população selecionada (p. ex., o ponto de corte em 95% pode ser mais bem apropriado para antirretrovirais, mas 80% podem ser adequados para hipertensão).
- Os testes são apropriados, com objetivos, delineamento e natureza dos dados determinados.
- Ajustes adequados para comparações múltiplas foram realizados.
- Ajustes adequados foram realizados para a análise, se os dados não foram distribuídos normalmente.
- Os cálculos de poder e/ou tamanho da amostra estão apresentados e são apropriados.
- Houve uma tentativa de controlar o viés de seleção (p. ex., índice de propensão).
- Se o pesquisador está avaliando uma associação entre aceitação e persistência e outra variável, ele tentou controlar para outras variáveis que podem confundir a associação estudada.

PADRÕES DE UTILIZAÇÃO DOS MEDICAMENTOS — CAPÍTULO 8

▶ Apresentação e discussão dos achados

Resultados

- A distribuição da variável aceitação ou persistência está apresentada.
- A estatística de teste e os intervalos de confiança estão devidamente apresentados para dos valores P.
- O número de participantes está precisamente identificado nas tabelas e gráficos.
- Os gráficos foram elaborados em uma escala adequada.

Discussão/conclusão

- As limitações estão adequadamente citadas, e as implicações das limitações estão descritas.
  - A influência da decisão para valores de retenção ou capitalização está descrita.
  - As limitações da capacidade e tamanho da amostra estão tratadas.
- Os achados do estudo estão dispostos no contexto do nosso conhecimento da existência do participante.
  - A comparação apropriada dos achados atuais com aqueles de estudos similares foi realizada.
- Os achados e conclusões estão relacionados aos objetivos do estudo.

Declaração de potencial conflito de interesses

- Consta declaração de potencial conflito de interesses.

QUESTÕES PARA DISCUSSÃO

1. Comparar e contrastar os termos aceitação, adesão, concordância e persistência.
2. Qual dos termos (*aceitação, adesão, concordância e persistência*) é o melhor no que diz respeito à medição da utilização subótima da medicação? Por quê?
3. Um farmacêutico da comunidade deseja tornar o aumento da aceitação parte integrante dos serviços na sua farmácia. Por ter acesso aos registros de farmácia dos pacientes, ele espera poder usar facilmente os registros para medir a aceitação e adesão. Quais cuidados você compartilharia com o farmacêutico sobre essa técnica?
4. Quais são as limitações do uso dos dados dos registros administrativos para medir a aceitação/adesão aos regimes terapêuticos?
5. Definir a data índice e o período de observação.
6. Definir o período de repouso farmacológico e descrever a importância do seu uso nos estudos de adesão/persistência, utilizando dados dos registros administrativos.
7. Usando as seguintes informações de dispensação das prescrições para um paciente sendo avaliado por um ano, calcular CMA, PDC, CMG e CMOS.

Dispensa #	Data da dispensa	Dias dispensados
1	0	30
2	30	30
3	63	30
4	108	30
5	148	30
6	183	30
7	218	30
8	235	30
9	328	30
10	365	30

8. À luz dos desfechos do estudo de caso apresentado, que comentários você faria sobre o uso dos dados dos registros administrativos para medir a aceitação/adesão?

REFERÊNCIAS

1. Koop CE. *Keynote Address. Improving Medication Compliance: Proceedings of a Symposium. 1985.* Reston, VA: National Pharmaceutical Council, 1985:1-4.
2. Stone GC. Patient compliance and the role of the expert. *J Soc Issues.* 1979;35(1):34-59.
3. Epstein LH, Cluss PA. A behavioral medicine perspective on adherence to long-term medical regimens. *J Consult Clin Psychol.* 1982;50(6):950-971.
4. Hatoum HT, Valuck RJ. Drug use and the health care system. In: Knowlton CH, Penna RP, eds. *Pharmaceutical Care.* New York: Chapman & Hall, 1996:68-94.
5. Bond WS Hussar DA. Detection methods and strategies for improving medication compliance. *Am J Hosp Pharm.* 1991;48(9):1978-1988.

6. Berg JS, Dischler J, Wagner DJ, Raia JJ, Palmer-Shevlin N. Medication compliance: A healthcare problem. *Ann Pharmacother.* 1993;27(suppl 9):S1-S24.
7. Strandberg L. Drugs as a reason for nursing home admissions. *J Am Health Care Assoc.* 1982;10(4):20-23.
8. Sullivan SD, Kreling DH, Hazlet TK. "Noncompliance to medication regimens and subsequent hospitalizations: A literature analysis and cost of hospitalization estimate," *J Res Pharm Econ.* 1990;2(2):19-33.
9. Prince BS, Goetz CM, Rihn TL, Olsky M. Drug-related emergency department visits and hospital admissions. *Am J Hosp Pharm.* 1992;49:1696-1700.
10. Dennehy CE, Kishi DT, Louie C. Drug-related illness in emergency department patients. *Am J Health Syst Pharm.* 1996;53:1422-1426.
11. Schneitman-McIntire O, Farnen T, Gordon N, Chan J, Toy WA. Medication midadventures resulting in emergency department visits at an HMO medical center. *Am J Health Syst Pharm.* 1996;53:1416-1422.
12. Patel P, Zed PJ. Drug-related visits to the emergency department: How big is the problem? *Pharmacotherapy.* 2002;22(7): 915-923.
13. Sokol MC, McGuigan KA, Verbrugge RR, Epstein RS. Impact of medication adherence on hospitalization risk and healthcare cost. *Med Care.* 2005;43(6):521-530.
14. Simpson SH, Eurich DT, Majumdar SR, et al. A meta-analysis of the association between adherence to drug therapy and mortality. *Br Med J.* 2006;333:15-18.
15. Falvo DR. *Effective Patient Education: A Guide to Increased Compliance*, 3rd ed. Sudbury, MA: Jones & Bartlett Publishers, 2004.
16. Koltun A, Stone GC. Past and current trends in patient noncompliance research: Focus on diseases, regimens-programs, and provider-disciplines. *J Compliance Health Care.* 1986;1(1): 21-32.
17. National Council of Patient Information and Education. 2007. *Enhancing Prescription Adherence: A National Action Plan.* Bethesda, MD: National Council of Patient Information & Education, 2007.
18. Krueger KP, Berger BA, Felkey B. Medication adherence and persistence: A comprehensive review. *Adv Ther.* 2005;22(4): 313-356.
19. Gordis L. Methodologic issues in the measurement of patient compliance. In: Sackett DL, Haynes RB, eds. *Compliance with Therapeutic Regimens.* Baltimore, MD: The Johns Hopkins University Press, 1976:51-66.
20. Dirks JF, Kinsman RA. Nondichotomous patterns of medication usage: The yes-no fallacy. *Clin Pharmacol Ther.* 1982;31(4):413-417.
21. Cramer JA, Roy A, Burrell A, et al. Medication compliance and persistence: Terminology and definitions. *Value Health.* 2008;11(1):44-47.
22. Lutfey KE, Wishner WJ. Beyond "compliance": Is "adherence" improving the prospect of diabetes care. *Diabetes Care.* 1999;22(4):635-639.
23. Haynes RB. Introduction. In: Haynes RB, Taylor DW, Sackett DL, eds. *Compliance in Health Care.* Baltimore, MD: The Johns Hopkins University Press, 1979:1-7.
24. Turk DC, Salovey P, Litt MD. Adherence: A cognitive-behavioral perspective. In: Gerber KE, Nehemkis AM, eds. *Compliance: The Dilemma of the Chronically Ill.* New York, NY: Springer Publishing Company, 1986:44-72.
25. Royal Pharmaceutical Society of Great Britain. 2007. *From Compliance to Concordance: Achieving Shared Goals in Medicine Taking.* London: Royal Pharmaceutical Society of Great Britain, 2007.
26. Cushing A, Metcalfe R. Optimizing medicines management: Form compliance to concordance. *Ther Clin Risk Manag.* 2007;3(6):1047-1058.
27. Sackett DL. Introduction. In: Sackett DL, Haynes RB, eds. *Compliance with Therapeutic Regimens.* Baltimore, MD: The Johns Hopkins University Press, 1976:1-6.
28. Caetano PA, Lam JC, Morgan SG. Toward a standard definition and measurement of persistence with drug therapy: Examples from research on statin and antihypertensive utilization. *Clin Ther.* 2006;28(9):1411-1424.
29. Peterson AM, Nau DP, Cramer, JA, Benner J, Gwadry-Sridhar F, Nichol M. A checklist for medication compliance and persistence studies using retrospective databases. *Value Health.* 2007;10(1):3-12.
30. Spilker B. Methods of assessing and improving patient compliance in clinical trials. In: Cramer JA, Spilker B, eds. *Patient Compliance in Medical Practice and Clinical Trials.* New York: Raven Press, 1991:37-56.
31. Osterberg L, Blaschke T. Adherence to medication. *N Engl J Med.* 2005;353(5):487-497.
32. Fincham JE, Wertheimer AI. "Elderly patient initial noncompliance: The drugs and reasons," *J Geriatr Drug Ther.* 1988;2(4):53-62.
33. McCaffrey III DJ, Smith MC, Banahan III BF, Juergens JP, Szeinbach SL. The financial implications of initial noncompliance: An investigation of unclaimed prescriptions in community pharmacies. *J Res Pharm Econ.* 1995;6(1):39-64.

34. Kennedy J, Tuleu I, Mackay K. Unfilled prescriptions of medicare beneficiaries: Prevalence, reasons, and types of medicines prescribed. *J Manag Care Pharm*. 2008;14(6):553-560.

35. McCaffrey III DJ, Smith MC, Banahan III BF, Frate DA, Gilbert FW. A continued look into the financial implications of initial noncompliance in community pharmacies: An unclaimed prescription audit pilot. *J Res Pharm Econ*. 1998;9(2):33-57.

36. Hill Z, Kendall C, Fernandez M. Patterns of adherence to antiretrovirals: Why adherence has no simple measure. *AIDS Patient Care STDs*. 2003;17(10):519-525.

37. Kruse W. Patient compliance with drug treatment—new perspectives on an old problem. *Clin Investig*. 1992;70:163-166.

38. DiMatteo MR, Giordani PJ, Lepper HS, Croghan TW. Patient adherence and medical treatment outcomes: A meta-analysis. *Med Care*. 2002;40(2):794-811.

39. DiMatteo. Variations in patients' adherence to medical recommendations: A quantitative review of 50 years of research. *Med Care*. 2004;42(3):200-209.

40. Melnikow J, Kiefe C. Patient compliance and medical research: Issues in methodology. *J Gen Intern Med*. 1994;9(2):96-105.

41. Rand CS. "I took the medicine like you told me, doctor": Self-report of adherence with medical regimens. In: Stone AA, Turkkan JS, Bachrach C, Jobe JB, Kurtzman HS, Cain VS, eds. *The Science of Self-Report: Implications for Research and Practice*. 1999. Mahwah, NJ: Lawrence Erlbaum Associates, 1999.

42. Weis SE, Slocum PC, Blais FX, et al. The effect of directly observed therapy on the rates of drug resistance and relapse in tuberculosis. *New N Engl J Med*. 1994;330(17):1179-1184.

43. Farmer KC. Methods for measuring and monitoring medication regimen adherence in clinical trials and clinical practice. *Clin Ther*. 1999;21(6):1074-1090.

44. Feinstein AR. One white-coat effects and the electronic monitoring of compliance. *Arch Intern Med*. 1990;150(7):1377-1378.

45. Cramer JA, Scheyer RD, Mattson RH. Compliance declines between clinic visits. *Arch Intern Med*. 1990;150(7):1509-1510.

46. Fletcher SW, Pappius EM, Harper SJ. Measurement of medication compliance in a clinical setting: Comparison of three methods in patients prescribed digoxin. *Arch Intern Med*. 1979;139(6):635-638.

47. Rapoff MA, Barnard MU. Compliance with pediatric medical regimens. In: Cramer JA, Spilker B, eds. *Patient Compliance in Medical Practice and Clinical Trials*. 1991. New York, NY: Raven Press, 1991.

48. Sudman S, Bradburn NM. *Asking Questions: A Guide to Questionnaire Design*. 1982. San Francisco, CA: Jossey-Bass Inc., Publishers, 1982.

49. Dillman DA, Smyth JD, Christian LM. *Internet, Mail and Mixed Mode Surveys: The Tailored Design Method*, 3rd ed. Hoboken, NJ: John Wiley and Sons, Inc., 2009.

50. Morisky DE, Green LW, Levine DM. Concurrent and predictive validity of a self-reported measure of medication adherence. *Med Care*. 1986;24(1):67-74.

51. Krapek K, King K, Warren SS, et al. Medication adherence and associated hemoglobin a1 c in type 2 diabetes. *Ann Pharmacother*. 2004;38(9):1357-1362.

52. Brooks CM, Richards JM, Kohler CL, et al. Assessing adherence to asthma medication and inhaler regimens: A psychometric analysis of adult self-report scales. *Med Care*. 1994;32(3):298-307.

53. Morisky DR, Ang A, Krousel-Wood M, Ward HJ. Predictive validity of a medication adherence measure in an outpaitent setting. *J Clin Hypertens*. 2008;10(5):348-354.

54. Svarstad BL, Chewning BA, Sleth BL, Claesson C. The brief medicaiton questionnaire: A tool for screening patient adherence and barriers to adherence. *Patient Educ Couns*. 1999;37(2);113-124.

55. Hahn SR, Park J, Skinner EP, et al. Development of the ASK-20 adherence barrier survey. *Curr Med Res Opin*. 2008;24(7): 2127-2138.

56. Matza LS, Park J, Coyne KS, Skinner EP, Malley KG, Wolever RQ. Derivation and validation of the ASK-12 adherence barrier survey. *Ann Pharmacother*. 2009;43(10):1621-1630.

57. Stone AA, Shiffman S, Schwartz JE, Broderick JE, Hufford MR. Patient Compliance with Paper and Electronic Diaries. *Control Clin Trials*. 2003;24(2):182–99.

58. Goldberg AI, Cohen G, Rubin AE. Physician assessment of patient compliance with medical treatment. *Soc Sci Med*. 1998;47(11):1873-1876.

59. Miller LG, Liu H, Hays R, et al. How well do clinicians estimate patients' adherence to combination antiretroviral therapy? *J Gen Intern Med*. 2002;17(1):1-11.

60. Bangsberg DR, Hecht FM, Clague H, et al. Provider assessment of adherence to HIV antiretroviral therapy. *J Acquir Immune Defic Syndr*. 2001;26(5):435-442.

61. Murri R, Antinori A, Ammassari A, et al. Physician estimates of adherence and the patient-physician relationship as a setting to improve adherence to antiretroviral therapy. *J Acquir Immune Defic Syndr.* 2002;31:S1568-S162.

62. Hess LM, Saboda K, Malone DC, Salasche Warneke J, Alberts DS. Adherence assessment using medication weight in a phase iib clinical trial of difluoromethylornithine for the chemoprevention of skin cancer. *Cancer Epidemiol Biomarkers Prev.* 2005;14(11):2579-2583.

63. Rand CS, Wise RA. Measuring adherence to asthma medication regimens. *Am J Respir Crit Care Med.* 1994;149(2):569-576.

64. Burke LE. Electronic Measurement. In: Burke LE, Ockene IS, eds. *Compliance in Healthcare and Research.* 2001. Armonk, NY: Futura Publishing Company, Inc., 2001.

65. Cramer JA. Microelectronic systems for monitoring and enhancing patient compliance with medication regimens. *Drugs.* 1995;49(3):321-327.

66. Stewart DW, Kamins MA. *Secondary Research: Information Sources and Methods*, 2nd ed. Thousand Oaks, CA: Sage Publications. 1993.

67. Crystal S, Akincigil A, Bilder S, Walkup JT. Studying prescription drug use and outcomes with medicaid data: Strengths, limitations, and strategies. *Med Care.* 2007;45(suppl. 10):S58-S65.

68. Sorensen HT, Sabroe S, Olsen J. A framework for evaluation of secondary data sources for epidemiological research. *Int J Epidemiol.* 1996;25(2):435-442.

69. Andrade SE, Kahler KH, Frech F, Chan KA. Methods for evaluation of medication adherence and persistence using automated databases. *Pharmacoepidemiol Drug Saf.* 2006; 15(8)565-574.

70. Yeaw J, Benner JS, Walt JG, Sian S, Smith DB. Comparing adherence and persistence across 6 chronic medication classes. *J Manag Care Pharm.* 2009;15(9):728-740.

71. Briesacher BA, Andrade SE, Fouayzi H, Chan KA. Comparison of drug adherence rates among patients with seven different medical conditions. *Pharmacotherapy.* 2008;28(4): 437-443.

72. Huybrechts K, Ishak K, Caro J. Assessment of compliance with osteoporosis treatment and its consequences in a managed care population. *Bone.* 2006;38(6):922-928.

73. Monance M, Bohn RL, Gurwitz JH, Glynn RJ, Levin R, Avorn J. Compliance with antihypertensive therapy among elderly medicaid enrollees: The roles of age, gender, and race. *Am J Public Health.* 1996;86(12):1805-1808.

74. Pladevall M, Williams LK, Potts LA, Divine G, Xi H, Lafata JE. Clinical outcomes and adherence to medications measured by claims data in patients with diabetes. *Diabetes Care.* 2004; 27(12):2800-2805.

75. Weiden PJ, Cozma C, Grogg A, Locklear J. Partial compliance and risk of rehospitalization among california medicaid patients with schizophrenia. *Psychiatr Serv.* 2004;55(8):886-891.

76. Steiner JF, Prochazka AV. The assessment of refill compliance using pharmacy records: Methods, validity, and applications. *J Clin Epidemiol.* 1997;50(1):105-116.

77. Karve S, Cleves M, Helm M, Hudson T, West DS, Martin BC. Good and poor adherence: Optimal cut-point for adherence measures using administrative claims data. *Curr Med Res Opin.* 2009;25(9):2303-2310.

78. Sikka R, Xia F, Aubert RE. Estimating medication persistency using administrative claims data. *Am J Manag Care.* 2005; 11(7):449-457

79. Karve S, Cleves MA, Helm M, Hudson TJ, West DS, Martin BC. Prospective validation of eight different adherence measures for use with administrative claims data among patients with schizophrenia. *Value Health.* 2009;12(6):989-995.

80. Hess LM, Raebel MA, Conner DA, Malone DC. Measure of adherence in pharmacy administrative databases: a proposal for standard definitions and preferred measures. *Ann Pharmacother.* 2006;40(7-8):1280-1288.

81. Vink NM, Klungel OH, Stolk RP, Denig P. Comparison of various measures for assessing medication refill adherence using prescription data. *Pharmacoepidemiol Drug Saf.* 2009;18(2): 159-165.

82. Martin BC, Wiley-Exley EK, Richards S, Domino ME, Carey TS, Sleath BL. Contrasting measures of adherence with simple drug use, medication switching, and therapeutic duplication. *Ann Pharmacother.* 2009;43(1):36-44.

83. Morningstar BA, Sketris IS, Kephart GC, Sclar DA. Variation in pharmacy prescription measures by type of oral antihyerglycemic drug therapy in seniors in nova scotia, canada. *J Clin Pharm Ther.* 2002;27(3):213-220.

84. Christensen DB, Williams B, Goldberg HI, Martin DP, Engelberg R, LoGerfo JP. Assessing compliance to antihypertensive medications using computer-based pharmacy records. *Med Care.* 1997;35(11):1164-1170.

85. Polinski JM, Schneeweiss S, Levin R, Shrank WH. Completeness of retail pharmacy claims data: Implications for pharmacoepidemiologic studies and pharmacy practice in elderly patients. *Clin Ther.* 2009;31(9):2048-2059.

Segurança do medicamento e farmacovigilância

9

Benjamin F. Banahan III

Ao final deste capítulo, o leitor será capaz de:
1. descrever os principais termos usados na avaliação da segurança do medicamento;
2. descrever dois métodos de categorização dos eventos adversos a medicamento;
3. identificar as principais emendas à Lei dos Alimentos, Medicamentos e Cosméticos, que rege a eficácia e a segurança dos fármacos;
4. descrever as formas de identificação dos problemas de segurança dos medicamentos antes e depois da sua aprovação;
5. expor as considerações especiais quando da cogitação do risco relativo de eventos adversos.

INTRODUÇÃO

A *farmacovigilância* é a ciência referente à detecção, avaliação e prevenção de efeitos adversos de produtos farmacêuticos. Por isso, ela está fundamentalmente envolvida na identificação e na avaliação dos sinais de segurança estabelecidos para os produtos medicinais. A gestão apropriada dos riscos de segurança dos medicamentos é sempre a maior preocupação dos sistemas de assistência à saúde em todo o mundo e entre as indústrias farmacêuticas. Na verdade, os eventos importantes relacionados à segurança dos medicamentos serviram de estímulo para muitas das principais alterações realizadas na regulação dos medicamentos nos EUA e em outros países. Como resultado, os regulamentos para os medicamentos evoluíram ao longo do tempo no sentido de orientar nosso crescente conhecimento sobre a segurança dos medicamentos e a evolução da indústria farmacêutica. Desde as últimas décadas, afirma-se que ocorreu uma mudança no paradigma da avaliação e do controle da segurança dos medicamentos associados ao paciente. Algumas dessas mudanças, em especial a mais recente, resultou no aumento significativo do valor da farmacoepidemiologia e sua utilização na farmacovigilância.

Dessas importantes alterações citamos:

- evolução do mercado farmacêutico, passando de produtos de uso a curto prazo, para tratar doenças agudas, para produtos de uso prolongado, para o tratamento de doenças crônicas;
- mudança na atitude das agências regulatórias e da indústria, passando da avaliação da segurança no pré e pós-comercialização como atividades separadas, para avaliação da segurança do produto como um processo contínuo, que começa cedo, no desenvolvimento, e continua por toda a vida do produto comercializado;
- mudança da avaliação da segurança pós-comercialização, baseada quase que exclusivamente nos relatos de caso dos profissionais e dos ensaios clínicos, para um sistema moderno usando grandes volumes de informações coletadas por diferentes sistemas computadorizados (i.e., dados de registros administrativos, prontuário médico eletrônico), tanto para vigilância como para avaliação dos sinais de segurança;
- aumento da utilização dos estudos farmacoepidemiológicos retrospectivos para avaliar os sinais de segurança;

- aumento das demandas judiciais sobre a prescrição de fármacos e a necessidade de utilizar melhor o conhecimento dos riscos do medicamento por parte dos profissionais e do público.

Como resultado dessas modificações e a possível alteração do paradigma, a vigilância da segurança no pré e no pós-comercialização, vistas como atividades separadas, agora, são consideradas atividades contínuas de "gestão do risco" pela indústria farmacêutica, pelas agências regulatórias da segurança dos medicamentos e pelos profissionais de saúde. Nos EUA, garantir a segurança dos produtos farmacêuticos é responsabilidade da Food and Drug Administration* (FDA).

De acordo com a FDA Guidances for Industry,[1] a gestão do risco é um processo interativo destinado a otimizar o equilíbrio benefício-risco da prescrição de produtos medicinais regulados. Uma breve história da regulamentação dos medicamentos nos EUA é apresentada mais adiante neste capítulo, a qual ilustra a ampliação da autoridade da FDA ao longo do tempo, e como os regulamentos atuais evoluíram no sentido de nortear a necessidade da avaliação contínua da segurança do medicamento por todo o ciclo de vida do produto.

É importante observar que todos os medicamentos apresentam algum risco e que a aprovação da FDA de novo lançamento de medicamento no mercado é baseado na avaliação dos benefícios relativos do fármaco, comparados com os riscos da condição e com todas as opções de tratamento atualmente disponíveis. O ideal é que a FDA, os fabricantes e os profissionais de saúde encontrem formas de tratar as condições clínicas e enfermidades sem atribuir qualquer risco ao tratamento, no entanto, esse caso é raro, se é que existe. Por isso, o objetivo realístico na regulação dos produtos farmacêuticos é aprovar apenas produtos que proporcionem mais benefícios de tratamento do que risco e monitorar a segurança desses produtos de forma que novas informações sejam continuamente obtidas para avaliar o equilíbrio benefício-risco. Ainda que os estudos farmacoepidemiológicos possam contribuir para a avaliação da segurança na fase de pré-comercialização, seu valor primário está na avaliação pós-comercialização da segurança e no contínuo monitoramento e avaliação do equilíbrio benefício-risco dos produtos comercializados.

Este capítulo apresenta uma visão geral da terminologia usada na avaliação da segurança do medicamento, a história da FDA e os regulamentos norte-americanos de medicamentos para a segurança e a eficácia e uma discussão sobre como a farmacoepidemiologia é utilizada nos EUA e em outros países, para monitorar a segurança dos produtos farmacêuticos comercializados.

TERMINOLOGIA DA SEGURANÇA DO MEDICAMENTO

Uma variedade de termos e definições empregados para descrever, discutir e regular a segurança dos medicamentos foi surgindo ao longo de alguns anos. A similaridade entre muitos dos termos e seu uso casual, já que são de fato permutáveis, pode resultar em confusão. Às vezes, as diferenças nos termos estão simplesmente relacionadas ao ponto de vista. Por exemplo, os termos "reação adversa" e "efeitos adversos" referem-se ao mesmo fenômeno. Efeito adverso descreve o fenômeno da perspectiva do medicamento – o medicamento causa um efeito. O termo reação adversa descreve o fenômeno do ponto de vista do paciente – o paciente apresenta uma reação ao medicamento.

Os termos-chave importantes de serem entendidos pelos profissionais estão descritos nesta seção. Para uma revisão mais abrangente da terminologia usada nessa área, o leitor deve consultar o artigo "Clarification of Terminology in Drug Safety" (Esclarecimento da Terminologia na Segurança do Medicamento), publicado por Aronson e Ferner, em 2005.** As definições "oficiais" e aceitas utilizadas nos EUA e nos países mais desenvolvidos para os termos-chave (evento adverso e reação adversa) estão baseadas no guia International Conference on Harmonization*** (ICH) Guidelines.[2] As definições ICH foram desenvolvidas com informações de mais de 30 centros colaboradores da Organização Mundial de Saúde (OMS) e do International Drug Monitoring Centre (Uppsala, Suécia).

▶ Sinais de segurança

Conforme mencionado na introdução deste capítulo, a farmacovigilância compreende fundamentalmente a identificação e a avaliação dos sinais de

---

* N. de T. No Brasil, o Sistema de Controle e Fiscalização, operacionalizado pelas Vigilâncias Sanitárias Federal, Estaduais e Municipais, sob a coordenação da Agência Nacional de Vigilância Sanitária é o sistema responsável pela segurança dos medicamentos.

** Aronson JK, Ferner RE. Clarification of terminology in drug safety. *Drug Saf.* 2005;28(10):861-870.

*** N. de T. ICH – Conferência Internacional em Harmonização (1990). Em 1996, a ICH finalizou as Diretrizes para as Boas Práticas Clínicas (GPC).

SEGURANÇA DO MEDICAMENTO... CAPÍTULO 9

segurança. A indústria farmacêutica, as agências governamentais e outros órgãos esforçam-se ao máximo para coletar dados de eventos adversos. Entretanto, a coleta desses dados não faz sentido sem um método sistemático de organização e de análise, para detectar problemas potenciais de segurança que antes eram desconhecidos.

A FDA define um *sinal de segurança* como "preocupação com um número excessivo de eventos adversos, comparado com aquele que seria esperado estar associado ao uso do produto".[1] Os sinais de segurança são notificações de uma possível relação causal entre um medicamento e um evento adverso, quando a relação é desconhecida ou documentada de forma incompleta.

Os sinais de segurança são pesquisados de várias maneiras. O método mais antigo é a abordagem passiva, que consiste na coleta de notificações voluntárias de eventos adversos dos fabricantes farmacêuticos, órgãos governamentais de saúde (FDA) ou organizações intervenientes (centros acadêmicos, conselhos médicos, etc). Esses relatos voluntários são revisados para identificar eventos adversos "surpreendentes", "raros" ou "inesperados". É óbvio que essa técnica depende muito da boa vontade e da perspicácia dos médicos, enfermeiros, farmacêuticos e pacientes em relatar e enviar as notificações sobre os eventos adversos, além da competência dos analistas dos dados em revisar a informação. Essa técnica consome muito tempo e trabalho, mas, com apropriados relatos de médicos e de pacientes, além de revisores competentes, o sistema provou ser efetivo na identificação de problemas importantes, e permanece como a pedra fundamental da geração e da identificação de sinais nos EUA e em muitos outros países.

Cobert[3] apresenta uma discussão detalhada da geração e da avaliação dos sinais de segurança no livro *Manual of Drug Safety and Pharmacovigilance*. Ele relaciona os critérios que tornam as notificações voluntárias de eventos adversos mais ou menos suscetíveis no momento da revisão, os quais são apresentados na Tabela 9-1.

Em virtude da crescente disponibilização dos dados secundários, em especial de bancos de dados integrados de registros administrativos, como aqueles descritos no Capítulo 4, vários sistemas de vigilância ativa estão em desenvolvimento. Esses sistemas utilizam bancos de dados existentes e várias técnicas estatísticas para identificar os sinais de segurança que demandam outras avaliações.

Na farmacovigilância, os sinais indicam a necessidade de mais investigações, que podem ou não levar à conclusão de que o produto causou o evento. Os sinais de segurança os quais a FDA acredita que possam demandar investigações futuras estão relacionados na Tabela 9-2.

Os métodos farmacoepidemiológicos e as técnicas estatísticas desempenham um papel importante na geração de sinais de segurança nos sistemas de vigilância ativa e na avaliação dos referidos sinais, uma vez que tenham sido detectados.

▶ Eventos adversos

Eventos adversos são "acontecimentos ruins" não intencionais que acontecem durante o uso de um medicamento, os quais podem ou não ser devidos ao fármaco em si. A ICH define um *evento adverso* como "qualquer ocorrência clínica não intencional em um paciente, ou em um participante de pesquisa clínica que recebeu um produto farmacêutico, e que necessariamente não precisa ter uma relação causal com esse tratamento". Conforme descrito no Capítulo 1, os profissionais de saúde e até mesmo os pacientes são solicitados a relatar de forma voluntária os eventos adversos por meio do programa MedWatch da FDA e os fabricantes são obrigados a notificar os eventos adversos graves à FDA. É importante observar que é esperado que os eventos adversos sejam relatados voluntariamente à FDA, mesmo que não sejam causados pelo produto farmacêutico. O órgão providencia análise das notificações recebidas para determinar se existe um sinal de segurança que demande mais pesquisas.

▶ Reações adversas a medicamentos

Uma reação adversa a medicamento (RAM) é um evento adverso em que existe uma possibilidade racional de uma relação causal entre o uso do medicamento e o evento. Aos poucos, o termo RAM está sendo substituído pelo termo mais preciso: *suspeita de reação adversa a medicamento* (SRAM). A FDA e a ICH definem como suspeita de reação adversa a medicamento "uma resposta prejudicial e não intencional a qualquer dose de um produto farmacêutico ou biológico para a qual existe uma possibilidade razoável de ter sido causada pelo produto".[2] Outra complicação do problema é o frequente uso alternado dos termos RAM e SRAM.

▶ Classificação das reações adversas a medicamentos

Assim como aconteceu com os termos usados para descrever diferentes fenômenos de segurança do medicamento, os termos usados para classificar as SRMA também evoluíram ao longo do tempo, com

Tabela 9-1 Características das notificações de evento adverso que afetam a suscetibilidade como sinais de segurança*

Características que tornam uma notificação mais suscetível:

1. O sinal é muito raro e quase nunca observado em geral (p. ex., anemia aplástica)
2. O sinal é raramente observado com determinada classe de fármaco (p. ex., fibrose pulmonar com practolol agente beta bloqueador)
3. O sinal é raramente observado em determinada coorte de pacientes (p. ex., catarata em pacientes jovens não diabéticos)
4. O sinal é fatal, em especial nos grupos de pacientes que classicamente não apresentam taxas altas de mortalidade (p. ex., óbito aos 20 anos de idade)
5. A ocorrência do sinal é esperada porque ele tem sido relatado com outros fármacos da mesma classe (p. ex., rabdomiólise com uma estatina nova)
6. A ocorrência do sinal é esperada porque sua origem é uma exacerbação do efeito farmacológico do fármaco (p. ex., desmaios em pacientes usando um anti-hipertensivo)
7. O evento adverso em questão é observado quase que exclusivamente com os medicamentos (p. ex., reações fixas do medicamento)
8. A causalidade é clara como cristal (p. ex., o comprimido é grande e pegajoso e gruda na orofaringe, produzindo obstrução, ou edema e coceira observados imediatamente no local onde o medicamento foi injetado)
9. Nenhum outro medicamento está sendo usado pelo(s) paciente(s) em questão
10. O medicamento está sendo usado por um curto espaço de tempo e há poucas ou nenhuma variável confundidora
11. Os pacientes são saudáveis e não apresentam quaisquer outros problemas clínicos além daquele sendo tratado com o medicamento em questão
12. Existe uma possível reação positiva de exposição (reação repetida na reintrodução do medicamento após uma melhora após a retirada)

Características que tornam uma notificação menos suscetível:

1. O sinal tem uma incidência subjetiva alta na população em geral (p. ex., cefaleias, fadiga)
2. O sinal tem uma incidência subjetiva alta na população em tratamento (p. ex., infarto do miocárdio em hipertensos idosos)
3. O sinal representa uma piora do problema em tratamento (i.e., fialuridina piorando a hepatite e tornando-a fatal nos pacientes em tratamento para hepatite)
4. Os pacientes usam múltiplos medicamentos (polifarmácia, unidade de terapia intensiva)
5. Os pacientes apresentam problemas clínicos subjacentes importantes produzindo doença, sinais e sintomas (p. ex., pacientes oncológicos)
6. O medicamento é usado cronicamente, e muitas enfermidades e problemas concomitantes ocorrem ao longo do tempo (confundidores)
7. Existe uma reação negativa de retirada (reação continua mesmo após sua suspensão), ou o medicamento em questão não é retirado e o evento adverso desaparece por conta própria.

* Reimpresso com permissão de: Cobert B. *Manual of Drug Safety and Pharmacovigilance.* Sudbury, MA: Jones & Bartlett Learning; 2007:46-47. www.jblearning.com.

consenso único restrito neste momento. Os dois sistemas utilizados para classificar as SRMA são descrito a seguir.

Classificação alfabética A/B

Em 1977, Rawlins e Thompson[4] sugeriram dividir as reações adversas a medicamentos em dois tipos com base na dosagem e na causa. O primeiro foi nomeado de tipo A, reações previsíveis e relacionadas à dosagem, e o tipo B, reações imprevisíveis e não relacionadas à dosagem. Para facilitar a memorização de cada tipo, Rawlins e Thompson inventaram um mnemônico em 1981. Chamaram o tipo A de "aumentado" ("exagerado") e o tipo B de "bizarro" ("anômalo"). Independentemente das limitações da classificação A/B, esse sistema persistiu e foi gradualmente estendido por vários autores nas últimas décadas, para resolver insuficiências nas categorias iniciais A/B. O atual sistema de classificação A/B inclui as categorias a seguir.

- Tipo A: efeitos farmacológicos exagerados – dose-dependentes e previsíveis.
- Tipo B: efeitos bizarros (ou idiossincráticos) – dose-independentes e imprevisíveis.

Tabela 9-2 Sinais de segurança que podem justificar outras pesquisas da FDA*

1. Eventos adversos novos ainda não classificados, especialmente se forem graves
2. Um aparente aumento na severidade de um evento classificado
3. Ocorrência de eventos graves considerados extremamente raros na população em geral
4. Novas interações produto-produto, produto-dispositivo, produto-alimento ou produto-suplemento dietético
5. Identificação de uma população em risco antes desconhecida (p. ex., populações com raças específicas ou com predisposições ou comorbidades genéticas)
6. Confusão em relação ao nome, rótulo, embalagem ou uso do produto
7. Preocupações com a maneira como o produto é usado (p. ex., eventos adversos observados em doses muito mais elevadas do que a indicada ou em populações não recomendadas para o tratamento)
8. Preocupações com a inadequação potencial de um plano de ação, hoje implementado, para minimizar o risco (p. ex., relatos de eventos adversos graves que parecem refletir falha de um objetivo do RiskMAP [Mapa de Riscos])
9. Outras preocupações identificadas pelo patrocinador (fabricante) ou pela FDA

* Fonte: *Guidance for Industry: Good Pharmacovigilance Practices and Pharmacoepidemiologic Assessment.* US Food and Drug Administration, 2005. www.fda.gov/downloads/RegulatoryInformation/Guidances/UCM126834.pdf. Acessado em 5 de dezembro de 2009.

- Tipo C: efeitos crônicos – de longa duração e contínuos.
- Tipo D: efeitos tardios.
- Tipo E: efeitos de término do tratamento – incluem síndromes de retirada.
- Tipo F: falhas terapêuticas.
- Tipo G: genético/genoma.

Classificação por dose, tempo e suscetibilidade

A parte B da classificação A/B assume que existem eventos adversos que são dose-independentes. Entretanto, Aronson e Ferner[6] defendem: "é um princípio farmacológico básico que os efeitos de medicamentos envolvam interações entre as entidades químicas e estejam, por isso, sujeitos às leis químicas, incluindo a lei de ação das massas. Esse raciocínio implica que todos os efeitos dos medicamentos, benéficos ou adversos, incluindo reações imunológicas, sejam dose-dependentes". Por essa razão, eles propuseram a classificação por dose, tempo e suscetibilidade (DoTS) para as reações adversas.[7] Tal classificação considera a dose ou a concentração em que o evento adverso ocorre, o momento no curso da terapia e a suscetibilidade do paciente afetado. Uma visão geral rápida da classificação DoTS é apresentada a seguir.

Relação por dose – Na classificação A/B, as reações do tipo B são definidas como "efeitos totalmente anômalos inesperados de ações farmacológicas conhecidas de um fármaco, quando administrado nas doses terapêuticas habituais".[8] No entanto, o conceito de uma dose terapêutica habitual é falho, uma vez que: (a) quase sempre existe grande variação na responsividade para determinada dose de um medicamento, (b) para alguns medicamentos a dose habitual varia de acordo com a indicação, e (c) a resposta à dose pode mudar de tempos em tempos, inclusive com relação à mesma pessoa. Considerando que todos os eventos adversos a medicamentos estão relacionados ao uso de um específico fármaco, sempre existe alguma relação com a dose. O componente da dose na classificação DoTS é designado considerando o fato de que a concentração ativa de um fármaco pode variar, mesmo quando a dose absoluta é mantida constante, e que os eventos adversos podem ocorrer mesmo na exposição subterapêutica aos medicamentos. Aronson e Ferner propuseram que o componente da dose, da classificação do evento adverso, fosse baseado na concentração terapêutica para um indivíduo com o qual o evento ocorresse. Os três tipos de classificação propostos são:

- efeitos tóxicos: efeitos adversos que ocorrem com concentrações supraterapêuticas;
- efeitos colaterais: efeitos adversos que ocorrem com concentrações terapêuticas padrão;
- reações de hipersuscetibilidade: reações adversas que ocorrem com doses subterapêuticas em pacientes suscetíveis.

O termo "efeitos colaterais" costuma ser empregado para referir aquilo que Aronson e Ferner chamaram de "efeitos adversos". O uso do termo "efeitos colaterais" pode resultar em confusão significativa, em especial quando o assunto for a segurança dos medicamentos. O termo "efeitos colaterais" é muito utilizado para referir todos os efeitos adversos associados ao medicamento. Entretanto, a definição da OMS para efeito colateral é: "efeito relacionado com as propriedades farmacológicas do medicamento".[9] As diretrizes ICH destaca que o termo "efeito colateral" foi usado de várias maneiras no passado, em geral, para descrever efeitos negativos (desfavoráveis), mas também efeitos positivos (favoráveis)".[2] As diretrizes recomendam que esse termo não seja mais usado e que, particularmente, não seja considerado como sinônimo de evento ou reação adversa.

Relação com tempo – Além da sua relação com a medida da dose, os eventos adversos podem ser classificados com base na relação do evento com o tempo no curso da terapia. Aronson e Ferner propuseram as seguintes classificações para o tempo:

- reações tempo-independentes ocorrem a qualquer momento durante o curso da terapia (p. ex., a quantidade administrada muda devido à formulação farmacêutica, a concentração no sítio de ação muda devido ao mecanismo farmacocinético, por exemplo, na toxicidade por digoxina com piora da função renal, a resposta farmacológica é alterada pelo mecanismo farmacodinâmico, assim como na toxicidade por digoxina com depleção de potássio).
- as reações tempo-dependentes são classificadas com base no momento em que elas ocorrem no curso da terapia. Seis subtipos foram propostos:
  - reações rápidas ocorrem quando um medicamento é administrado muito rápido e costumam ocorrer reações tóxicas (p. ex., síndrome do homem vermelho com a vancomicina[10]);
  - reações de primeira dose ocorrem após a primeira dose e não necessariamente depois. Costumam ser reações de hipersuscetibilidade (p. ex., hipotensão após a primeira dose de um inibidor da enzima conversora da angiotensina[11]);
  - reações precoces ocorrem no início do tratamento e desaparecem com a continuidade da terapia. Exemplificam os típicos efeitos adversos para os quais os pacientes desenvolvem tolerância (p. ex., cefaleia induzida por nitrato);
  - as reações intermediárias ocorrem depois de alguns dias, no entanto, durante uma terapia prolongada, o risco de tal reação diminui com o tempo. Elas podem ser reações adversas ou hipersuscetibilidade (p. ex., trombocitopenia devido ao uso de quinina, *rash* pseudoalérgico por ampicilina/amoxicilina[12]);
  - reações tardias ocorrem raramente ou não ocorrem em todos inicialmente, com uso do medicamento, mas o risco aumenta com a exposição continuada ou repetida. Por exemplo, reações do tipo discinesia tardia com antagonistas dos receptores de dopamina. Essa classificação abrange reações de retirada (p. ex., síndromes de retirada de opioides e de benzodiazepinas);
  - reações retardadas são observadas algum tempo depois da exposição, mesmo que o uso do medicamento tenha cessado antes do surgimento da reação. São as típicas reações adversas (p. ex., adenocarcinoma vaginal nas mulheres cujas mães usaram dietilestilbestrol durante a gravidez, focomelia devido à talidomida).

Fatores de suscetibilidade – O componente final do sistema de classificação DoTS é a suscetibilidade. A ideia de que a reação adversa ao medicamento deva incluir fatores de suscetibilidade é justificada pelo risco de uma reação adversa ser diferente entre os diversos membros de uma população exposta. Nesse contexto, a suscetibilidade refere-se à predisposição de uma pessoa a apresentar uma reação adversa. Conforme descrito neste capítulo, as reações de hipersuscetibilidde são aquelas que ocorrem no nível de dosagem com pacientes portadores de hipersuscetibilidade.

As verdadeiras razões para a hipersuscetibilidade nem sempre são conhecidas ou compreendidas, mas existem vários tipos bem definidos de subgrupos de populações hipersuscetíveis cuja existência é bem conhecida para alguns fármacos. Entre eles, citamos:

- fatores genéticos;
- idade;
- gênero;
- fatores fisiológicos (p. ex., gravidez);
- fatores endógenos (p. ex., outros fármacos e alimentos);
- doenças.

A vantagem de empregar o conceito de suscetibilidade é que o termo "hipersuscetibilidade" é genérico e pode ser usado com propriedade para descrever uma suscetibilidade aumentada em um indivíduo para uma reação adversa. Os termos similares usados por outros autores para descrever esses tipos de eventos são: idiossincrasia, hipersensitividade e intolerância. Cada um deles apresenta limitações e múltiplos significados que restringem sua capacidade de descrever de forma adequada o tipo específico de evento adverso inserido nessa categoria.

▶ Gravidade e severidade das reações adversas a medicamentos

Outros critérios usados para classificar as reações adversas a medicamentos são a gravidade e a severidade da reação. No Reino Unido, os médicos devem relatar todas as reações adversas suspeitas para os novos e para quaisquer fármacos monitorados intensamente e todas as reações "graves" suspeitas para os fármacos estabelecidos. Nos EUA, a FDA solicita que profissionais de saúde e pacientes relatem voluntariamente os eventos adversos graves suspeitos diretamente ao órgão ou indiretamente por meio do fabricante. Admitindo-se que os eventos adversos "graves" são relatados, é fundamental que tenhamos definições claras de gravidade. Embora os termos "gravidade" e "severidade" sejam similares, é importante observar que, no contexto da segurança do medicamento, eles se referem a dois conceitos diferentes.

Gravidade de um evento adverso a medicamento é a extensão em que a reação pode causar ou causa dano. A FDA define um evento adverso a medicamento grave qualquer ocorrência clínica não intencional em que o resultado no paciente seja um dos seguintes:

- óbito;
- de risco à vida;
- hospitalização (causa ou prolongamento);
- deficiência;
- anomalia congênita;
- requer intervenção clínica ou cirúrgica para prevenir incapacidade ou lesão permanente.

Severidade (ou intensidade) de um evento adverso a medicamento é a medida da extensão em que o evento adverso desenvolve-se em um indivíduo. Uma reação severa nem sempre é grave. Por exemplo, pigmentação marrom-avermelhada ou alaranjada na urina por rifampicina, mesmo que muito pronunciada (severa) não seria considerada grave.

MONITORAMENTO DA SEGURANÇA DO MEDICAMENTO

Uma das missões primárias do Center for Drug Evaluation and Research (Centro de Avaliação e Pesquisa de Medicamentos [CDER]) da FDA é revisar e aprovar para comercialização fármacos e produtos biológicos. Conforme já citado neste capítulo, atualmente, a aprovação da FDA de um novo fármaco para comercialização nos EUA é baseada na avaliação do relativo benefício, comparada com os riscos da condição e as atuais opções disponíveis de tratamento. O atual nível de autoridade da FDA para regular é decorrente de evolução ao longo do último século. Muitas das principais ampliações da autoridade regulatória e das responsabilidades da FDA foram resultados de problemas significativos de segurança ocorridos com produtos farmacêuticos. Um resumo da história da FDA é apresentado na seção a seguir. A história mais detalhada está disponível no *website* da FDA.[13]

▶ Evolução do papel da FDA no monitoramento da segurança dos medicamentos

A história da FDA compreende várias alterações importantes na legislação da autoridade que norteia a visão de evolução do seu papel na regulação de produtos farmacêuticos. Em 1906, o decreto Food and Drug foi sancionado em lei. A lei proibia, sob pena de apreensão de bens, o transporte interestadual de fármacos "adulterados". Eram considerados fármacos adulterados os produtos cuja concentração, qualidade ou pureza padrão do princípio ativo não estivesse citada claramente no rótulo ou não estivessem relacionados na Farmacopeia dos EUA ou no Formulário Nacional. A lei inicial também proibiu a falta da logomarca dos medicamentos.

A responsabilidade inicial para reforçar a lei foi dada ao US Department of Agriculture (USDA) Bureau of Chemistry (Departamento de Agricultura dos EUA – Divisão de Química). Quando o departamento tentou agressivamente atingir as solicitações falsas de equivalência terapêutica dos fármacos, uma decisão da Suprema Corte, em 1911, decretou que a lei de 1906 não delegava à FDA essa autoridade. Em resposta, em 1912, uma emenda incluiu a "falsidade e a fraude" das solicitações de "efeito curativo ou terapêutico" para a definição da lei de "falta de logomarca". Nessa época, o foco mais importante foi assegurar níveis básicos de precisão na bula e na qualidade do produto. Durante esse período, a segurança e a eficácia dos medicamentos, como nós conhecemos hoje, não estavam reguladas.

Essa corporificação inicial da FDA deu-lhe autoridade para regular a falta de logomarca dos medicamentos, mas seus poderes foram limitados pela interpretação da corte de que o ônus de provar que as solicitações eram fraudulentas seria da FDA.

Até 1927, os poderes regulatórios da Divisão de Química (Bureau of Chemistry) não haviam sido reconhecidos na nova organização USDA Food, Drug and Insecticide. Três anos depois, o nome foi reduzido para o atual nome: U.S. Food and Drug Administration (FDA).

Quanto mais produtos farmacêuticos eram desenvolvidos, mais o público clamava por uma autoridade regulatória mais abrangente. Mesmo com considerável publicidade sobre os produtos prejudiciais e as curas sem valor, as tentativas iniciais, no início da década de 1930, de aprovar regulamentos mais abrangentes para a FDA, falharam. No entanto, depois de 1937, com a tragédia do elixir sulfanilamida (ver Estudo de Caso 9-2 – Desastre Sulfanilamida), as emendas de 1938 à Lei Food and Drug Administration foram rapidamente aprovadas. A nova legislação aumentou significativamente a autoridade federal regulatória sobre os fármacos pela concessão de uma série de novos poderes à FDA. Nas emendas de 1938, a FDA requereu uma revisão pré-comercialização da segurança de todos os novos fármacos, proibiu solicitações de falsas promessas terapêuticas nas bulas dos medicamentos e inspecionou as fábricas. Uma mudança importante foi o fato de que agora a FDA poder proibir solicitações de falsas promessas terapêuticas sem precisar provar a intenção fraudulenta. Logo após a aprovação das emendas de 1938, a FDA passou a indicar fármacos como *seguros para uso* apenas quando supervisionados por um profissional médico, e a indicar, à categoria de medicamentos "apenas com prescrição", procedimentos que foram assegurados por lei em 1951, pela Durham-Humphrey Amendment.

A próxima alteração importante na legislação da FDA veio como resultado da atenção do Senador Estes Kefauver em 1959. O Senador Kefauver preocupou-se com as práticas da indústria farmacêutica, por exemplo, com o custo alto e a eficácia incerta dos medicamentos promovidos pelos fabricantes. Nessa época, houve uma forte oposição a uma nova lei para ampliação da autoridade da FDA. Entretanto, isso mudou rapidamente depois da tragédia da talidomida (ver Estudo de Caso 9-3 –Desastre talidomida). A emenda Kefauver-Harris, de 1962, à lei Food, Drug and Cosmetic, representou um fortalecimento importante da autoridade regulatória da FDA. As alterações mais importantes nas emendas foram as seguintes:

- a exigência de que todas as novas aplicações do fármaco fossem demonstradas por "evidência substancial" da eficácia do fármaco para uma indicação comercial, além da exigência de demonstração da existência de segurança na fase pré-comercialização;
- a exigência de que os fabricantes usassem o nome "estabelecido" ou "genérico" do medicamento ao lado do nome comercial;
- a limitação da publicidade do medicamento para as indicações aprovadas pela FDA;
- a ampliação dos poderes da FDA para inspecionar as instalações das fábricas de medicamentos.

A aprovação das emendas de Kefauver-Harris marcou o início do processo de aprovação da FDA que está em vigor nos EUA na atualidade. A próxima grande mudança nos regulamentos dos produtos farmacêuticos nos EUA não foi ditada pelas preocupações com segurança ou eficácia, mas pelas preocupações econômicas. Em 1984, a lei Drug Price Competition and Patent Restoration (Competição de preços de medicamentos e restauração da vigência das patentes) foi aprovada. Essa lei estendeu os termos de exclusividade da patente de novos medicamentos e limitou as extensões, em parte, à duração do processo de aprovação da FDA para cada medicamento em separado.

Depois das emendas de 1962, a FDA obteve total autoridade para exigir documentação dos riscos (segurança) e dos benefícios (eficácia) dos novos fármacos, para aprovação básica de comercialização de novos produtos farmacêuticos nas suas avaliações dos produtos. Entretanto, até bem recentemente, a FDA não tinha um programa explícito para avaliação pós-comercialização da segurança do medicamento, apenas a responsabilidade ou autoridade limitada para garantir a segurança pós-comercialização. A ampla divulgação da rechamada (*recall*) do Fen-phen (fenfluramina e fentermina), em 1997, e do rofecoxib (Vioxx), em 2004, desempenhou um importante papel na orientação de uma nova onda de reformas na segurança nos níveis regulatórios e estatutários da FDA (ver Estudo de Caso 9-1 – Retirada do Vioxx). As emendas à lei FDA (FDA AA, do

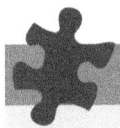

ESTUDO DE CASO 9-1

Retirada do vioxx

O Vioxx (rofecoxib*) é um anti-inflamatório não esteroide. Foi aprovado pela FDA em 1999. A opinião inicial foi de que os inibidores da cicloxigenase-2 (COX-2), como o Vioxx, seriam um tratamento anti-inflamatório mais seguro do que os anti-inflamatórios não esteroidais dominantes (NSAID), que foram associados ao aumento do risco de sangramento do trato intestinal. No entanto, uma série de estudos de pré e pós-comercialização sugeriu que o Vioxx poderia aumentar o risco de infarto do miocárdio. O estudo Vioxx Gastrointestinal Outcomes Research (Pesquisa dos desfechos gastrintestinais do vioxx [Vigor]) foi concebido para fornecer dados do resultado clínico em longo prazo, objetivando confirmar os achados de curto prazo das reduções no sangramento do trato intestinal e avaliar a segurança em geral. Esse estudo foi de grande porte, compreendendo pacientes com artrite reumatoide, que necessitam de doses mais elevadas de remédios anti-inflamatórios. Os resultados do estudo Vigor foram inicialmente publicados no New England Journal of Medicine, em 2000. A publicação não inseriu os achados do estudo demonstrando que o Vioxx estava associado ao aumento de eventos cardiovasculares. Após outra revisão dos resultados do Vigor, a FDA aprovou extensas alterações na bula do Vioxx e uma nova indicação no tratamento da artrite reumatoide. O órgão continuou a monitorar a literatura científica, revisando estudos epidemiológicos retrospectivos. Alguns desses estudos sugeriram um aumento no risco de eventos cardiovasculares, em especial com doses acima de 50 mg, mas os resultados dos estudos não foram consistentes. Em agosto de 2004, foram lançados os resultados do ensaio Adenomatous Polyp Prevention on Vioxx Trial (Prevenção de pólipo adenomatoso com Vioxx [APPROVe]), que incluiu a primeira comparação com um grupo placebo e sustentou o sinal anterior observado no ensaio Vigor e em alguns dos estudos epidemiológicos. Os dados demonstraram um aumento no risco cardiovascular e derrame cerebral iniciando no 18º mês, comparado com placebo. A Merck voluntariamente retirou o Vioxx do mercado em setembro de 2004. As ações judiciais ainda estão pendentes, mas, em janeiro de 2010, a Merck foi obrigada a pagar indenizações por mais de 3.100 óbitos atribuídos ao uso do produto, com uma reserva de pagamento de US$4.85 bilhões.

---

inglês Food and Drug Administration Amendments Act), de 2007, inseriram uma grande gama de alterações para o órgão. As emendas e as atuais atividades da FDA, relacionadas à vigilância da segurança dos medicamentos, estão descritas em detalhes no Capítulo 10. Várias alterações importantes incluídas estão diretamente relacionadas ao monitoramento e à gestão da segurança dos produtos farmacêuticos comercializados. Algumas das mudanças que mais diretamente envolvem a farmacoepidemiologia estão relacionadas com a autoridade amplificada da FDA para segurança pós-comercialização.

▶ Food and Drug Administration – Avaliação na pré-comercialização da segurança do medicamento

Conforme mencionado na introdução, toda prescrição de produtos farmacológicos apresenta alguns riscos e a aprovação da FDA está baseada na opinião de que os benefícios de um fármaco superam os riscos documentados na época da aprovação. A FDA continua a avaliar os benefícios e os riscos de um fármaco à medida que dados adicionais são disponibilizados. Essa verdade foi claramente dita por Sandra Kweder, deputada e diretora do Office of New Drugs da FDA (Gabinete para novos fármacos), quando testemunhou, no Congresso, sobre a segurança do fármaco e a retirada do Vioxx do mercado.[14]

---

* N. de T. O princípio ativo rofecoxib está proibido no Brasil desde setembro de 2004.

É importante compreender que todos os fármacos aprovados apresentam algum nível de risco, tais riscos são identificados nos ensaios clínicos e relacionados na bula do produto. Exceto se um benefício demonstrado do novo fármaco supere seu risco conhecido para uma população proposta, a FDA não aprovará o fármaco. Entretanto, não podemos antecipar todos os efeitos possíveis de um medicamento durante os ensaios clínicos que precedem a aprovação. Uma reação adversa ao medicamento pode variar de uma resposta mínima desagradável ao produto até uma resposta que, às vezes, é de risco à vida ou fatal. Essas reações adversas ao medicamento podem ser esperadas (pois os resultados dos estudos clínicos indicam essas possibilidades) ou inesperadas (pois a reação não ficou evidente nos estudos clínicos). Também pode resultar de erros na prescrição, na dispensação ou no uso do medicamento. Detectar e limitar as reações adversas pode ser desafiante, bem como pesar o impacto dessas reações adversas contra os benefícios desses produtos em pacientes distintos, além disso a saúde pública é multifacetada e complexa, envolvendo questões científicas e de políticas públicas.

Conforme dito pela Dra. Kweder, os ensaios clínicos, antes da aprovação do produto, não podem detectar todas as reações adversas, já que algumas ocorrem muito raramente, porém, eles são projetados para equilibrar o custo de realização do ensaio contra a probabilidade de detectar todos os eventos adversos graves que podem ocorrer com um produto novo. Conforme descrito no Capítulo 1, estudos clínicos de Fase 3 são conduzidos para avaliar com rigor a eficácia e a segurança de um fármaco. Pelo menos um dos estudos de Fase 3 deve ser um ensaio clínico aleatorizado projetado para capturar o banco de dados necessário para avaliar a segurança. O tamanho do ensaio pré-comercialização utilizado para avaliação da segurança depende dos seguintes fatores do produto:[15]

- sua novidade (i.e., se ele representa um novo tratamento ou é similar a tratamentos disponíveis);
- a disponibilidade de terapias alternativas e a relativa segurança dessas alternativas, comparadas com o novo produto;
- a população-alvo e a condição sendo tratada;
- a duração planejada de uso.

Embora o ensaio utilizado para avaliação da segurança também venha a ser utilizado para promover documentação da eficácia, o tamanho da amostra para esse ensaio é norteado pela necessidade de documentar adequadamente a segurança. O tamanho da amostra exigido para um novo produto será estabelecido pela FDA, com base no julgamento de uma amostra suficiente para detectar eventos adversos menos comuns com um nível razoável de confiabilidade. Uma explicação mais detalhada consta do livro *Textbook of Pharmacoepidemiology*.*

Nos EUA, ensaios clínicos aleatorizados, utilizados para estabelecer a segurança, costumam incluir de 500 a 3 mil pacientes expostos ao novo fármaco, mesmo que a eficácia possa ser documentada com um número menor de pacientes. Se um estudo for realizado com 3 mil pacientes, os pesquisadores terão 95% de certeza de detectar quaisquer reações adversas que possam ocorrer em pelo menos um paciente dos mil pacientes expostos. A amostra com menos de 500 pacientes apresentaria 95% de confiabilidade na detecção de um evento adverso ocorrendo em seis ou mais pacientes dos mil expostos. Conforme demonstrado por esses números, amostras maiores são mais prováveis de detectar todos os eventos adversos significativos que possam ocorrer com um novo fármaco, no entanto, os custos dos ensaios clínicos são muito elevados, tornando imperativo que a FDA e os fabricantes trabalhem com o que é conhecido sobre o novo produto, sobre um produto similar e sobre a doença sendo tratada, para determinar um tamanho de amostra apropriado para o estudo da segurança, que considere tanto o custo como a necessidade da certeza razoável sobre a segurança do fármaco.

▶ Food and Drug Administration – Vigilância da segurança na pós-comercialização

Até mesmo de programas abrangentes de desenvolvimento clínico para novos produtos não se pode esperar a identificação de todos os riscos associados a um novo produto farmacêutico. Por isso, espera-se que, mesmo quando um produto é rigorosamente testado em estudos de pré-aprovação, alguns riscos só apareçam quando ele for usado em milhares ou milhões de pacientes nas situações do mundo real.

Uma das emendas FDA de 2007 trata da necessidade de rápida aprovação de novos produtos e da limitação na aprovação de ensaios para identificar e avaliar todos os riscos potenciais associados a um novo produto. A seção 901 da FDA AA citada (Postmarket Studies and Clinical Trials Regarding Human Drugs, Risk Evaluation and Mitigation

---

* Strom BL. Sample size considerations for pharmacoepidemiology studies. Em Strom BL, Kimmel SE, editores. Textbook of Pharmacoepidemiology. West Sussex, Inglaterra: John Wiley & Sons Ltd., 2006:25-33.

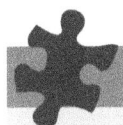

ESTUDO DE CASO 9-2

Desastre sulfanilamida*

Na década de 1930, a sulfanilamida, um medicamento utilizado para tratar infecções por estreptococos, demonstrou possuir incríveis efeitos curativos e foi utilizada com segurança por algum tempo, na apresentação de comprimidos e pó. Em junho de 1937, um vendedor da S.E. Massengill Co, em Bristol, Tennessee, relatou uma demanda nos estados do sul do medicamento na apresentação líquida. O químico chefe da companhia e os farmacêuticos experimentaram e descobriram que a sulfanilamida dissolvia no dietilenoglicol. O laboratório de controle de qualidade da companhia testou a mistura para sabor, aparência e fragrância e concluiu ser satisfatória. Imediatamente, produziram certa quantidade de elixir e expediram 633 carregamentos por todo o país. A nova formulação não havia sido testada para toxicidade. Nessa época, as leis de alimentos e medicamentos não exigiam que estudos de segurança fossem realizados para novos fármacos. Em virtude de estudos farmacológicos do novo elixir não terem sido realizados, a companhia não soube que o dietilenoglicol, um composto químico usado normalmente como anticongelante, é um veneno fatal.

Os primeiros carregamentos do elixir foram expedidos no início de setembro. Em 11 de outubro, a American Medical Association (AMA) recebeu notificações de que um composto sulfanilamida desconhecido era responsável por determinado número de óbitos. A AMA obteve amostras do elixir, seu laboratório isolou o dietilenoglicol como o ingrediente tóxico e, em seguida, emitiram um alerta. Em 14 de outubro, a FDA foi notificada do desenvolvimento desse elixir por um médico de Nova York. Imediatamente, inspetores foram para a matriz da Massengill e souberam que a companhia já havia sido informada do problema e expedira telegramas solicitando o retorno do produto. A FDA ordenou que a companhia emitisse um comunicado mais abrangente de rechamada e trabalhou diligentemente com a empresa para recuperar todo o produto distribuído. Dos 240 galões fabricados, 234 galões e uma pinta** foram recuperados. Mesmo com esse esforço, mais de 100 pessoas faleceram após o uso do medicamento.

Strategies [Estudos e ensaios clínicos pós-comercialização relacionados aos medicamentos para humanos, estratégias de avaliação e de mitigação do risco]) concede ao órgão a autoridade para requerer estudos ou ensaios clínicos pós-comercialização na época da aprovação ou depois, caso a FDA tome conhecimento de nova informação de segurança. A FDA define *estudos de* pós-comercialização como pesquisas com humanos, exceto ensaios clínicos e experimentos laboratoriais. Os estudos pós-comercialização podem ser farmacoepidemiológicos observacionais, mas não estão limitados. Esses estudos costumam utilizar dados dos registros administrativos de serviços de assistência à saúde, prontuários médicos eletrônicos e registros do paciente e da doença.

A seção 905 da referida FDA AA (Postmarket Risk Identification and Analysis System for Active Surveillance and Assessment [Sistema de identificação e análise do risco no pós-comercialização para vigilância ativa e avaliação]) foi outra alteração que elevou a importância da farmacoepidemiologia na vigilância da segurança no pós-comercialização. Essa seção autorizou a FDA a estabelecer um sistema de identificação e análise do risco pós-comercialização para o monitoramento dos medicamentos, que contaria com os dados eletrônicos dos mantenedores das informações de assistência à saúde. Agora, a FDA tem a responsabilidade, a autoridade e um fundo monetário para colaborar com as entidades públicas, acadêmicas e privadas no desenvolvimento de métodos para obtenção de acesso fácil a uma variedade de fontes de dados e para desenvolver métodos que agrupem e analisem

---

*Resumido do: Ballentine C. Taste of Raspberries, Taste of Death: The 1937 Elixir Sulfanilamide Incident. FDA *Consumer Magazine*, June 1981. www.fda.gov/AboutFDA/WhatWeDo/History/ProductRegulation/SulfanilamideDisaster.

** N. de T. Pinta é a unidade pré-métrica de medida de volume equivalente a cerca de 0,665 litro. 1 galão = 3,79 litros

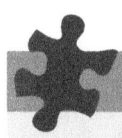

ESTUDO DE CASO 9-3

Desastre talidomida

A talidomida tem indicações como sedativo-hipnótico e para o tratamento de mieloma múltiplo. Ela foi vendida em vários países de 1957 até 1961, quando foi retirada do mercado após ter sido descoberto que era a causa de defeitos congênitos, fato considerado ser uma das maiores tragédias médicas dos tempos modernos. A talidomida foi vendida primeiro na Alemanha, em 1957, com o nome comercial de Contergan. Em 1960, ela foi o sedativo mais vendido. No final da década de 1950 e início da década de 1960, mais de 10 mil crianças, em 46 países, nasceram com deformidades físicas severas, como a focomelia, em consequência de as suas mães terem usado a talidomida. O número exato de vítimas é desconhecido, mas estima-se variar de 10 mil a 20 mil.

O obstetra australiano William McBride e o pediatra alemão Widukind Lenz suspeitaram de uma ligação entre os defeitos congênitos nessas crianças e o uso da talidomida por suas mães. Essa relação foi provada por Lenz em 1961. O impacto nos EUA foi minimizado quando Frances Oldham Kelsey, um farmacologista e médico, opôs-se à aprovação da FDA para comercializar uma aplicação para o produto nos EUA. Entretanto, milhares de "amostras de ensaios" já haviam sido distribuídas para os médicos norte-americanos, durante a fase de "investigação clínica" do desenvolvimento do medicamento, o que, naquela época, não era totalmente regulado pela FDA. Apesar de o produto nunca ter sido aprovado para venda nos EUA como um sedativo-hipnótico, 17 crianças nasceram nos EUA com defeitos relacionados ao uso da talidomida. Em julho de 1998, a FDA aprovou o uso da talidomida para o tratamento de lesões associadas ao Eritema *Nodosum Leprosum*. Em maio de 2006, foi aprovado seu uso para o tratamento de pacientes com recente diagnóstico de mieloma múltiplo. Em ambos os casos, os procedimentos especiais de gestão do risco foram exigidos para controlar rigorosamente seu uso nas condições aprovadas e para pacientes apropriados.

---

os dados de segurança de múltiplas fontes. O Sistema Sentinela da FDA está descrito em detalhes no Capítulo 10.

▶ Mudança para risco relativo

É óbvio que, quando imensos bancos de dados de registros administrativos são utilizados para análises retrospectivas, as amostras podem, muitas vezes, ser maiores do que as amostras utilizadas nos ensaios controlados aleatorizados. Uma amostra maior possibilita aos pesquisadores estudarem diferenças no risco de eventos adversos, mesmo com relação aos que ocorrem muito raramente. Isso resulta em uma mudança na detecção e na análise da segurança do medicamento de mais baseada em "dano visível" para uma baseada em medidas de "risco relativo".

Dano visível refere-se a eventos adversos graves e de fácil observação o suficiente para estarem associados ao uso de um medicamento específico, os quais resultam em relatos de caso espontâneos. Essas notificações servem como sinais que levam a estudos adicionais para determinar, com mais precisão, se existe uma relação de causa e efeito entre o uso do medicamento e o evento adverso. No passado, a avaliação do acompanhamento era uma coleta mais sistemática de relatos de casos. O desastre sulfanilamida (Estudo de Caso 9-2) e a tragédia talidomida (Estudo de Caso 9-3) são exemplos de danos visíveis resultando em sinais de segurança, pesquisa de acompanhamento e ações regulatórias de segurança. Em ambos os casos, os eventos adversos foram severos, de fácil observação e de alta incidência entre os usuários, o que tornou muito fácil estabelecer a relação entre os eventos e o uso dos medicamentos.

O conceito de risco relativo refere-se à comparação dos riscos em dois grupos diferentes de pessoas. O risco relativo, na sua essência, é uma medida da proporção de um grupo (o grupo exposto) para outro grupo (o grupo controle). O risco relativo quantifica a probabilidade de um grupo apresentar um evento em relação ao outro grupo. Com bancos de dados abrangentes e estudos retrospectivos, um número suficiente de casos de pacientes pode ser identificado para medir as diferenças nos riscos relativos para resultados que são bastante raros. Na interpretação dos resultados desses estudos, é importante lembrar a diferença entre o risco relativo e o risco absoluto. Conforme citado, o risco relativo é a comparação do risco para um grupo com o risco para o outro grupo. O risco absoluto é o risco do desenvolvimento de uma doença ou da ocorrência de um evento durante um período especificado. Quando o evento em estudo apresenta uma taxa de incidência muito baixa, as medidas do risco relativo podem ser um pouco enganosas.

A importância da distinção entre os dois termos pode ser constatada ao observarmos o resultado do ensaio APPROVe, que levou à retirada do Vioxx do mercado.[16] O risco de um evento trombótico confirmado entre os pacientes que recebiam rofecoxib foi de 1,50 eventos em 100 pacientes-ano de acompanhamento, comparados com 0,78 eventos por 100 pacientes-ano para os pacientes do grupo placebo. O aumento no risco absoluto durante o uso de rofecoxib foi de 0,72 eventos por 100 pacientes-ano e o risco relativo foi 1,92. Essas medidas indicam que os pacientes do grupo rofecoxib apresentaram quase o dobro de probabilidade de sofrerem um evento trombótico, mesmo considerando o risco absoluto de tal evento ser muito pequeno. Embora isso pareça uma diferença de risco grande, em termos absolutos, não foi nem mesmo um aumento de 1% por ano de tratamento na ocorrência de um evento. Outro estudo bastante divulgado, que demonstra a necessidade de considerar o risco absoluto, bem como o risco relativo, é a metanálise realizada do efeito da rosiglitazona (Avandia) no risco de infarto do miocárdio.[17] O risco relativo durante o uso de rosiglitazona foi de 1,43, comparado com o grupo de controle. Entretanto, o aumento no risco absoluto foi cerca de 0,1%.

Conforme as técnicas farmacoepidemiológicas de desenho e análise de estudos retrospectivos, utilizando grandes bancos de dados, tornam-se mais desenvolvidas e aprimoradas, os pesquisadores ficam mais bem equipados para examinar o risco relativo associado aos eventos raros, o que pode ser um benefício significativo em termos de melhora da qualidade dos serviços de saúde prestados. No entanto, se problemas de segurança, relativamente raros, forem detectados no monitoramento pós-comercialização, também haverá o risco de não lembrarmos que é impraticável, talvez impossível, detectar todos os eventos adversos antes da aprovação. O grande número de demandas judiciais relacionadas à retirada do Vioxx, os alertas de segurança da Avandia e outros eventos de segurança pós-comercialização demonstraram o aumento da responsabilidade pelo produto suportada pelos fabricantes. Durante uma apresentação no congresso 2009 Harvard Medical School Postapproval Summit, o Dr. Daemmrich foi além ao perguntar se estávamos entrando na era dos "farmacovigilantes".[18]

FARMACOEPIDEMIOLOGIA E A AVALIAÇÃO DA SEGURANÇA DO MEDICAMENTO

Conforme citado, a estimativa, a avaliação e o controle da segurança do medicamento prescrito mudaram, durante as últimas duas décadas, para incluir a gestão do risco como parte integrante do desenvolvimento e do controle do ciclo de vida de todos os medicamentos nos EUA e em muitos outros países. Ao mesmo tempo, consistentes bancos de dados de registros administrativos tornaram-se mais acessíveis e é crescente o número de pesquisadores treinados na sua utilização, para a condução de análises que integram as solicitações de prescrição de medicamentos, os serviços de assistência à saúde para os pacientes hospitalizados e ambulatoriais, com o emprego de métodos eficientes de pesquisa. Com essas mudanças, os campos da farmacoepidemiologia e da segurança do medicamento tornaram-se mais estritamente ligados do que no passado.

A FDA e as agências regulatórias de outros países exigem, cada vez mais, que a indústria farmacêutica conduza estudos de segurança epidemiológica. Como resultado do crescimento da importância da farmacoepidemiologia, agora, muitas companhias farmacêuticas incorporaram departamentos de gestão do risco e farmacoepidemiologia, e estão patrocinando com mais frequência estudos farmacoepidemiológicos conduzidos por acadêmicos e demais pesquisadores.

O número de publicações dos estudos farmacoepidemiológicos, em especial aqueles utilizando grandes bancos de dados de registros administrativos, com certeza, aumentarão na próxima década. Esses estudos também tornar-se-ão extremamente importantes para as decisões regulatórias, bem como para as decisões sobre a cobertura de terceiros e padrões para a prática clínica. À medida que os relatos dos estudos retrospectivos, empregando grandes bancos de dados de registros, tornam-se mais prevalentes e desempenham um papel importante na regulação e na forma de utilização do produto farmacêutico, passa a ser muito importante que os profissionais adquiram um bom conhecimento sobre o trabalho da farmacoepidemiologia e da interpretação precisa dos resultados desses estudos.

RESUMO

Os profissionais de saúde têm a responsabilidade de garantir a segurança e o uso apropriado dos medicamentos nos locais do seu trabalho diário. Para realizar essa tarefa bem, precisam distinguir os riscos conhecidos associados aos produtos comercializados e transmitir essa informação, de maneira adequada, aos seus pacientes. A vigilância pós-comercialização desempenha um importante papel no monitoramento contínuo da segurança do produto farmacêutico. Embora os profissionais não estejam envolvidos na avaliação analítica dos sinais potenciais de segurança do medicamento, eles têm um papel importante no monitoramento dessa segurança. Os sinais de segurança do medicamento costumam ser precipitados pelas notificações dos próprios profissionais das reações adversas graves observadas na sua prática clínica. Uma vez gerados os sinais de segurança, vários métodos farmacoepidemiológicos costumam ser empregados para avaliar o sinal e determinar se a ação da FDA é necessária. É importante que os profissionais de saúde púbica, bem os demais, compreendam a importância de notificar os eventos adversos graves e o processo pelo qual os sinais de segurança são avaliados. Apenas pela compreensão do processo utilizado para monitorar e garantir a segurança do medicamento e pela transmissão adequada da informação de segurança aos pacientes, os profissionais de saúde terão certeza de que o serviço de assistência à saúde está sendo prestado com a mais alta qualidade possível.

QUESTÕES PARA DISCUSSÃO

1. Descreva "sinal de segurança" e cite dois métodos empregados pela FDA para identificar os sinais de segurança para outras avaliações.
2. Quais são as principais classificações dos eventos adversos a medicamentos relacionados à dose e ao tempo?
3. Exponha as implicações para os profissionais de saúde e para os reguladores dos diversos tipos de eventos adversos a medicamento.
4. Faça uma pesquisa *online* para identificar e descrever quatro sinais recentes de segurança, identificados como de interesse para outras avaliações da FDA.
5. Discuta as vantagens e as desvantagens da exigência de estudos clínicos de grande porte na pré-comercialização, que possam identificar melhor os raros eventos adversos a medicamento.
6. Dê sua opinião sobre a precisão das percepções dos consumidores acerca dos riscos da prescrição dos produtos farmacêuticos.
    a. Descreva o que os médicos e os farmacêuticos deverão fazer para ter certeza de que os pacientes têm uma compreensão precisa da relação benefício-risco dos medicamentos que estão usando.
7. Faça uma pesquisa *online* sobre as demandas judiciais referentes ao Vioxx, Avandia ou outro produto recente com problemas de segurança identificados na pós-comercialização.
    a. Resuma os achados da pesquisa (certifique-se de que examinou o risco relativo e o risco absoluto do evento adverso)
    b. Resuma a informação e os métodos empregados pelas empresas autorizadas a solicitar demandantes.
    c. Apresente sua opinião sobre a conveniência da demanda judicial no contexto da regulação do produto farmacêutico e da comercialização.

REFERÊNCIAS

1. US Food and Drug Administration. Guidance for Industry: Good Pharmacovigilance Practices and Pharmacoepidemiologic Assessment. Available at: www.fda.gov/downloads/ Regulatory Information/Guidances/UCM126834.pdf. Accessed December 5, 2009.
2. International Conference on Harmonisation of Technical Requirements for Registration of Pharmaceuticals for Human Use E2a. 1994. Clinical Safety Data Management: Definitions and Standards for Expedited Reporting. Available at: www.ich.org/cache/compo/475-272-1.html#E2A. Accessed November 15, 2009.
3. Cobert B. *Manual of Drug Safety and Pharmacovigilance.* Boston, MA: Jones & Barrlett Publishers, 2007.
4. Rawlins MD, Thompson JW. Pathogenesis of adverse drug reactions. In: Davies DM, ed. *Textbook of Adverse Drug Reactions.* Oxford: Oxford University Press, 1977:44.

5. Rawlins MD, Thompson JW. Pathogenesis of adverse drug reaction. In: Davies DM, ed. *Textbook of Adverse Drug Reactions*, 2nd ed. Oxford: Oxford University Press, 1981:11.

6. Aronson JK, Ferner RE. Clarification of terminology in drug safety. *Drug Safety*. 2005;28(10):861-870.

7. Aronson JK, Ferner RE. Joining the DoTS: Classifying adverse drug reactions by dose responsiveness, time course and susceptibility. *BMJ*. 2003;327:1222-1225.

8. Rawlins MD, Thomas SHL. Mechanisms of adverse drug reactions. In: Davies DM, Ferner RE, De Glanville H, eds. *Davie's Textbook of Adverse Drug Reactions*, 5th ed. London: Chapman & Hall Medical, 1998:40.

9. Stephens MBD, Talbot JCC, Routledge PA, eds. *The Detection of New Adverse Drug Reactions*, 4th ed. London: Macmillian, 1998:32-44.

10. Wallace MR, Mascola JR, Oldfield BC. Red man syndrome: Incidence, etiology and prophylaxis. *J Infect Dis*. 1991;164: 1180-1185.

11. Alderman CP. Adverse effects of the angiotensin--converting enzyme inhibitors. *Ann Pharmacother*. 1996;30:55-61.

12. Geyman JP, Erickson S. The ampicillin rash as a diagnostic and management problem: Case reports and literature review. *J Fam Pract*. 1978;7:493-496.

13. US Food and Drug Administration. FDA History. Available at: www.fda.gov/AboutFDA/WhatWeDo/History/default.htm. Accessed October 12, 2009.

14. US Food and Drug Administration. Kweder, S. Vioxx and Drug Safety. Testimony Before the Senate Committee on Finance. November 18, 2004. Available at: www.fda.gov/NewsEvents/ Testimony/ucm113235.htm. Accessed November 18, 2009.

15. US Food and Drug Administration. Guidance for Industry: Premarket Risk Assessment. Available at: www.fda.gov/ downloads/Drugs/GuidanceComplianceRegulatoryInformation/Guidances/ucm072002.pdf. Accessed December 5, 2009.

16. Bresalier RS, Sandler RS, Quan H, et al. Cardiovascular events associated with rofecoxib in a colorectal adenoma chemoprevention trial. *NJEM*. 2005;352:1092-1102.

17. Nissen SE, Wolski K. Effect of rosiglitazone on the risk of myocardial infarction and death from cardiovascular causes. *NEJM*. 2007;356:2457-2471.

18. Daemmrich A. Drug Safety: Historical and Business perspectives. Presentation at Harvard Medical School Postapproval Summit, 2009. Agenda available at: www.postapproval.org/ summit.htm. Accessed January 20, 2010.

Segurança do medicamento na pós-comercialização na perspectiva da FDA

Heidi C. Marchand

Ao final deste capítulo, o leitor será capaz de:
1. discutir as disposições das emendas à lei Food and Drug Administration (FDA), que regula a segurança do medicamento;
2. escrever as situações em que a FDA exige a realização de estudos e ensaios clínicos pós--comercialização;
3. descrever as diversas estratégias de avaliação e de mitigação do risco para minimizar a ocorrência de eventos adversos;
4. reconhecer os esforços da FDA para estabelecer um Sistema de Identificação e Análise do Risco
5. discutir o papel potencial dos profissionais de saúde na segurança do medicamento na fase pós-comercialização.

INTRODUÇÃO

Hoje, milhões de pessoas dependem dos medicamentos para manter sua saúde. Entretanto, a consequência desse sucesso é que muitos norte--americanos são expostos a várias prescrições de medicamentos a cada ano (em média, mais de 10^1) e muitos deles, em especial os idosos, usam mais de cinco medicamentos diferentes de forma crônica. Em virtude de essa utilização ser muito difundida, um problema imprevisível de segurança do medicamento pode evoluir para um risco de saúde pública.

Até recentemente, a autoridade da FDA para regulação da segurança dos medicamentos estava mais restrita à fase pré-comercialização dos medicamentos, entretanto várias preocupações com a segurança dos medicamentos na pós-comercialização foram realçadas em diversas seções deste livro, como a rechamada de diversos medicamentos aprovados pela FDA. O Alosetron foi retirado e depois retornou ao mercado com restrições e uma tarja de advertência. A Troglitazona, o Propulsid, a Cerivastatina, o Rofecoxib e o Valdecoxib foram retirados do mercado. O Celecoxib e outros medicamentos anti-inflamatórios, não esteroides, não seletivos, ganharam uma tarja de advertência nos seus rótulos. Advertências adicionais foram inseridas em todas as bulas dos antidepressivos. A FDA identificou a necessidade de melhorar a avaliação pós-comercialização das notificações de segurança do medicamento e das reações adversas de uma maneira mais adequada e eficiente.

Em 2005, a FDA solicitou ao Instituto de Medicina (IOM) a formação de um comitê para avaliar o sistema norte-americano de segurança dos medicamentos e traçar recomendações para melhorar a avaliação do risco, da vigilância e da segurança do uso. Como resultado do trabalho do comitê, em 2006, o IOM publicou um relatório, o The Future of Drug Safety – Promoting and Protecting the Health of the Public,[2] (O futuro da segurança do medicamento – Promoção e proteção da saúde pública) contendo 25 recomendações. Algumas dessas recomendações foram direcionadas para a FDA, em particular para seu Center for Drug Evaluation and Research (Centro de avaliação e pesquisa de medicamentos [CDER]). As recomendações direcionadas ao CDER sugeriam maneiras com que a agência poderia melhorar os programas relacionados com a segurança dos medicamentos. As recomendações direcionadas para as organizações governamentais, exceto a FDA, discutiam o desenvolvimento de um sistema mais robusto e abrangente para garantir a segurança do uso de produtos farmacêuticos. As demais recomendações foram direcionadas para o Congresso e sugeriam que a FDA tivesse uma devida autoridade para exigir programas de avaliação e gestão do risco no pós-comercialização. O IOM também recomendou a aprovação, pelo Congresso, de uma legislação para garantir a adesão dos fabricantes de produtos farmacêuticos ao compromisso da segurança dos medicamentos, incrementando a autoridade e as ferramentas para a FDA sancionar, incluindo aplicação de multas, de proibições e de suspensão da aprovação dos medicamentos.[3]

Em setembro de 2007, o Congresso aprovou as emendas à lei FDA (FDA AA, do inglês Food and Drug Administration Amendments Act)[4] dotando a FDA de autoridade e de recursos para prevenir, detectar e responder aos problemas de segurança de maneira adequada. Muitos desses poderes atenderam às recomendações do Relatório do IOM de 2006. Algumas dessas disposições da lei foram:

- Emendas de Taxa para Prescrição de Medicamentos (PDUFA, do inglês Prescription Drug User Fee Amendments of 2007) (Título I);
- Emendas de Taxa para Dispositivo Médico (MDUFA, do inglês Medical Device User Fee Amendments of 2007) (Título II);
- Lei de Segurança e Melhoria de Dispositivo Médico Pediátrico (Pediatric Medical Device Safety and Improvement Act of 2007) (Título III);
- Lei de Igualdade de Pesquisa Pediátrica – (PREA, do inglês Pediatric Research Equity Act of 2007) (Título IV);
- Lei de Melhores Fármacos para Crianças (BPCA, do inglês Best Pharmaceuticals for Children Act of 2007) (Título V);
- Banco de Dados de Ensaio Clínico (Clinical Trial Databases) (Título VIII);
- Expansão da Autoridade em Relação à Segurança Pós-comercialização dos Medicamentos (Enhanced Authorities Regarding Postmarket Safety of Drugs) (Título IX).

As FDA AA aprovaram o Título IX, dotando a FDA de novos poderes relacionados à segurança do medicamento no pós-comercialização, em vigor a partir de 25 de março de 2008. O estatuto confere à FDA autoridade para exigir estudos e ensaios clínicos pós-comercialização, alterações na bula sobre a segurança e estratégias de avaliação e de mitigação do risco (REMS, Seção 901). Agora, a FDA possui autoridade para impor penalidades civis por violações. O Título IX, Seção 905 da FDA AA, também autorizou a FDA a estabelecer um sistema de identificação e de análise do risco pós-comercialização (i.e., a Iniciativa Sentinela) para o monitoramento dos medicamentos, que contaria com os dados eletrônicos dos mantenedores das informações de assistência à saúde.

A FDA planeja aproveitar os novos avanços tecnológicos e métodos científicos para impulsionar a avaliação da segurança dos medicamentos na fase pós-comercialização. A emergente "ciência de segurança" engloba conhecer a causa dos eventos adversos, com base na caracterização completa do produto, até mesmo no nível molecular. Por exemplo, a Iniciativa Sentinela, como abordado antes neste capítulo, está sendo desenvolvida pela FDA em parceria com intervenientes externos para criar um sistema nacional eletrônico e integrado com objetivo de monitorar a segurança do produto medicinal. Espera-se que essas novas condições para o sistema de segurança pós-comercialização melhorem a troca de informações agrupadas durante todo o desenvolvimento do produto farmacêutico, como parte do teste clínico e ao longo de todo o seu ciclo de vida. A FDA implantará melhorias nos sistemas de segurança pós-comercialização para rastrear e avaliar melhor os eventos adversos, ajudando a garantir o uso seguro dos medicamentos. O órgão já está contando com informações eletrônicas de saúde para realizar uma vigilância robusta objetivando detectar com antecedência eventos adversos desconhecidos. São essas novas iniciativas da FDA que enfatizam a necessidade de os profissionais de saúde conhecerem segurança do produto farmacêutico e farmacoepidemiologia.

Este capítulo abordará as disposições da Seção 901 e da Seção 905 da FDA AA, que tratam da segurança dos medicamentos na fase pós-comercialização, incluindo um resumo dos planos da FDA para trabalhar os problemas de segurança do medicamento. O capítulo também compreende uma discussão do papel dos profissionais de saúde no relato de evento adverso pós-comercialização via programa MedWatch.

ESTUDOS E ENSAIOS CLÍNICOS PÓS-COMERCIALIZAÇÃO RELATIVOS AOS MEDICAMENTOS PARA HUMANOS

Os fabricantes e os pesquisadores de fármacos podem realizar estudos ou ensaios clínicos de produtos farmacêuticos depois de terem sido comercializados ao público. A pesquisa de um produto pode ser conduzida depois da sua aprovação para identificar novos regimes de dosagem ou para avaliar novas indicações. Os resultados desses estudos podem sustentar novas informações que satisfazem o limiar regulatório para sua inclusão na bula do produto. Por exemplo, os dados de estudos conduzidos após a aprovação do produto podem englobar modificações na dosagem para a insuficiência renal ou hepática. Em geral, essas informações são submetidas à FDA como um suplemento para nova aplicação do fármaco e, após avaliação e revisão dessas informações pela FDA, elas são incluídas na bula aprovada do produto. Alternativamente, alguns estudos são conduzidos com propósitos comerciais ou de pagamento e não para satisfazer os padrões regulatórios da FDA. Uma indústria farmacêutica pode conduzir um estudo, comparando seu medicamento com outras farmacoterapias para a mesma indicação aprovada. A comparação fornece informações de uma faixa de resultados de cura que podem ter implicações na comercialização ou no pagamento. No entanto, em virtude de o estudo não ser desenhado para satisfazer os padrões regulatórios bem definidos, que norteiam os pontos terminais, a significância estatística e assim por diante, é improvável que os resultados do estudo satisfaçam as exigências regulatórias para a aprovação de inclusão na bula do produto de uma nova mensagem comercial, ou de uma nova indicação ou declaração. Esses estudos costumam ser conduzidos à vontade do fabricante farmacêutico e não como exigido pela FDA.

Antes das FDA AA, o órgão só podia requerer estudos pós-comercialização em certas situações. Os estudos tinham a finalidade de refinar mais a segurança, a eficácia ou melhorar o uso de um produto, ou para garantir que os processos de fabricação satisfaziam os padrões de qualidade e de confiabilidade exigidos. Esses estudos eram acordados pela FDA e pela indústria farmacêutica, ou, em certas circunstâncias, requeridos pela FDA, que solicitava estudos pós-comercialização para os produtos que receberam aprovação antecipada, eram aprovados com dispensa dos estudos exigidos para uso em pediatria, ou eram aprovados com base nos dados de eficácia em animais de laboratório. Desde que as FDA AA passaram a vigorar, o órgão mantém sua autoridade para essas situações, no entanto, agora, a FDA pode requerer estudos ou ensaios clínicos pós-comercialização na época da aprovação ou depois, se tomar conhecimento de uma nova informação de segurança.

Os estudos e ensaios clínicos de pós-comercialização podem ser requeridos para qualquer um ou para todos os propósitos a seguir:

- avaliar um risco grave conhecido relacionado ao uso do medicamento;
- avaliar os sinais do risco grave relacionado ao uso do medicamento;
- identificar um risco grave inesperado, quando os dados disponíveis indicarem o potencial para um risco grave.

O objetivo primário do estudo pós-comercialização requerido pela FDA é avaliar a segurança. A eficácia também pode ser inserida em qualquer estudo realizado, entretanto, as requisições da FDA estão direcionadas para um resultado ou evento relacionado à segurança. Um estudo pós-comercialização solicitado pela FDA, com base nas FDA AA, pode ser um estudo farmacoepidemiológico observacional ou outro tipo. Esses estudos são desenhados para avaliar o risco grave atribuído à exposição ao medicamento, para quantificar o risco associado à exposição ao medicamento ou para avaliar os fatores que afetam o risco de toxicidade grave, tal como dose do medicamento, duração da exposição ou características do paciente.[5] Para facilitar a interpretação dos achados, os estudos deverão ter um protocolo (incluindo objetivos definidos prospectivamente, métodos e um plano de análise) e um grupo controle, exceto se houver uma razão cientificamente válida para excluir os controles, e deverão testar uma hipótese pré-especificada. As fontes de dados para esses estudos podem incluir dados de registros administrativos, prontuários médicos eletrônicos, registros de doença, dados observacionais coletados prospectivamente ou outras fontes de dados observacionais. Uma explicação detalhada dos vários desenhos de estudo e das fontes de dados é apresentada nos Capítulos 3 e 4. Alguns exemplos de estudos pós-comercialização para avaliar a segurança do produto estão relacionados na Tabela 10-1.

Além disso, a FDA pode solicitar outras avaliações de segurança (toxicidade) em estudos animais ou em outros estudos não clínicos, que verifiquem a segurança dos controles de fabricação. Os estudos de segurança em animais, pesquisando toxicidades de órgão-alvo específico, incluem estudos de carcinogenicidade e de toxicidade reprodutiva. A avaliação da segurança do processo de fabricação pode incluir a determinação do risco de contaminação cruzada entre os produtos, que resulta do compartilhamento do equipamento e das partes em contato com o produto.

ESTRATÉGIAS DE AVALIAÇÃO E DE MITIGAÇÃO DO RISCO

Em virtude do compromisso da FDA com a vigilância pós-comercialização, o número de produtos farmacêuticos com estratégias de avaliação e de mi-

Tabela 10-1 Exemplos de estudos pós-comercialização com avaliações de segurança

- Estimar o risco relativo de um evento adverso grave ou uma toxicidade associada ao uso de um medicamento.
- Fornecer estimativas do risco (p. ex., taxas de incidência) para um evento adverso grave ou toxicidade. Obter dados do resultado clínico de longo prazo, incluindo informações sobre os eventos adversos graves potencialmente raros em pacientes usando o medicamento, comparado com pacientes não expostos ao medicamento.
- Comparar resultados na gravidez e resultados feto/criança após exposição ao medicamento durante a gravidez com pacientes que não receberam o medicamento.
- Avaliar a ocorrência de exacerbações de asma associadas ao uso de tratamentos inalantes para asma em um ensaio clínico controlado.
- Determinar a incidência de isquemia ou de infarto do miocárdio, malignidade e mortalidade em pacientes tratados com um medicamento aprovado para uso crônico.
- Avaliar as diferenças na segurança entre pacientes retirados do tratamento após algum período terapêutico e os pacientes que permaneceram no tratamento.
- Determinar o crescimento e a função neurocognitiva em pacientes pediátricos tratados cronicamente com o medicamento.
- Avaliar a segurança em determinado grupo racial ou étnico ou população vulnerável, assim como a imunocomprometida.
- Avaliar a segurança de um medicamento em mulheres grávidas.
- Avaliar a toxicidade de um medicamento em pacientes com insuficiência hepática ou renal.
- Avaliar a segurança, em longo prazo, de produtos de terapia genética e celular, dependendo do tipo de vetor usado, e o risco inerente de integração.
- Avaliar a segurança de um medicamento em pacientes com HIV-1 coinfectados com hepatite C.
- Estudos ou ensaios clínicos para avaliar a farmacocinética do medicamento em população qualificada ou em uma subpopulação com risco potencial de altas exposições ao medicamento que levariam à toxicidade.

tigação do risco (REMS) está aumentando. A FDA pode exigir uma REMS para gerenciar riscos graves potenciais ou conhecidos de certos produtos farmacêuticos. As REMS são abordagens estabelecidas pela FDA e pela indústria farmacêutica para reduzir o risco do uso de um produto específico. Essas estratégias ou abordagens variam de produto para produto, entretanto, existe uma janela comum que pode incluir os componentes a seguir.

▶ Guias dos medicamentos e bulas para o paciente

Os guias dos medicamentos e as bulas destinados ao paciente são folhetos com informações impressas, escritas em uma linguagem não técnica que fornecem informações para os pacientes ou para seus cuidadores. Os folhetos com informações sobre o medicamento costumam ser distribuídos pelo farmacêutico ou outro profissional de saúde no momento em que é feita a prescrição. No passado, a FDA determinava que, nos Estados Unidos, para o uso seguro e eficaz de alguns medicamentos com prescrição, por exemplo, contraceptivos e estrogênios orais, os pacientes deveriam receber informações adicionais. Por isso, a FDA ordenou que os fabricantes disponibilizassem esses folhetos com informações para os pacientes. Os folhetos foram aprovados e são regulamentados pela FDA como parte da qualificação do produto. Para outros medicamentos, os fabricantes podem fornecer voluntariamente para os pacientes bulas ou folhetos de informações nas embalagens do produto.

Recentemente, a FDA ordenou a inclusão de uma legenda para o paciente no formulário de guias do medicamento, para medicamentos com prescrição que apresentem uma preocupação grave e significativa de saúde pública, e para medicamentos cujas informações aprovadas pela FDA sejam necessárias para o uso seguro e eficaz dos produtos pelo paciente. Os guias dos medicamentos são pedidos se a FDA decidir pela existência de uma ou mais das seguintes circunstâncias:

- a legenda para o paciente ajudaria a prevenir efeitos adversos graves;
- um produto farmacêutico apresenta risco(s) grave(s) (em relação aos benefícios), de cuja existência o paciente precisa estar ciente, porque a informação referente ao(s) risco(s) pode afetar uma decisão do paciente de usar ou de continuar a usar o produto;
- um produto farmacêutico é importante para a saúde do paciente, e a adesão do paciente às normas de uso é fundamental para a efetividade do medicamento.

SEGURANÇA DO MEDICAMENTO NO... CAPÍTULO 10

Nos EUA, os guias dos medicamentos devem ser distribuídos para o paciente ou para o cuidador no momento em que o medicamento é prescrito. É obrigatório que esses guias contenham uma legenda específica relevante para o produto farmacêutico. Um exemplo está ilustrado na Figura 10-1.

▶ Plano de comunicação

O plano de comunicação é preparado pelo fabricante que transmite informações para os profissionais de saúde, de forma direta ou por meio das sociedades profissionais, para suportar a implementação das REMS. Em geral, o plano detalha as atividades que serão realizadas pelo fabricante para a implementação das REMS. Um plano de comunicação pode incluir uma carta do tipo Dear Health Care Provider Letter (Caro profissional de saúde) para informar sobre um possível efeito colateral, sinais e sintomas, e a necessidade de reavaliar os benefícios e os riscos. A carta também pode incluir informações adicionais para os profissionais discutirem com seus pacientes. Outros planos de comunicação podem incluir dados baseados na *Web* e conjuntos associados à segurança (p. ex., um *link* no *site* do produto farmacêutico que direciona o usuário para outro *site* de apresentação do programa REMS). Um exemplo de informações relacionadas à segurança inclui uma reunião do fabricante com a sociedade nacional dos profissionais para apresentar a conexão médico-científica dos problemas relacionados com a ocorrência de determinado efeito colateral.

▶ Elementos para garantir o uso seguro

Os elementos nas REMS para garantir o uso seguro são estabelecidos para reduzir um risco específico grave constante da bula do medicamento. A de-

---

Guia do Medicamento
Actiq® (AK-tik) CII
(citrato fentanil transmucosal oral)
200 mcg, 400 mcg, 600 mcg, 800 mcg, 1200 mcg, 1600 mcg

▼ **Atenção:**

1. **Não use o *Actiq*, exceto se você estiver usando regularmente outro remédio analgésico opioide, dia e noite, para sua dor constante do câncer e seu corpo estiver acostumado com esses remédios.**
2. **Você deve manter o *Actiq* em lugar seguro fora do alcance de crianças.** A ingestão acidental por uma criança é uma emergência médica e pode resultar em morte. **Óbitos têm sido relatados em crianças que ingeriram por acidente o *Actiq*. Se uma criança, por acidente, ingerir *Actiq*, acione o socorro de emergência imediatamente.**

Leia a bula que acompanha o *Actiq* antes de iniciar seu uso e sempre que receber nova prescrição. Pode haver informações novas. Esta bula não substitui as consultas com seu médico sobre sua condição médica ou seu tratamento. Compartilhe essa informação importante com os membros da sua família.

Qual é a informação mais importante que devo saber sobre o *Actiq*?

1. *Actiq* pode causar problemas respiratórios com risco à vida, podendo levar ao óbito:
   - Se você não usar regularmente outros remédios analgésicos opioides, dia e noite, para sua dor constante do câncer e seu corpo não estiver acostumado com esses remédios. Isso significa que você não é tolerante a opioides.
   - Se você não usar o remédio <u>exatamente</u> como prescrito pelo seu médico.

2. Seu médico prescreverá uma dose inicial de Actiq diferente de outros remédios contendo fentanil, que você pode estar usando. Não substitua o Actiq por outro remédio fentanil sem consultar seu médico.

3. Use, no máximo, 2 unidades do Actiq por episódio de dor do câncer. Você deve manter um intervalo de, pelo menos, 4 horas antes de usar o Actiq novamente para outro episódio de dor do câncer.

▲ **Figura 10-1** O tópico realçado do guia do medicamento, "Qual é a informação mais importante que devo saber sobre (nome do remédio) o Actiq?", precisa ser seguido da descrição particular da preocupação grave e significativa de saúde pública que gerou a necessidade da bula. A descrição deverá conter especificamente o que o paciente deverá ou não considerar em relação a essa preocupação, por exemplo, riscos específicos de peso contra os benefícios do medicamento, evitar certas atividades, observar certos sintomas ou adotar certos comportamentos.

terminação dos critérios de uso seguro pode compreender múltiplos ou limitados elementos. Por exemplo, dependendo do risco, os elementos podem incluir exigências específicas, como a seguir:

- profissionais de saúde que prescrevem e dispensam precisam ser certificados;
- o medicamento só pode ser dispensado em certas instituições de assistência à saúde, como os hospitais;
- os pacientes precisam realizar exames laboratoriais específicos, estarem sujeitos a monitoramento ou estarem inscritos em um protocolo.

A certificação do profissional que prescreve pode exigir que esse profissional demonstre seus conhecimentos sobre os riscos e benefícios do medicamento. Ele também precisa demonstrar que conhece o material educacional, que pode diagnosticar a condição para a qual o medicamento é indicado, que pode diagnosticar e tratar as reações adversas potenciais associadas ao medicamento e que monitorará conforme orientado nas REMS.

O programa pode exigir recertificações e reinscrições periódicas, e o fabricante pode manter um banco de dados de todos os profissionais certificados. Para farmacêuticos e outros profissionais que dispensam a medicação, os elementos para garantir o uso seguro podem exigir deles o seguinte:

- conhecimento dos riscos e benefícios do produto;
- ter lido o material educacional antes de dispensar o medicamento;
- concordar em preencher uma prescrição e dispensa para o medicamento apenas depois de receber autorização prévia;
- concordar em verificar os valores laboratoriais;
- verificar a presença de selos adesivos que os profissionais colam nas prescrições para produtos especificados, indicando que o paciente satisfaz todos os critérios para receber o produto ("selos de qualificação"), antes de dispensar um medicamento;
- concordar em preencher uma prescrição e dispensa de medicamento apenas dentro do período especificado depois da prescrição ser escrita;
- concordar em preencher as prescrições apenas de profissionais inscritos.

O treinamento também é um componente importante de vários elementos. Por exemplo, como parte do processo de certificação, os profissionais que prescrevem e dispensam devem se submeter a um treinamento específico. Esse treinamento baseado no material desenvolvido pelo fabricante, aprovado como parte das REMS, pode eliminar a necessidade de planos de comunicação específicos, se o treinamento incluir os elementos para garantir o uso seguro. O treinamento também pode incluir brochuras genéricas do programa REMS, apresentações educacionais e outros materiais. Esse material poderá ser disponibilizado na forma impressa ou como material educacional baseado na *Web*.

Às instituições de assistência à saúde pode ser requerido que satisfaçam certas exigências para a distribuição do produto farmacêutico. Exemplos de exigências das REMS para hospitais para a garantia do uso seguro podem incluir o seguinte:

- que o hospital seja certificado pela inscrição em um programa REMS do fabricante do medicamento;
- que os funcionários do hospital atestem que receberam o material educacional e que o distribuíram para as equipes apropriadas;
- que os sistemas sejam adequados para garantir que o medicamento seja dispensado apenas para pacientes que apresentem condições de uso seguro.

Os pacientes também devem concordar com certas exigências antes de obter o medicamento. Em geral, as REMS incluem elementos que são específicos para pacientes. Exemplos desses elementos para garantir o uso seguro são:

- os pacientes devem demonstrar compreender os riscos e benefícios do medicamento;
- os pacientes só podem receber o medicamento depois que autorização específica seja obtida e verificada pela farmácia (p. ex., verificação dos testes laboratoriais, como teste de gravidez ou avaliação das enzimas hepáticas);
- os pacientes podem receber monitoramento periódico específico. Por exemplo, consultar o médico para acompanhamento a cada seis meses, para garantir que ainda são candidatos apropriados ao tratamento;
- os pacientes devem estar inscritos em um protocolo.

Os diversos elementos das REMS, que garantem o uso seguro, não são mutuamente excludentes, na realidade, existe uma considerável sobreposição. Cada elemento das REMS será único para determinado medicamento ou classe terapêutica, uma vez que o propósito é mitigar o risco individual relacionado ao medicamento ou à classe terapêutica.

▶ Sistema de implementação

Os elementos que garantem o uso seguro do medicamento precisam ser implementados, portanto, em geral, existe um sistema de implementação como parte das REMS. Um sistema de implementação requer que o fabricante farmacêutico cumpra etapas razoáveis para monitorar e avaliar as instituições no sistema de assistência à saúde responsáveis pela adoção dos elementos para garantir o uso seguro na prática. Os sistemas de implementação incluem bancos de dados de hospitais certificados ou de outra instituição de assistência à saúde, ou consentimento para monitoramento com solicitações periódicas de coleta de dados e monitoramento da segurança.

▶ Cronograma de avaliação

O único elemento das REMS exigido é um cronograma para submissão das avaliações das estratégias. A avaliação determina se os elementos para garantir o uso seguro alcançam os objetivos das REMS. Essa avaliação deve ocorrer aos 18 meses, aos três anos e no sétimo ano após aprovação das REMS. Avaliações mais frequentes ou menos frequentes podem ser consideradas adequadas pela FDA. Certas situações podem requerer avaliações adicionais. Uma razão para avaliações adicionais é a modificação das REMS. Por exemplo, a alteração ou inclusão de elementos para garantir o uso seguro. Exemplificando, se o objetivo de um elemento de garantir o uso seguro não é alcançado, o elemento pode ser alterado para ajudar a atingir o objetivo. Essa mudança poderá exigir uma nova avaliação. Outro exemplo é se uma aplicação suplementar é submetida para uma nova indicação do medicamento, em seguida os elementos adicionais para garantir o uso seguro podem ser exigidos para a nova indicação. Depois de três anos, se a FDA determinar que os riscos graves do medicamento foram identificados e avaliados adequadamente, e estão controlados de forma apropriada, ela poderá dispensar as avaliações.

As informações fundamentais, como o número de eventos adversos associados ao medicamento, o número de profissionais que prescrevem não inscritos e não aderentes (ou instituições de saúde), ou o número de pacientes que foram monitorados para eventos adversos potenciais durante o tratamento, podem ser obtidos de uma série de fontes. Os dados de utilização do medicamento fornecem informações sobre os pacientes que recebem o medicamento com REMS e as condições de uso. Os registros dos pacientes, se adequados, também podem fornecer informações. As pesquisas podem ser empregadas para saber mais sobre o conhecimento dos profissionais de saúde sobre o medicamento e a efetividade das REMS. Por exemplo, uma pesquisa poderá ser usada para aferir a compreensão dos profissionais de saúde sobre o uso seguro do medicamento.

INICIATIVA SENTINELA

Com a aprovação das FDA AA, e, especificamente, da Seção 905, a FDA foi ordenada a estabelecer um sistema de vigilância ativa para monitorar os medicamentos, contando com dados eletrônicos dos mantenedores das informações de assistência à saúde.[6] A Iniciativa Sentinela é a resposta da FDA a esse mandado. Seu objetivo é desenvolver e implementar um novo sistema de vigilância ativa que, no final das contas, será usado para monitorar todos os produtos regulados pela FDA. As FDA AA também estabeleceram objetivos para o acesso de informações do serviço de saúde automatizado de, pelo menos, 25 milhões de pacientes em 1º de julho de 2010, e de 100 milhões de pacientes 1º de julho de 2012.[7]

Antes dessa legislação, vários pedidos foram feitos para que a FDA tivesse sua autoridade ampliada em relação à sua vigilância no pós-comercialização. Durante a década passada em particular, segurança e qualidade tornaram-se uma crescente preocupação na comunidade de assistência à saúde. Esse aumento do foco na segurança e na qualidade também é resultante da emergente ciência de segurança, que combina um conhecimento crescente da doença e suas origens com os novos métodos de detecção de sinal de segurança. O IOM focou nessas preocupações uma série de relatos: *To Err is Human*, 1999 (Errar é humano); *Crossing the Quality Chasm*, 2001 (Cruzando o abismo da qualidade); *Patient Safety*, 2004 (Segurança do paciente); *The Future of Drug Safety – Promoting and Protecting the Health of the Public*, 2006[2] (O futuro da segurança do medicamento – Promoção e proteção da saúde pública); *Safe Medical Devices for Children and Preventing Medication Errors*, 2007 (Dispositivos médicos seguros para crianças e prevenindo os erros de medicação). Os relatos sugerem o estabelecimento de um sistema moderno de segurança do produto médico, que permita a troca de informações e de retornos, instalado no amplo sistema de assistência à saúde.

Em setembro de 2005, a Secretary of Health and Human Services (Secretaria de serviços de saúde e humanos [HHS]) solicitou que a FDA expandisse seu atual sistema para monitorar o desempenho do produto médico. A Secretaria recomendou que a FDA explorasse o seguinte:

- aumento da sua capacidade de consultas de dados, tirando vantagem das tecnologias emergentes e trabalhando nos sistemas e esforços existentes, em vez de criar novos sistemas;
- criação de uma prática de colaboração pública-privada, como uma estrutura de esforços conjuntos;
- alavancagem crescente dos grandes bancos de dados eletrônicos.

No início de 2007, em resposta à solicitação da Secretaria de 2005, a FDA realizou um seminário (*workshop*) com um grupo diversificado de líderes do governo federal, indústrias do setor médico e farmacêutico, academias, instituições públicas e privadas de assistência à saúde, profissionais de saúde, instituições biofarmacêuticas e pessoas comuns da sociedade.[8] O seminário explorou o conceito de criar um sistema nacional eletrônico para monitorar a segurança dos produtos médicos, com base em múltiplas e amplas parcerias (incluindo parcerias público-privadas). O seminário terminou com um acordo de suporte amplo para o desenvolvimento desse processo. Houve um apelo claro para complementar o atual e altamente passivo sistema de monitoramento dos eventos adversos pós-comercialização e de problemas com o produto, por meio de um sistema de vigilância pró-ativa. Esse sistema permitiria à FDA alavancar os bancos de dados existentes, com grande e crescente volume de informações de assistência à saúde, de forma a permitir que os dados sejam eletronicamente consultados e analisados dentro de uma política pré-estabelecida de segurança e proteção à privacidade das informações.

Em maio de 2008, a Secretaria HHS e a Delegação da FDA anunciaram a Iniciativa Sentinela,[9] um esforço de longo prazo para criar e implementar um sistema nacional eletrônico de monitoramento da segurança dos produtos regulados pela FDA. O objetivo da Iniciativa Sentinela é transformar os sistemas de vigilância da segurança pós-comercialização existentes pela capacitação da agência de obter ativamente informações sobre a segurança e desempenho dos seus produtos regulados na fase pós-comercialização. A Iniciativa Sentinela, uma vez implementada, preencherá muitos dos requisitos das FDA AA.

No passado, a FDA usava os dados dos registros administrativos e de seguro para pesquisar os problemas de segurança dos produtos regulados, mas, em geral, trabalhava apenas com determinado sistema de assistência à saúde no momento de avaliar um problema de segurança. Hoje, seu objetivo é criar um sistema sustentável, interligado – a Iniciativa Sentinela – que capturará os dados automatizados existentes de assistência à saúde (p. ex., sistemas do serviço de saúde, bancos de dados dos registros administrativos, registros eletrônicos) de múltiplas fontes para monitorar ativamente a segurança dos produtos médicos, de forma contínua e em tempo real. A Iniciativa Sentinela objetiva aumentar a capacidade de vigilância da FDA atual, e não substituí-la.

Conforme previsto, a Iniciativa Sentinela permitirá consultar fontes diferentes de dados rapidamente e com segurança sobre informações relevantes de segurança do produto. Os dados continuarão a ser gerenciados por seus proprietários, e apenas aqueles de organizações que concordarem em participar desse sistema serão consultados. As perguntas serão enviadas para as organizações participantes de assistência à saúde com as fontes de dados apropriadas que, por sua vez, de acordo com a política existente de segurança e proteção à privacidade, avaliarão seus dados e enviarão os resultados para a revisão da agência (ver Figura 10-2).

Esse sistema eletrônico de vigilância ativa da segurança complementaria os métodos disponíveis para identificação do sinal de segurança da seguinte maneira:

- aumentando a capacidade de identificação e de avaliação das questões de segurança quase em tempo real;
- expandindo a capacidade de avaliar as questões de segurança;
- melhorando o acesso a subgrupos e a populações especiais (p. ex. de idosos);
- melhorando o acesso a dados de longo prazo;
- aumentando a precisão das estimativas de risco devido ao número expandido de exposições ao produto farmacêutico disponíveis para estudo;
- aumentando a capacidade de identificação dos riscos aumentados de eventos adversos comuns (p. ex., infarto do miocárdio, fratura), que os profissionais de saúde não suspeitam estarem relacionados aos produtos farmacêuticos.

Antes do lançamento da Iniciativa Sentinela e de seu total funcionamento, desafios substanciais precisam ser enfrentados. Problemas de acesso e qualidade dos dados, infraestrutura dos dados, privacidade e segurança dos dados de assistência à

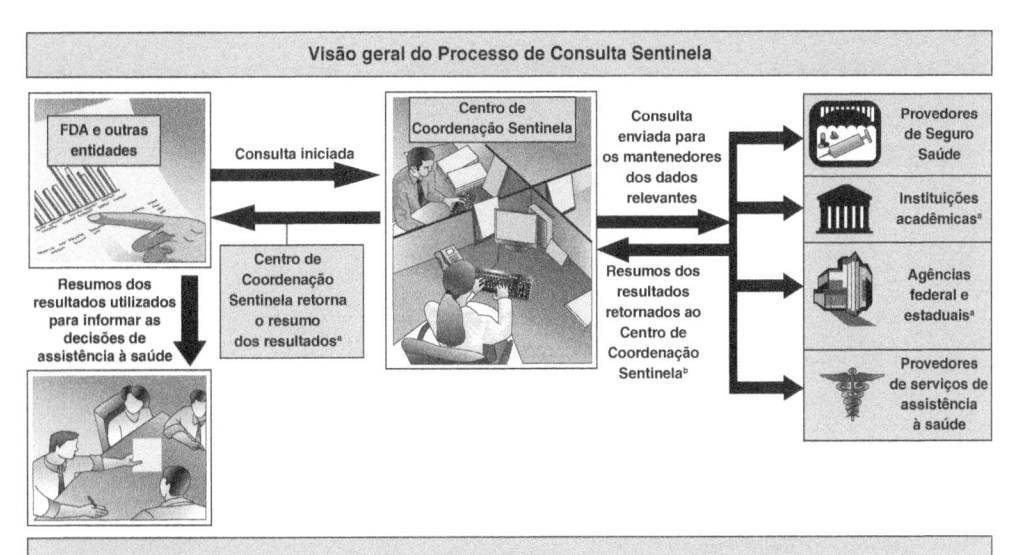

Figura 10-2 Visão geral do Processo de Consulta Sentinela.

saúde e metodologias estatísticas e epidemiológicas para vigilância ativa. Para entender melhor esses desafios e desenvolver abordagens para tratá-los, uma série de programas-piloto está sendo conduzida para informar como a Iniciativa Sentinela deverá ser organizada e operada. Esses programas-piloto, junto com iniciativas de vigilância ativa conduzidas por entidades diferentes da FDA (p. ex., a fundação NIH* Observational Medical Outcomes Partnership** e várias outras iniciativas de vigilância ativa conduzidas na Europa, Canadá e Japão) contribuirão com conhecimento substancial sobre como desenvolver melhor a Iniciativa Sentinela.

O desenvolvimento desse sistema dotará os farmacoepidemiologistas de um recurso significativo para avaliar a exposição ao medicamento e as associações com o resultado, bem como a causalidade.

MEDWATCH: SISTEMA DA FDA DE INFORMAÇÃO SOBRE SEGURANÇA E DE NOTIFICAÇÃO DE EVENTOS ADVERSOS

O programa MedWatch da FDA promove, facilita e suporta as notificações voluntárias de suspeita de eventos adversos graves enviadas para a FDA pelos médicos que prestam serviço de assistência à saúde. A FDA conta com o suporte e a colaboração ativos da comunidade de profissionais de saúde. O monitoramento contínuo dos eventos adversos, depois da comercialização do produto, é essencial e depende dos relatos voluntários desses eventos, dos erros de medicação e dos problemas do produto, enviados pelos profissionais de saúde e consumidores para a FDA.

Um relato voluntário é uma observação durante a assistência direta ao paciente não participante de um ensaio clínico. A notificação de evento adverso é submetida de forma voluntária, por um profissional de saúde ou pelo paciente, diretamente à FDA ou indiretamente para o fabricante, que envia para a FDA. O formulário FDA 3500 (formulário MedWatch), conforme ilustrado na Figura 10-3, é utilizado para

---

* N. de T. O National Institutes of Health (Instituto Nacional de Saúde [NIH]) um dos maiores centros de pesquisa do mundo, é uma agência do Departamento de Saúde do governo federal dos EUA.

** N. de T. A Observational Medical Outcomes Partnership é uma das parcerias públicas-privadas da Foundation for the National Institutes of Health, voltada para o desenvolvimento e monitoramento da segurança dos medicamentos. A Foundation for the National Institutes of Health é uma corporação sem fins lucrativos catalisadora das parcerias público-privadas que suportam os projetos do NIH.

Departamento de serviços de saúde e humanos

Formulário aprovado: OMB Nº. 0910-0291, válido até: 31/12/2011
Ver declaração OMB no verso

MEDWATCH

Programa de informação segura e de notificação voluntária de evento adverso da FDA

Para notificação VOLUNTÁRIA de eventos adversos, problemas com o produto e erros de utilização do produto

Página 1 de ____

PARA USO EXCLUSIVO DA FDA

Unidade de triagem
sequência #

A. INFORMAÇÃO DO PACIENTE

1. **Identificador do paciente**	2. **Idade na época do evento ou data de nascimento:**	3. **Gênero**	4. **Peso**
Confidencial		☐ Feminino ☐ Masculino	____ lb ou ____ kg

B. EVENTO ADVERSO, PROBLEMA DO PRODUTO OU ERRO

Marque o que se aplica:

1. ☐ **Evento adverso** ☐ **Problema do produto** (*p. ex., defeito/mau funcionamento*)
☐ **Erro na utilização do produto** ☐ **Problema com fabricante diferente ou mesmo remédio**

2. **Resultados atribuídos ao evento adverso**
(*Marque o que se aplica*)

☐ Óbito: ____ (*dd/mm/aa*)
☐ Incapacidade ou lesão permanente
☐ De risco à vida
☐ Anomalia congênita/defeito de nascença
☐ Hospitalização – causa ou prolonga
☐ Outras gravidades (eventos médicos importantes)
☐ Requerida Intervenção para prevenir Incapacidade/lesão permanente (dispositivos)

3. **Data do evento** (*dd/mm/aa*)

4. **Data desta notificação** (*dd/mm/aa*)

5. **Descreva o evento, problema ou erro de utilização**

6. **Dados de testes relevantes/laboratoriais, incluindo datas**

7. **Outra história relevante, incluindo condições clínicas preexistentes** (*p. ex., alergias, raça, gravidez, tabagismo e uso de álcool, e problemas hepático/renais*)

C. DISPONIBILIDADE DO PRODUTO

Produto disponível para avaliação? (*Não envie o produto para a FDA*)

☐ Sim ☐ Não ☐ Retornado ao fabricante em: ____ (*dd/mm/aa*)

D. PRODUTO(S) SUSPEITO(S)

1. **Nome, concentração, fabricante** (*no rótulo do produto*)

1 Nome:
Concentração:
Fabricante:

2 Nome:
Concentração:
Fabricante:

2. **Dose ou quantidade** | **Frequência** | **Via**
#1
#2

3. **Datas das utilizações** (*se desconhecidas, informar a duração*) *de/até* (*ou melhor estimativa*)
#1
#2

4. **Diagnóstico ou razão do uso** (*indicação*)
#1
#2

5. **Evento desapareceu após interrupção do uso ou redução da dose?**
#1 ☐ Sim ☐ Não ☐ Não se aplica
#2 ☐ Sim ☐ Não ☐ Não se aplica

6. **Lote #**
#1
#2

7. **Data de validade**
#1
#2

8. **Evento reapareceu após reintrodução?**
#1 ☐ Sim ☐ Não ☐ Não se aplica
#2 ☐ Sim ☐ Não ☐ Não se aplica

9. **NDC # ou identificador único**

E. DISPOSITIVO MÉDICO SUSPEITO

1. **Nome comercial**

2. **Nome popular do dispositivo**

3. **Nome do fabricante, cidade e estado**

4. **Modelo #** | **Lote #**
Catálogo # | **Data de validade** (*dd/mm/aa*)
Série # | **Outro #**

5. **Operador do dispositivo**
☐ Profissional de saúde
☐ Usuário leigo/paciente
☐ Outro:

6. **Se implantado, informe a data** (*dd/mm/aa*)

7. **Se retirado, informe a data** (*dd/mm/aa*)

8. **Esse dispositivo é de uso individual que foi reprocessado e reutilizado no paciente?**
☐ Sim ☐ Não

9. **Se sim para o item nº 8, informe nome e endereço do reprocessador**

F. OUTRO PRODUTO MÉDICO (CONCOMITANTE)

Nomes dos produtos e datas da terapia (*exceto o tratamento do evento*)

G. RELATO (*ver seção de confidencialidade no verso*)

1. **Nome e endereço**
Nome:
Endereço:

Cidade: Estado: CEP:

Telefone # | **E-mail**

2. **Profissional de saúde?**
☐ Sim ☐ Não

3. **Ocupação**

4. **Também relatado para:**
☐ Fabricante
☐ Instituição do usuário
☐ Distribuidor/importador

5. **Se você não deseja que sua identidade seja revelada para o fabricante, marque um "X" ao lado:** ☐

POR FAVOR, DIGITE OU USE TINTA PRETA

FORMULÁRIO FDA 3500 (1/9) A submissão de uma notificação não constitui admissão de que a equipe médica ou o produto causou ou contribuiu para o evento.

▲ **Figura 10-3** Formulário FDA 3500 (Formulário MedWatch).

SEGURANÇA DO MEDICAMENTO NO... **CAPÍTULO 10** 179

Departamento de serviços de saúde e humanos

MedWatch

Programa de informação segura e de notificação voluntária de evento adverso da FDA

(CONTINUAÇÃO DA PÁGINA ANTERIOR)
Para notificação VOLUNTÁRIA de eventos adversos, problemas com o produto e erros de utilização do produto

Página 3 de _____

B.5. **Descreva o evento ou problema** *(continuação)*

B.6. **Dados de testes relevantes/laboratoriais, incluindo datas** *(continuação)*

B.7. **Outra história relevante, incluindo condições clínicas preexistentes** *(p. ex., alergias, raça, gravidez, tabagismo e uso de álcool, e disfunção hepática/renal) (continuação)*

F. **Produtos médicos concomitantes e datas da terapia** *(Exceto o tratamento do evento) (continuação)*

▲ **Figura 10-3** *(Continuação).*

todas as notificações voluntárias de medicamentos, tanto com prescrição como livres de prescrição, e biológicos, dispositivos médicos, suplementos dietéticos, fórmulas pediátricas e cosméticos.

Um evento adverso refere-se a uma ocorrência indesejável, associada ao uso de um produto médico, apresentado pelo paciente. O evento é grave e deverá ser notificado quando o resultado no paciente for o óbito, de risco à vida, hospitalização (causa ou prolongamento), deficiência e anormalidade congênita, requerendo intervenção para prevenir incapacidade ou lesão permanentes. Exemplos de eventos adversos graves, que deverão ser notificados à FDA, são apresentados na Tabela 10-2.

Em 2008, a FDA recebeu mais de 30 mil relatos de evento adverso diretamente de médicos e de seus pacientes, por meio do processo MedWatch. A FDA também recebeu alguns relatos indiretamente dos médicos, por intermédio dos fabricantes.

Os profissionais de saúde são encorajados a notificar qualquer evento adverso que julgarem clinicamente significativos. A suspeita de que um produto farmacêutico está relacionado a um evento grave é uma razão suficiente para submeter um relato. Em geral, os farmacêuticos são a fonte primária de notificações de problemas de qualidade do produto, de erros e de quase erros de medicação e de relatos de inequivalência ou falha terapêutica, que podem ser suspeitados com a troca do fabricante da mesma medicação, genérica ou patenteada.

Submeter um relato voluntário é fácil e simples: uma única folha de papel pode ser enviada à FDA por correio ou fax. Os quatro elementos centrais do relato incluem o nome do relator, um produto farmacêutico ou dispositivo suspeito, uma narrativa do evento adverso ou problema e um paciente identificado. A FDA manterá a identidade dos pacientes em sigilo absoluto, protegida por lei e regulamentos federais.

Desde 1998, o *site* MedWatch, www.fda.gov/medwatcch/report.htm, oferece um formulário de notificação *online* como alternativa do envio por correio ou fax. Hoje, mais de 60% dos relatos voluntários MedWatch são enviados no formulário *online*. Além disso, um número de telefone para ligação gratuita, está disponível para perguntas sobre como notificar e enviar o formulário.

Tabela 10-2 Exemplos de eventos adversos graves que deverão ser relatados para a FDA

Categoria do evento adverso grave	Exemplos
Óbito	
Evento de risco à vida	Falha no marca-passo Hemorragia gastrintestinal Supressão da medula óssea Falha na bomba de infusão, permitindo o fluxo livre descontrolado, resultando na dosagem excessiva do medicamento
Hospitalização (causa ou prolonga)	Anafilaxia Colite pseudomembranosa Sangramento causando ou prolongando hospitalização
Deficiência	Acidente cerebrovascular devido à hipercoagulação induzida pelo medicamento Toxicidade Neuropatia periférica
Anomalia congênita	Câncer vaginal em mulher com prole definitiva, por sua mãe ter feito uso de dietilstilbestrol durante a gravidez Má-formação na prole, pela mãe ter feito uso de talidomida durante a gravidez
Evento que requer intervenção para prevenir incapacidade ou lesão permanentes	Hepatoxicidade induzida pela superdose de paracetamol, necessário tratamento com acetilcisteína para prevenir lesão permanente Queimaduras causadas pelo equipamento de radiação, necessidade de farmacoterapia Quebra de um parafuso, requerendo substituição do aparelho para prevenir má-união de um osso longo fraturado

Quando a FDA recebe o relato de um médico sobre um evento adverso grave suspeito, os dados da notificação são inseridos imediatamente no banco de dados de vigilância pós-comercialização do Adverse Event System (Sistema de evento adverso [AERS]), onde serão revisados, caso a caso, por um avaliador de segurança. Se o sinal de segurança for considerado potencialmente significativo, o banco de dados do AERS é consultado para outros relatos similares, para o desenvolvimento de uma série de casos. Cada relato de caso é avaliado para adequação da informação, associação temporal do produto e evento, fatores potencialmente confundidores, como doença ou terapia concomitante do paciente, e informações de retirada-reintrodução. Se a revisão da série de casos, realizada pela equipe do CDER Office of Surveillance and Epidemiology (Departamento de vigilância e epidemiologia do CDER), sugerir um sinal de segurança novo e inesperado para o produto, o problema de segurança é reavaliado pela agência e pelo fabricante. Em geral, pesquisas farmacoepidemiológicas adicionais são realizadas para confirmar a associação entre o produto e o desfecho adverso.

Essas pesquisas podem levar ao desenvolvimento de uma modificação no uso ou de um programa de gestão do risco, permitindo que o produto permaneça disponível para aquelas pessoas que podem se beneficiar enquanto mitigando o dano potencial para aquelas que são de risco do evento adverso. Alterações na bula, também conhecidas como informações para prescrição ou encarte da embalagem, é a estratégia de mitigação mais utilizada. Essas alterações na bula variam desde advertências, posicionadas acima da informação para prescrição, sobre declarações adicionais de contraindicações e precauções, até a seção de reações adversas sobre novas interações, recomendações de monitoramento ou ajustes na dosagem. Alguns medicamentos precisam ser acompanhados do guia do medicamento, como parte das REMS. Os guias dos medicamentos são folhetos com instruções de fácil compreensão entregues ao paciente pelo farmacêutico cada vez que uma prescrição é dispensada.

Os relatos cumulativos MedWatch podem resultar em novas informações valiosas de segurança, que podem ser tratadas por uma alteração na bula e também podem precisar ser disseminadas rapidamente para os profissionais de saúde. Por exemplo, o relato de evento adverso pode significar uma nova interação fármaco-fármaco, requerendo reduções na dose em determinada população de pacientes. Antes da disponibilização da Internet, inicialmente, a FDA comunicava essa nova informação de segurança do medicamento na bula, esperando que o usuário final encontrasse a nova informação lendo o conteúdo. No entanto, com a atual extensão do uso da Internet e outras vias eletrônicas de captura e exibição de informações, a FDA está indo além da bula. A Internet facilitou muito a disseminação e a recuperação de uma informação de segurança nova. Os profissionais de saúde podem acessar facilmente as informações de segurança endossadas pela FDA, com base na ciência, do local da consulta médica, pelo computador de mesa, telefone celular ou qualquer outro dispositivo portátil com acesso à Internet.

A grande maioria dos médicos utiliza na sua prática diária a comunicação por *e-mail*, recurso esse que o MedWatch usa para enviar alertas de segurança de utilidade clínica, na forma de boletins de notificações, ao mesmo tempo que informações de segurança novas são postadas no *website* MedWatch da FDA. Em 2009, mais de 150 mil assinantes da e-lista MedWatch receberam uma mensagem sucinta sobre alterações importantes na qualificação de medicamentos (p. ex., alertas ou interações fármaco-fármaco recentemente descobertas), rechamadas da Classe I, notificações de adulteração ou de falsificação de produtos e recomendações de saúde pública.

Agora, a FDA está munindo os profissionais de saúde e o público com comunicações precoces sobre o surgimento de problemas de segurança. Essas comunicações precoces sobre as revisões contínuas de segurança oferecem o acesso público aos dados científicos provisórios conhecidos da FDA dos produtos de interesse, que permanecem em vigilância e monitoramento. A FDA está usando os canais de comunicação, desde *podcasts** até mensagens de texto e *Really Simple Syndication* (RSS)** para alcançar a mais ampla audiência possível. O objetivo da FDA é transmitir informações objetivas, específicas de produtos, para os profissionais de saúde e seus pacientes, de maneira ideal, para os locais de prestação do atendimento médico, de forma que essas informações possam ser consideradas na tomada de decisões compartilhadas sobre diagnóstico e medidas terapêuticas.

---

* N. de T. *Podcast* é uma palavra oriunda da junção de iPod (marca do aparelho de mídia digital da Apple) e *broadcasting* (transmissão de rádio ou TV). A série de arquivos publicados por *podcasting* é chamada de *podcast*.

** O RSS é um sistema de envio de avisos disponibilizado em vários *sites* e tem como objetivo manter os assinantes desse sistema atualizados quanto às notícias dos *sites* de sua preferência.

RESUMO

A aprovação das FDA AA, em 2007, dotou a FDA com novos poderes de autoridade para ajudar a regular melhor os estudos e ensaios clínicos pós-comercialização de medicamentos humanos, para reduzir os incidentes de eventos adversos e providenciar intervenção adequada. O capítulo aborda várias situações em que a FDA pode ordenar ensaios clínicos e várias REMS que podem ser implementados para evitar eventos adversos. A FDA também trabalha para estabelecer um sistema de vigilância ampla – a Iniciativa Sentinela – que interligará os dados de assistência à saúde de várias fontes e aumentará a capacidade de vigilância da segurança da agência. Além disso, existem certos programas, como o MedWatch, que permitem aos profissionais de saúde relatar eventos adversos para que a FDA possa tomar providências subsequentes.

QUESTÕES PARA DISCUSSÃO

1. Em que situações a FDA ordena a realização de estudos ou ensaios clínicos pós-comercialização?
2. Relacione três elementos que podem ser usados para garantir o uso seguro de Risk Evaluation and Mitigation Strategies (Estratégias de avaliação e de mitigação do risco). Exponha como cada elemento ajudará a reduzir o risco associado ao uso de um produto farmacêutico.
3. Descreva a Iniciativa Sentinela, que está sendo desenvolvida pela FDA. Quais serão os benefícios desse sistema quando implementado?
4. Descreva o papel dos médicos na redução do número de reações adversas ao medicamento. Sugira estratégias em que o papel dos médicos na gestão do risco possa ser ampliado.
5. Considerando as estratégias formuladas pelas FDA AA, quais outras medidas podem ser tomadas para melhorar a gestão e a mitigação das reações adversas potenciais ao medicamento?

AGRADECIMENTOS

O autor agradece pela contribuição a este capítulo a: Norman S. Marks, MD, MHA; Judith A. Racoosin, MD, MPH; Melissa Robb, R.N.; Theresa Toigo, RpH, MBA.

REFERÊNCIAS

1. Cox E, Mager D, Weisbart E. Express Scripts 2008. http:// www.express-scripts.com/industryresearch/outcomes/ onlinepublications/study/geoVariationTrends.pdf Accessed October 13, 2009.
2. Baciu A, Stratton K, Burke SP, eds. *The Future of Drug Safety: Promoting and Protecting the Health of the Public.* Washington, DC: The National Academies Press, 2007.
3. News and events. Food and Drug Administration Web site. http:// www.fda.gov/NewsEvents/Newsroom/PressAnnouncements/ 2007/ucm108833.htm. Accessed February 18, 2010.
4. Food and Drug Administration Amendments Act of 2007. Food and Drug Administration Web site. http:// www. fda.gov/Regulatory Information/Legislation/ Federal FoodDrugandCosmeticActFDCAct/SignificantAmendments totheFDCAct/FoodandDrugAdministrationAmendmentsActof2007/default.htm. Accessed February 18, 2010.
5. Guidance for industry post-marketing studies and clinical trials—implementation of section 505(o) of the federal Food, Drug, and Cosmetic Act. http://www.fda.gov/ downloads/Drugs/GuidanceComplianceRegulatoryInformation/Guidances/UCM172001.pdf. Accessed February 18, 2010.
6. Food and Drug Administration Amendments Act of 2007 Public Law 110–85 Section 905 (a.3.B). Food and Drug Administration Web site. http://frwebgate.access.gpo.gov/ cgibin/getdoc.cgi?dbname=110_cong_public_laws&docid=f:publ085.110. Accessed February 18, 2010.
7. Food and Drug Administration Amendments Act of 2007 Public Law 110–85 Section 905 (1.3.B.ii). Food and Drug Administration Web site. http://frwebgate.access.gpo.gov/ cgibin/getdoc.cgi?dbname=110_cong_public_laws&docid=f:publ085.110. Accessed February 18, 2010.
8. The FDA responded to the IOM report in 2007 and is implementing many of its recommendations. See *The Future of Drug Safety—Promoting and Protecting the Public Health, FDA's Response to the Institute of Medicine's 2006 Report,* January 2007. Food and Drug Administration Web site. http://www. fda.gov/oc/reports/iom013007.pdf.
9. The Sentinel Report, National Strategy for Monitoring Medical Product Safety. Food and Drug Administration Web site. http://www.fda.gov/downloads/Safety/FDAsSentinelInitiative/UCM124701.pdf. Accessed February 18, 2010.

Glossário

Aceitação. Grau de concordância com as recomendações da equipe de saúde sobre o tratamento diário no que diz respeito a período, dosagem e frequência. Em geral, é a comparação entre o número de doses consumidas e o número de doses prescritas. Sinônimo: adesão.

Adesão. Medida em que o paciente segue as recomendações de tratamento prescrito, no que diz respeito ao período do uso da medicação, à dosagem e ao horário ou intervalo entre as doses. A proporção baseia-se nas informações prestadas pelo paciente. Em geral, é a comparação entre o número de doses consumidas e o número de doses prescritas. Sinônimo: comprometimento.

Ajuste do risco. Refere-se à avaliação dos desfechos pelo controle estatístico das diferenças de grupo, quando se comparam grupos de tratamento diferentes. O ajuste do risco é utilizado para calcular uma medida de desfecho esperado, com base nos fatores de risco considerados e suas relações com os desfechos.

Alerta de segurança. Preocupação com o excesso de eventos adversos quando comparado com o número de eventos que se esperava estar associado ao uso do produto.

Alfa de Cronbach. Medida da consistência interna ou confiabilidade de uma escala. Valores bastante elevados (>0,70) indicam que os itens da escala estão medindo a mesma coisa.

Amplitude. Diferença entre o menor e o maior valores observados em uma variável única.

Análise da precisão. Técnica empregada para determinar um tamanho de amostra necessário para obter intervalos de confiança com uma amplitude suficientemente estreita.

Análise de sensibilidade. Realizada pela repetição sistemática da análise baseada na alteração dos pressupostos do modelo de forma a aferir o impacto de diferentes cenários, incluídas situações extremas.

Análise de variância (Anova). Teste utilizado para comparar as médias de uma população definida por três ou mais grupos (para populações de dois grupos, pode-se aplicar o teste t de Student, que é um caso especial de Anova).

Análise do poder. Técnica para estimar o tamanho da amostra, em que o pesquisador usa um α pré-determinado e tenta obter um nível desejado de β (ou, de modo inverso, o poder) pela escolha do tamanho adequado da amostra, para detectar um efeito clínica ou cientificamente significativo.

Análise multivariável. Conjunto de métodos de análise da relação entre um número de fatores, ou variáveis independentes, e um resultado único ou uma variável dependente.

Associação. Quando dois eventos ocorrem ao mesmo tempo (repetidamente). Essa ocorrência repetida acontece com mais frequência que ocorrências casuais (ou ao acaso?).

Autosseleção. Processo pelo qual os participantes escolhem seu próprio grupo de estudo, o que pode introduzir viés porque os grupos formados não são aleatórios e pode haver diferenças sistemáticas entre os indivíduos de cada grupo.

Base de dados de serviços de saúde. Banco de dados coletados automaticamente em consequência da prestação do serviço de saúde; seu conteúdo pode incluir informações sobre recursos de natureza administrativa, operacional ou relativa a procedimentos, como dados sobre a prescrição de medicamentos.

Bioestatística. Aplicação dos métodos estatísticos às ciências médicas e da saúde, incluindo a epidemiologia.

Causalidade. Acontece quando um evento precipita outro. Caracteriza-se pelo fato de o primeiro evento preceder o segundo.

Coeficiente de correlação (r). Medida de como duas variáveis numéricas estão linearmente associadas na amostra.

Coeficiente de determinação. Indica o percentual de variação em uma variável; é explicado ou esclarecido pelo conhecimento do valor de outra variável. É o quadrado do coeficiente de correlação.

Coeficiente de letalidade. A probabilidade de uma doença causar o óbito de pessoas afetadas. O coeficiente de letalidade é calculado como o número total de óbitos causados por uma doença durante certo período, dividido pelo número total de pessoas diagnosticadas com essa doença durante o mesmo período.

Coeficiente de variação. Desvio padrão da distribuição dividido por sua média; fornece uma medida de dispersão que é independente da unidade de aferição.

Concordância. Participação do paciente na tomada de decisões para melhorar sua adesão ao regime terapêutico determinado. Em geral, é a comparação entre o número de doses consumidas e o número de doses prescritas.

Confundimento. Tipo de viés que ocorre se houver interpretações significativamente diferentes da relação entre a variável independente e a variável dependente, quando a variável estranha é desconsiderada ou quando é incluída na análise.

Conjunto de dados desidentificados. É o conjunto de dados de uso público, dos quais foram removidas as variáveis de identificação, cujas informações estão liberadas pelas regras específicas de divulgação da HIPAA.

Consumo médico subótimo. Número de doses não consumidas ou utilizadas de forma incorreta, colocando o resultado terapêutico esperado em dúvida.

Contrato – Acordo de utilização de dados (DUA, do inglês data use agreement). Contrato firmado entre um provedor de dados e um usuário em que se descrevem as condições de fornecimento e de uso dos dados; esses contratos são necessários para a divulgação de alguns dados do HIPAA*, sendo ainda comuns em muitas situações em que se fornecem os dados médicos do paciente.

Coorte fixa. Tipo de coorte em que todos os participantes iniciam o estudo ao mesmo tempo e não é permitida a inclusão posterior de qualquer outra pessoa no grupo. A exposição é definida no início do estudo e nenhum participante pode trocar do grupo dos expostos para o dos não expostos, ou vice-versa. Nesse tipo de estudo, é possível a ocorrência de perda na fase do seguimento.

Correlação por postos de Spearmen (ρ). Descreve a relação entre duas variáveis ordinais (ou uma ordinal e uma numérica). Também pode ser usada com variáveis numéricas que estão assimétricas em relação às observações extremas (é menos sensível para a presença de *outliers – valores extremos –* quando comparada à correlação do *r*-Pearson).

Critérios de exclusão. Conjunto de critérios usados para determinar se uma pessoa será excluída de um estudo. Esses fatores são estabelecidos antes do início do estudo e podem ser úteis na eliminação de variáveis confundidoras e na geração de resultados confiáveis e destituídos de vieses. Alguns exemplos desses critérios incluem idade, sexo, história de tratamento anterior, condições comórbidas e tempo de arrolamento. Esses critérios podem variar de um estudo para outro.

Critérios de inclusão. Conjunto de fatores usados para determinar se um participante será incluído em um estudo. Esses fatores são definidos antes do início do estudo e podem ser úteis na eliminação de variáveis confundidoras e na geração de resultados confiáveis e destituídos de vieses. Alguns exemplos desses critérios incluem idade, sexo, história de tratamento anterior, condições comórbidas e período de arrolamento. Esses critérios podem variar de um estudo para outro.

Dados individuais. Dados coletados de cada paciente de um grupo. Comparar com dados no nível de grupo.

Dados no nível de grupo. Dados coletados que se agregam a alguma unidade de nível mais elevado, como hospitais ou clínicas estaduais ou médicas; também chamados de dados agregados. Comparar com os dados individuais.

Dados primários. Dados coletados especificamente para determinado projeto de pesquisa e que não estavam disponíveis antes.

Dados secundários. Dados coletados anteriormente por objetivos diferentes daqueles de determinada pesquisa de farmacoepidemiologia, como o pagamento de serviços de saúde prestados ou um ensaio clínico.

Data índice. Representa o início da janela temporal de observação em um estudo de coorte. Nos estudos de caso controle, ela representa a data em que ocorreu o desfecho; o período anterior a essa data é o momento em que se determina a exposição. Nos estudos de adesão/persistência ela representa a data da primeira prescrição do medicamento de interesse.

Delineamento séries temporais truncadas. Tipo de delineamento de estudo quase experimental em que o pesquisador coleta medições repetidas, tanto antes como depois da ocorrência de uma alteração distinta; em geral, é utilizado para avaliar os efeitos associados ao início de algum programa ou de alterações na diretriz.

Desvio padrão. Define-se como a raiz quadrada positiva da variância; é um índice de variabilidade nas unidades de medida originais.

Diagnóstico primário (diagnóstico principal). Segundo a Uniform Hospital Discharge Data Set**, é a condição ou a doença estabelecida como responsável pela internação hospitalar do paciente; a Veterans Administration*** define como a condição ou doença

---

* N. de T. HIPAA (Health Insurance Portability and Accountability Act) – lei federal norte-americana que protege as informações de saúde.

** N. de T. Uniform Hospital Discharge Data Set é o conjunto mínimo de dados que fornece a descrição de uma alta hospitalar.

*** N. de T. Veterans Administration é um departamento do governo dos EUA responsável pelo sistema de benefícios aos veteranos militares.

GLOSSÁRIO

que foi a principal responsável pelo tempo de hospitalização.

Diagnóstico secundário. Qualquer doença ou condição, diferente daquela do diagnóstico primário, existente na época da hospitalização ou desenvolvida durante o seu curso, e que afeta o tratamento recebido e/ou o tempo de internação hospitalar.

Dias de terapia. Total do número de dias em que pelo menos uma dose do medicamento em estudo foi administrada.

Dicionário de dados. Documento que acompanha os bancos de dados e descreve os nomes das variáveis incluídas, o significado dos códigos usados nas variáveis codificadas e o tipo de informação de determinada variável (p. ex., numérico, caracter, data ou outros tipos de variáveis).

Distribuição aleatória. Processo que designa os indivíduos para um ou mais grupos com base em um método adotado que confere a cada participante a mesma probabilidade de estar em qualquer grupo de tratamento (p. ex., fármacos ativos *versus* placebo). Alguns métodos incluem tabelas de números aleatórios, arremesso de moeda ou uso de programas de computador. O resultado são grupos de participantes estatisticamente equivalentes em relação às suas próprias características, pois quaisquer diferenças são o resultado da variação aleatória.

Dosagem diária. Quantidade de medicamento que um paciente recebe no período de um dia.

Dose diária definida (DDD). Dose média diária de manutenção para um medicamento indicado principalmente a adultos, conforme definido pela Organização Mundial de Saúde; é uma unidade padronizada de medida internacional, permitindo comparações entre países ou mesmo entre medicamentos, mas que não reflete necessariamente as práticas de prescrição reais.

Dose diária prescrita (DDP). Dose diária média de um fármaco efetivamente prescrita pelos médicos em determinada área ou meio (p. ex., país ou hospital). Dados sobre as práticas de prescrição específicas do local são necessários para calcular essa medida.

Efeito colateral. Efeito previsível dependente da dose de um medicamento, podendo ser desejável, não desejável ou irrelevante.

Efeito recente. Viés cognitivo que resulta da probabilidade de os pacientes lembrarem de ter tomado a medicação nas vezes mais recentes e não no início ou no meio do período de interesse.

Efetividade. Capacidade de uma intervenção (p. ex., um medicamento) produzir o efeito desejado, quando implementada na prática clínica efetiva (isto é, em um cenário do "mundo real").

Eficácia. Capacidade de uma intervenção (p. ex., um medicamento) produzir o efeito desejado em um ambiente experimental altamente controlado (i.e., em condições "ideais").

Epidemiologia. Estuda os fatores que determinam a ocorrência e a distribuição das doenças nas populações.

Erro aleatório. Processo que leva a estimativas que se afastam dos valores verdadeiros apenas devido ao acaso. Erro devido ao puro acaso.

Erro de classificação diferencial. Quando a informação coletada depende do fato de o participante estar ou não exposto ou de pertencer ao grupo de doentes ou ao de saudáveis.

Erro de medicação. Qualquer ocorrência evitável que pode levar a uso inadequado ou dano ao paciente.

Erro sistemático. Quando os grupos de estudo em pesquisa são selecionados de tal forma que um recebe tratamento diferente daquele aplicado aos outros. Leva a viés nos resultados.

Erro tipo I. Rejeitar a hipótese nula quando esta é verdadeira; a probabilidade de cometer esse erro é indicada por α (alfa).

Erro tipo II. Aceitar a hipótese nula quando esta é falsa; a probabilidade de cometer esse erro é indicada por β (beta).

Estatística. Estudo da maneira como a informação deve ser empregada para refletir uma situação prática que envolva incerteza e para orientar a ação diante dela; também pode ser usada para descrever medidas computadas dos dados de uma amostra.

Estatística descritiva. Métodos e procedimentos utilizados para resumir e descrever dados.

Estatística inferencial. Técnicas estatísticas usadas para a elaboração de um juízo sobre uma população com base em dados oriundos de uma amostra dessa população. Inclui estimação de parâmetros e testes de hipóteses.

Estatística multivariada. Método em que diversas variáveis dependentes são consideradas, simultaneamente.

Estatística univariada. Refere-se à análise de uma única variável dependente, ainda que possam existir múltiplas variáveis independentes.

Estimação por intervalo. Processo de associação do valor da estimação pontual com a medida da variação estatística ou erro aleatório.

Estimação por ponto. Processo para encontrar um valor único, a estimativa por ponto, que corresponde à melhor suposição de um parâmetro populacional.

Estimativa ajustada. Medida de associação estimada na presença de potenciais confundidores; pode ser considerada como a associação entre a exposição e o desfecho, enquanto mantém matematicamente constantes todas as variáveis confundidoras observadas.

Estimativa bruta (não ajustada). Medida de associação estimada sem as variáveis confundidoras potenciais (ou variáveis de controle).

Estratificação. Técnica em que a análise é realizada para cada estrato, definida pelos níveis do fator de confusão. É usada para verificar a variação direcionada pelo confundidor.

Estudo corte transversal (transversal). Estudo observacional que avalia a relação entre exposição e desfecho em determinado instante em uma amostra de participantes (i.e., um corte no tempo); também chamado de estudo de prevalência.

Estudo de caso-controle. Estudo observacional iniciado pela identificação de um grupo de indivíduos com desfecho de interesse e de outro sem ele, os quais são comparados entre si em relação às chances de exposição.

Estudo de caso-controle aninhado. Estudo de caso-controle conduzido em uma coorte de indivíduos totalmente definida.

Estudo de caso-cruzado. Estudo observacional em que os participantes são observados por mais de uma vez para comparar as chances de exposição individual por vários períodos, sendo que o efeito deve ter ocorrido em pelo menos um período e não ter ocorrido em pelo menos outro. Esses estudos são particularmente úteis para exposições de curta duração e são análogos ao delineamento do estudo experimental cruzado.

Estudo de coorte. Estudo observacional que inicia pela identificação de um grupo de pessoas livres de desfechos (i.e., uma coorte) e depois determina o estado de exposição dos indivíduos desse grupo. A ocorrência de desfechos em um grupo exposto é comparada àquela no grupo não exposto.

Estudo de coorte aberta. Tipo de coorte em que os participantes podem entrar no grupo ou abandoná-lo a qualquer momento após o início do estudo; também chamado de coorte dinâmica.

Estudo de coorte fechada. Todos os participantes iniciam o estudo ao mesmo tempo e não é permitida a inclusão posterior no grupo de qualquer outra pessoa. A exposição é definida no início do estudo e nenhum participante pode trocar do grupo dos expostos para o dos não expostos, ou vice-versa. Neste tipo de estudo, não há perda na fase do acompanhamento.

Estudo ecológico. Estudo observacional em que as relações entre as exposições e os desfechos são avaliadas empregando-se unidades de nível mais elevado ou grupos, como hospitais, estados ou clínicas médicas.

Estudo experimental. Tipo genérico de delineamento de pesquisa em que o pesquisador está ativamente envolvido na manipulação de uma variável experimental (p. ex., fármaco *versus* placebo) e os participantes são encaminhados, de forma aleatória, seja para um grupo de comparação, seja para um ou mais grupos de tratamento.

Estudo quase experimental. Tipo genérico de delineamento de pesquisa em que o pesquisador manipula deliberadamente uma variável experimental, mas os participantes não são distribuídos de forma aleatória nos grupos de estudo; estes são formados pela autosseleção dos participantes ou por algum outro processo fora do controle dos pesquisadores (p. ex., pacientes de uma clínica médica).

Evento adverso. Qualquer ocorrência clínica indesejada em um paciente ou sujeito de experimento clínico que tenha recebido um produto farmacêutico, a qual não precisa necessariamente ter uma relação causal com esse tratamento.

Falácia atomística. (Falácia associada a usar as conclusões de um estudo direcionado a pacientes individuais e aplicá-las em um grupo.); ela ocorre porque as relações e as características individuais não podem ser aplicadas de forma determinante a todo um grupo de pacientes. Comparar com a falácia ecológica.

Falácia ecológica. Falácia que consiste em extrair conclusões de um estudo realizado com grupos e aplicá-las a pacientes individuais. Comparar com a falácia atomística.

Farmacoepidemiologia. Estudo do uso e efeitos dos medicamentos em um grande número de pessoas.

Farmacologia. Estudo dos efeitos dos medicamentos em seres humanos.

Farmacovigilância. Ciência relacionada à detecção, avaliação, compreensão e prevenção de efeitos adversos dos medicamentos.

Fator. No contexto da análise de variância, refere-se a uma variável nominal que compreende os elementos do grupo.

Gravidade. Amplitude do dano causado por uma reação medicamentosa adversa.

Hipótese alternativa. Hipótese adotada pelo pesquisador caso as evidências sustentadas pelos dados da amostra levem à rejeição da hipótese nula.

Hipótese nula. Afirma que não há diferenças (ou associações). É a hipótese a ser testada por um procedimento de teste de hipóteses. Com base nos dados da amostra, os testes podem rejeitá-la ou não.

GLOSSÁRIO

Incidência. Expressa o número de casos novos de uma doença durante certo período, em uma população sob o risco de desenvolvê-la.

Incidência cumulativa. Mede a proporção da população de risco que se transforma em novos casos ao longo de determinado período. Sinônimo: proporção de risco ou incidência.

Índice de comorbidade. Índice determinado com base na indicação dos pesos de cada uma das comorbidades presentes. Os pesos são somados para chegar-se a uma pontuação de comorbidade, chamada de índice.

Índice de propensão. Abordagem para controlar o confundimento mediante o uso de um modelo de regressão para prever a probabilidade de um paciente estar em determinado grupo de tratamento. Essas probabilidades são empregadas para corrigir o viés de seleção.

Informação clínica protegida (PHI). Informações identificáveis individualmente, como dados demográficos e outros, relacionadas à condição física ou mental de um indivíduo ou à cobertura ou pagamento de cuidados de saúde. Essas informações são criadas ou recebidas por profissionais da saúde, planos de saúde, empregadores e outras entidades abrangidas.

Iniciativa Sentinela*. Criação de um sistema nacional eletrônico que permite à FDA manter sob vigilância a segurança dos fármacos e dos dispositivos biológicos e médicos.

Intervalo de confiança. Grau de consistência de uma medida. Medidas confiáveis são consideradas livres de erro aleatório.

Intervalo interquartil. É a diferença entre o primeiro e o terceiro quartis de um conjunto de elementos; sendo assim, nessa amplitude estão contidos 50% do total das informações do meio da amostra.

Média. Em geral, refere-se à média aritmética. Existem outras médias, como a média geométrica e a média harmônica.

Mediação. Condição em que a força ou a direção do relacionamento entre uma variável independente e uma variável dependente é diferente nos vários níveis de uma terceira variável, chamada de moderadora. A mediação envolve a presença de uma interação estatística, em geral chamada de modificação de efeito.

Mediador. Variável responsável por toda ou parte da relação entre um preditor e um desfecho. Efeito da variável interveniente que sugere que uma variável causa a mediação, a qual, por sua vez, afeta outra variável.

Mediana. Número ou valor médio de um grupo de dados de tal forma que ele separa a metade inferior da amostra da metade superior.

Medida dicotômica. Variável que distingue os participantes classificando-os em duas categorias.

MedWatch – programa de informação (de segurança) e notificação de evento adverso. Programa de notificação de evento adverso da FDA. Consiste em um banco de dados com relatos de eventos adversos, que são utilizados para identificar problemas potenciais com produtos farmacêuticos específicos. O programa MedWatch recebe notificações de eventos adversos pelos profissionais da saúde e pacientes, além de divulgar essas informações sobre medicamentos para os profissionais de saúde e para o público em geral, sobre questões de segurança de produtos farmacêuticos específicos

Metanálise. Método sistemático que utiliza as técnicas estatísticas para combinar os resultados de vários estudos e chegar a uma estimativa geral do efeito que aumentou o poder e/ou a precisão.

Métodos estatísticos não paramétricos. Técnicas que testam hipóteses que não envolvem parâmetros da população (i.e., procedimentos não paramétricos verdadeiros) ou que fazem pouca ou nenhuma suposição sobre a população de amostragem (procedimentos chamados de *distribuição livre*, ou seja, livres da distribuição de probabilidades dos dados estudados).

Moda. Valor de maior frequência em um conjunto de índices.

Modelos de regressão múltipla. Quando, na construção de um modelo de regressão, é incluído mais de um estimador (a adição de estimadores conduz a um modelo que é uma extensão da regressão simples).

Mortalidade. Refere-se à ocorrência de óbito em determinada população, durante um período específico.

Mortalidade proporcional. Proporção de óbitos atribuíveis a uma doença específica. É calculada dividindo-se o número total de óbitos de determinada doença, durante um período específico, pelo número total de óbitos durante o mesmo período.

Nível. Diferentes categorias de um fator.

Número necessário para causar dano. Número de pessoas que é necessário se tratar para que uma delas sofra um efeito adverso.

Número necessário para tratar. Número de indivíduos que é necessário se tratar para que um deles se beneficie do tratamento por determinado período.

---

* N. de T. No Brasil, a Anvisa elaborou em 2001 o Projeto Hospitais Sentinela (PHS) e em 2008 a FDA lançou o projeto Iniciativa Sentinela com as mesmas bases do projeto PHS. Acesso à Rede Sentinela: www.anvisa.gov.br/hotsite/**sentinela**/apresenta.htm.

GLOSSÁRIO

Operacionalização. Definir uma medida de maneira que se torne mensurável ou identificável.

Parâmetros. Medidas calculadas a partir dos dados de uma população (ou que se admite representar uma população).

Pareamento. Processo de selecionar um participante de estudo e pareá-lo com outro participante, com base em algumas características comuns, como idade ou doença; em geral, é usada para eliminar os efeitos de potenciais confundidores. Os participantes são combinados em pares ou em grandes grupos (p. ex., um caso para dois controles).

Paternalista. Relação na qual a autoridade (médico) supre as necessidades de outra pessoa (paciente) sem transmitir-lhe direitos ou responsabilidades.

Percentagem. Uma proporção multiplicada por 100.

Período de indução. Período entre a exposição e a ocorrência de algum desfecho.

Período de repouso farmacológico (*washout period*). Período em que o participante deverá ficar sem receber o tratamento com o fármaco em estudo antes da data índice.

Persistência. Período em que a medicação é administrada.

Poder estatístico. Probabilidade de se rejeitar corretamente a hipótese nula quando ela é falsa (representado por 1-β).

Prevalência. Número de casos existentes (antigos ou novos) em uma população (doente, saudável, de risco e sem risco).

Prevalência de ponto. Número de pessoas que apresenta a doença de interesse em um instante específico, dividido pelo número de pessoas na população nesse mesmo instante.

Prevalência período. Número de pessoas de certa população que manifesta a doença durante determinado período, dividido pelo número de pessoas dessa população nesse mesmo período.

Prontuário médico eletrônico. Versão eletrônica do prontuário médico usada para documentar as atividades relacionadas ao atendimento de saúde prestado aos pacientes; esse registro pode ser implementado em cenários institucionais, como hospitais, ou no consultório médico.

Proporção. Divisão de dois números; o numerador e o denominador estão relacionados. O numerador é sempre um subconjunto do denominador.

Razão (*ratio*). Valor obtido pela divisão de uma quantidade por outra. O numerador e o denominador não precisam estar relacionados.

Razão de chance (*odds ratio*). É a razão entre a chance de um evento ocorrer em um grupo (caso) e a chance de ocorrer em outro grupo (controle).

Reação adversa ou efeito adverso. Resposta prejudicial ou indesejável verificada após o uso de um medicamento e que apresenta relação causal com ele.

Reação medicamentosa adversa suspeita. Resposta prejudicial ou inesperada a qualquer dose de um fármaco ou produto biológico, da qual existe uma possibilidade razoável de que o produto tenha sido o causador.

Reações medicamentosas adversas sérias. Qualquer ocorrência médica inesperada que sob qualquer dose resulte em óbito, ameace a vida, requeira ou prolongue a permanência hospitalar, resulte em inaptidão/incapacidade significativa, exija intervenção médica ou cirúrgica para evitar a deficiência permanente de uma função ou dano permanente à estrutura corporal, seja um câncer ou anomalia congênita, ou se considere um evento médico grave, caso não haja resposta ao tratamento agudo.

Redução do risco absoluto. Valor absoluto da diferença aritmética entre as taxas de eventos dos grupos tratados e não tratados.

Redução do risco relativo. Diferença nas taxas de dois eventos expressa como a proporção da taxa do evento no grupo dos pacientes não expostos.

Regressão de Cox (modelo de riscos proporcionais). Técnica de regressão usada quando a variável de interesse depende de uma variável de tempo até a ocorrência de um evento.

Regressão linear. Técnica de regressão empregada quando a variável dependente de interesse é contínua (i.e., numérica).

Regressão logística. Técnica de regressão empregada quando a variável dependente de interesse é uma variável categórica binária (de dois grupos, dicotômica), e não uma medida numérica (ou contínua); pode ser generalizada para os casos de uma variável resposta com três ou mais categorias ou quando a variável de desfecho está ordenada por categorias.

Relacionamento de banco de dados*. Processo que permite a identificação dos registros de um mesmo indivíduo disponíveis em bancos de dados independentes. A ligação permite o estabelecimento de um banco de dados único, contendo todas as informações existentes nos demais.

Relato de caso. Delineamento de estudo que descreve a experiência clínica de um paciente com de-

---

* N. de R.T. No Brasil, ainda se utiliza, como sinônimo, o neologismo *linkagem*.

terminado medicamento; em geral, detalha eventos inesperados ou nunca relatados, tanto adversos como benéficos.

Revisão sistemática. Método para realizar revisão da literatura de determinada área. Esse método é caracterizado pela transparência e rigor na identificação e análise dos vários relatos do estudo.

Risco. Probabilidade da ocorrência de um evento.

Risco relativo. Razão do risco de evento (desenvolvimento da doença ou óbito) entre os indivíduos expostos e os não expostos.

Série de casos. Delineamento similar ao relato de caso, exceto pelo fato de que descreve a experiência de vários pacientes.

Severidade. Grau de amplitude de um evento medicamentoso adverso desenvolvido em um indivíduo.

Tabela de classificação de medicamentos. Sistema de códigos que facilita o agrupamento dos fármacos em classes farmacológicas e/ou terapêuticas (p. ex., Sistema de Classificação Anatômica Terapêutica [ATC]).

Tabela de contingência. Método que apresenta os dados em variáveis nominais, em que as observações são classificadas de forma cruzada, de acordo com seus elementos nas categorias das variáveis.

Tabela de identificação de medicamentos. Sistema de códigos que permite ao usuário identificar um fármaco específico (p. ex., Código Nacional de Drogas).

Tarja preta de advertência. Tipo de aviso disposto na face externa da embalagem a respeito dos eventos adversos associados ao medicamento.

Taxa. Tipo de razão que inclui um componente de tempo ou alguma outra unidade física; as taxas fornecem informações sobre a frequência da ocorrência de um fenômeno.

Taxa bruta de mortalidade. Número total de óbitos por qualquer causa durante um período específico, dividido pelo número total de pessoas na população durante esse mesmo período.

Taxa de incidência. É o número de novos casos de uma doença ocorridos em uma população, durante determinado período, dividido pelo número de pessoas sob o risco de desenvolver a doença no mesmo período. Sinônimo: densidade de incidência.

Taxa de mortalidade ajustada por idade. Taxa de mortalidade que ocorreria se as taxas de mortalidade específicas por idade estivessem presentes em uma população com distribuição etária igual àquela da população padrão.

Taxa de mortalidade específica por idade. Número total de óbitos por qualquer causa, durante certo período, de uma faixa etária específica, dividido pelo número total de pessoas dessa faixa etária na população durante o mesmo período.

Taxa de mortalidade específica por causa. Mede o número total de óbitos por uma causa específica. É calculada dividindo-se o número total de óbitos devidos a uma causa específica em determinado período, pelo número total de pessoas na população durante o mesmo período.

Terapia diretamente observada (TDO). Consiste em observar o paciente tomar a medicação para assegurar que os medicamentos estão sendo ingeridos no intervalo ou horário certo e pelo período prescrito.

Test *t*. Procedimento usado para testar a hipótese nula de que duas populações diferentes tenham a mesma média.

Teste qui-quadrado de independência de Pearson (associação). Procedimento que pode ser utilizado para avaliar se duas variáveis categóricas estão associadas.

Testes de equivalência. Tipo de teste de hipóteses usado para fornecer evidência de que os tratamentos não são diferentes exceto por algum valor pré-especificado (em geral, um valor clinicamente insignificante); em outras palavras, sugerem que os efeitos das intervenções sejam bastante similares.

Testes de não inferioridade. Tipo de teste de hipóteses usado para estabelecer evidências de que um tratamento não é pior do que outro, sendo tão eficaz quanto ele (ou até mesmo melhor).

Unidade de análise. Unidade com base na qual os dados são coletados em um estudo; pode ser um paciente ou grande grupo, como um hospital, estado, farmácia ou plano de saúde. Também referida como nível de análise.

Validade. Capacidade da unidade de medida de aferir o objeto de interesse. Grau em que uma medida está desprovida de erro sistemático.

Validade da predição. Amplitude em que uma medida pode prever comportamentos subsequentes.

Validade externa. Medida em que os resultados obtidos em um estudo podem ser estendidos à população em geral ou a outros contextos.

Validade interna. Grau de certeza de que a exposição ou a variável de interesse – e não outro fator – são responsáveis pelos efeitos observados.

Valor-P (também chamado de nível de significância observada). Probabilidade de se obter – quando a hipótese nula é verdadeira – um valor para a estatística do teste extremo ou mais extremo (no sentido de suportar a alternativa) em relação ao valor realmente observado; ele quantifica a frequência dos resultados observados se H_0 fosse verdadeira.

Variância. A variância de uma amostra de observações é definida como a soma dos quadrados dos desvios padrão dividida pelo tamanho da amostra (n) menos 1.

Variáveis contínuas. Variáveis que podem assumir qualquer valor dentro de um intervalo definido, às vezes referidas como variáveis "quantitativas".

Variáveis discretas. Composta de categorias distintas. Às vezes, os termos "qualitativo" ou "categórico" são aplicados às variáveis discretas.

Variável confundidora. É uma terceira variável que, de forma independente, está correlacionada tanto às variáveis da exposição como às variáveis do desfecho. Essa correlação pode criar uma associação falsa ou mascarar a associação verdadeira.

Variável confundidora pela indicação. Ocorre quando a condição subjacente, a gravidade da doença ou quaisquer outras características levam a prescrição ou uso de determinado medicamento, estando esses fatores também relacionados ao desfecho.

Variável dependente. Variável de resposta ou resultado de interesse. É o que o pesquisador está tentando descrever em termos de outras variáveis.

Variável independente. Variável preditora ou usada para descrever ou explicar uma variável dependente. Pode ser manipulada pelo pesquisador (i.e., um tratamento em um estudo delineamento experimental) ou observada.

Variável instrumental. Está correlacionada à variável de tratamento, mas não ao desfecho. Essa variável é utilizada na análise da variável instrumental para corrigir o viés de seleção.

Viés. Ocorre quando os grupos em estudo são tratados de diferentes maneiras, sistematicamente. A existência de viés em um estudo produz resultados distorcidos.

Víes de aferição não diferencial. Quando a má-classificação ocorre independentemente da relação entre exposição e desfecho. A magnitude do erro da classificação é similar para todos os pacientes, não obstante a exposição ou o desfecho. A má-classificação não diferencial pode resultar em viés, tendendo para a hipótese nula.

Viés de desejabilidade social. Viés nos dados coletados de entrevistas ou levantamentos resultante da tendência dos entrevistados a responderem as perguntas de forma a projetar uma imagem favorável a terceiros, isto é, socialmente desejável. Eles respondem como "deveriam" e não com base nas suas crenças e atitudes verdadeiras.

Viés de detecção. Erro que pode ocorrer quando, no conjunto de informações, é dada mais importância aos casos do que aos controles, ou quando os participantes expostos são acompanhados com mais frequência do que os não expostos.

Viés de erro de classificação. Resulta da classificação errônea dos participantes do estudo em expostos ou não expostos (e vice-versa) ou em doentes e não doentes (e vice-versa).

Viés de indicação. Erro nos resultados de um estudo que ocorre quando as razões para indicar um paciente para cuidados médicos estão relacionadas ao estado de exposição.

Viés de informação. Distorções nos resultados de um estudo decorrentes de erros na medição das informações sobre os seus participantes.

Viés de memória. Quando um grupo de estudo é sistematicamente diferente de outro em relação à precisão ou à integralidade da memória dos seus participantes acerca da história da exposição ou de eventos de saúde pretéritos.

Viés de seleção. Erro em um estudo devido às diferenças sistemáticas nas características dos indivíduos selecionados para ele em relação àqueles que não o foram.

Vigilância pós-comercilização. Quaisquer maneiras de coletar informações sobre um produto após sua aprovação para uso público.

Índice

Nota: localizadores de página seguidos de "f" e "t" indicam figuras e tabelas, respectivamente.

A

A/B sistema de classificação, 155-157
Accreditation Council for Pharmaceutical Education (ACPE), 13-14
Aceitação, 135-136, 136-137f, 183-190
Aceitação da medicação, 135-136
Aceitação parcial, 137-138
Acute physiology and chronic health (Apache), 114-115
Adesão, 135-136, 183-190
Adverse Drug Reaction Electronic System, 11
Adverse event reporting system (AERS), 3-6, 61-62t, 62-63
 limitações de, 6, 62-63
Agency for Healthcare Research and Quality (AHRQ), 8-10, 60
Ajuste multivariável, 94-95
Ajuste por risco, 113-114, 183-190
 métodos estatísticos para, 116-117
 modelos baseados na farmácia, 114-116
  Chronic Disease Score (CDS), 115-116
  Índice RxRisk, 115-116
 modelos baseados no diagnóstico, 113-115
  ACG, 114-115
  Apache, 114-115
  CDPS, 114-115
  DCG-HCC, 114-115
  e modelos baseados na farmácia, comparação de, 115-117
  GRAM, 114-115
  Índice de comorbidade de Charlson, 114-115
  Índice de Elixhause, 114-115
Aleatorização, 40-41, 109-110, 110-111t
Alfa de Cronbach, 183-190
Alta hospitalar, 63-67
American Hospital Formulary Service Pharmacologic – Therapeutic Classification System (AHFS), 70-71
Amostra conjunto de risco, 50-51
Amplitude, 82-83, 183-190
Análise da variância (Anova), 92-93, 183-190
Análise de precisão, 100, 183-190
Análise de sensibilidade, 110-111t, 110-113, 183-190
 análise modo único, 112-113
 análise multimodos, 112-113
 análise probabilística de sensibilidade, 112-113
Análise de sobrevida, 97-98
Análise do índice de propensão, 110-111t, 110-112
Análise do poder, 100-101, 183-190
Análise multivariável, 82-83, 183-190
Análise retrospectiva do poder, 100-101
Anatomic Therapeutic Chemical Classification System (ATC), 70-71
Anova uma via, 92-93
Antiepileptic Drug Pregnancy Registry, 63-65
APROVe Ensaio, 164-165
ASK-12 escala, 139-140
Associação, 32-34, 183-190
 medidas de, 32-34
 risco relativo, 32-34
 risco relativo (odds ratio), 32-35
 tipos de
  associação causal verdadeira, 105-106
  associação confundidora, 105-106
  associação espúria, 105-106
Associações fortes, 107-108
Autorrelato do paciente, comportamento na utilização da medicação, 139-140
Autosseleção, 43, 108-109, 183-190

B

Banco de dados de cuidados de saúde, 7
Banco de dados de serviços de saúde, 57, 183-190
 dados de registros administrativos, 57-58
 dados transacionais ou operacionais, 58-59
 limitações de, 57
 vantagens de, 57
Banco de dados secundários, na farmacoepidemiologia, 7-8
Bancos de dados administrativos/transacionais, 7
Bioestatística, 79-80, 183-190. Ver também Estatística, papel na pesquisa farmacoepidemiológica
Bonferroni, abordagem, 93
Brief Medication Questionaire (BMQ), 139-140

C

Causalidade, 105-106, 183-190
 associação causal, 105-106
 critérios para determinação de, 105-108
  analogia, 107-108
  consistência, 106-107
  especificidade, 106-107
  evidência experimental, 107-108
  força, 106-107
  gradiente biológico, 106-107
  plausibilidade e coerência, 106-108
  sequência temporal, 106-107
 e associação, distinção entre, 105-106
Center for Drug Evaluation and Research (CDER), 1-2, 159
Centers for Disease Control and Prevention (CDC), 62-63
Centers for Medicare and Medicaid Services (CMS), 10, 19-20, 60
Chronic Disease Score (CDS), 17-18
Classificação do medicamento, 69-70, 183-190

Códigos de procedimento, 66-68
Coeficiente de correlação, 84-85, 94-95, 183-190
Coeficiente de correlação produto-momento r de Pearson, 84-85, 84-85*f*
Coeficiente de determinação, 85-86, 183-190
Coeficiente de variação, 83-84, 183-190
Comorbidades, 113-114
    medidas de ajuste por risco, 113-114
Concordância, 135-136, 183-190
Confundidor, 98, 100, 108-109, 109-110*f*, 155-156, 183-190
Confundimento, 43-44, 98-100, 128, 183-190
Confundimento por indicação, 109-110, 183-190
Consumo médico subótimo, 183-190
Contagem de comprimidos, 140-141
Contrato-acordo de utilização de dados (DUA), 72-74, 183-190
Coorte fechada, 49-190
Coorte fixa, 49-50, 183-190
Coortes abertas, 49-50, 183-190
Correlação por postos de Spearmen, 85-86, 183-190
Critérios de exclusão, 109-110, 183-190
Critérios de inclusão, 109-110, 183-190
Current Procedural Terminology (CPT) código, 67-68
Custos dos diagnósticos por grupos de categorias coexistentes hierárquicas (DCG-HCC), 114-115

D

Dados de vendas, 59
Dados dos registros administrativos, 57-58
    cálculo de adesão/persistência por, 141-144, 142-143*f*
    medição da adesão e persistência pelo uso de, 141-142
        considerações em, 144-144-145
        limitações de, 144-146
        medidas contínuas, 141-142
        medidas dicotômicas, 141-142
        utilidade de, 140-142
Dados individuais, 43-44, 183-190
Dados no nível de agregação, 43-44
Dados no nível de grupo, 43-44, 183-190
Dados primários, 55, 55-56*t*, 183-190
    vantagens e desvantagens de, 55-56*t*
Dados secundários, 55-56, 183-190
    considerações no uso de, 72-74
        estrutura dos dados e pareamento, 73-75
        privacidade do paciente e HIPAA, 72-74
    desfechos de interesse, 63-65, 63-65*t*
        alta hospitalar, 63-67
        doenças e condições, 63-67
        procedimentos e serviços, 66-68
        utilização da medicação, 67-70
    exposição de interesse, 69-70
        e medição da exposição ao medicamento, 70-74
        tabelas de codificação dos medicamentos, 69-71
    tipos de fontes de dados, 55-57
        base de dados de serviços de saúde, 57-59
        dados de ensaio clínico aleatorizado, 62-64
        levantamentos ou conjuntos de dados nacionais, 60-63, 61-62*f*
        prontuários médicos eletrônicos, 59-60
        registros, 63-65
        sistemas de relato de evento adverso, 62-63
    vantagens e desvantagens de, 55-56*t*
Dados textuais, 60
Data índice, 46-50, 72-74, 141-142, 183-190
Data use agreement (DUA), 72-74, 183-190
Delineamento de caso cruzado, 50-51, 183-190
Delineamento de grupo controle não equivalente, 43, 43*f*
Delineamento séries temporais truncadas, 40-43, 43f, 183-190
Delineamentos de estudo observacional, 43-51
Delineamentos de estudos, 125-126
    delineamentos experimental e quase experimental, 40-44
        aleatorização, 40-41
        delineamento grupo controle não equivalente, 43, 43*f*
        delineamento séries temporais truncadas, 40-43, 43*f*
    delineamentos observacionais, 43-44
        estudos caso cruzado, 50-51
        estudos caso-controle, 46-49
        estudos caso-controle aninhados, 50-51
        estudos corte transversal, 44-48
        estudos de coorte, 48-51
        estudos ecológicos, 43-45
        relatos de caso e séries de casos, 43-44
    metanálise, 50-51
    objetivos de pesquisa, 39-40, 39-40*t*
    orientações para apresentação, 40-41, 41-42*t*
    princípios de, 39-41
Designação aleatória, 40-41, 183-190
Desvio padrão, 83-84, 183-190
Diagnóstico primário, 63-67, 183-190
Diagnóstico secundário, 63-67, 183-190
Diários da medicação, 139-141
Dias de terapia (DT), 69-70, 183-190
Dicionário de dados, 57, 183-190
Doenças infecciosas, características de, 17-18
Dose, duração e suscetibilidade (DoTS) classificação, 156-157
    fatores de suscetibilidade, 157-159
    relação à dose, 156-158
    relação à duração, 157-158
Dose diária, 71-72, 183-190
Dose diária definida (DDD), 68-70, 183-190
Dose diária prescrita (DDP), 69-70, 183-190

E

Efeito colateral, 1-2, 157-158, 183-190
Efeito recente, 183-190
Efeitos da terceira variável, 98
    confundimento, 98-100
    mediação, 100-100
    moderação, 100
Efeitos terapêuticos, medidas de, 34-35
    número necessário para causar dano, 36-37
    número necessário para tratar, 35-37
    redução do risco absoluto, 35-36
    redução do risco relativo, 34-36
Efetividade, 3-4, 8-9, 183-190
Eficácia, 3-4, 183-190

ÍNDICE

Ensaios clínicos, 2-3
  limitações de, 2-4
Ensaios clínicos fase 3-4
Epidemiologia, 1, 17, 183-190
  associações, medidas de, 32-37
  cálculos
    proporções, 19-20
    razões, 19-20
    taxas, 19-20
  definição de, 1
  efeitos terapêuticos, medidas de, 34-37
  epidemiologia da doença crônica, 17-20, 18-19t
  epidemiologia da doença infecciosa, 17-18, 17-18t
  morbidade, medidas de, 19-26
  mortalidade, medidas de, 26, 28-33
Epidemiologia da doença crônica, 1, 17-19, 18-19t
  características de, 18-20
Epidemiologia da doença infecciosa, 17-18
Erro aleatório, 79-80, 183-190
Erro de medicação, 1-2, 183-190
Erro sistemático, 79-80, 107-108, 183-190
Erro tipo I, 89-90, 183-190
Erro tipo II, 89-91, 183-190
Escala de Morisky, 139-140
Estatística, papel na pesquisa farmacoepidemiológica, 79-80
  análise de sobrevida, 97-98
  análise do poder e determinação do tamanho da amostra, 100-101
  análise multivariável, 82-83
  classificação das variáveis, 80-82
  definição de estatística, 79-80
  efeitos da terceira variável, 98
    confundimento, 98-100
    mediação, 100-100
    moderação, 100
  erro no processo de estimação, tipos de
    erro aleatório, 79-80
    erro sistemático, 79-80
  estatística descritiva, 82-85
  estatística descritiva e inferencial, 79-81
  estatística multivariada, 81-83
  estatística univariada, 81-82
  inferência estatística, 86-88
    estimação, 87-90
    testes de hipóteses, 89-93
  preditores e desfechos, relações entre, 93-95
  regressão linear, 94-96
  regressão logística, 95-97
  relações entre duas variáveis, 84-87
  significância das diferenças de grupo, avaliação de, 92-93
    variável categórica de desfecho, 93-94
    variável numérica de desfecho, 92-93
Estatística descritiva, 79-80, 183-190
Estatística F, 92-93
Estatística inferencial, 79-81, 183-190
Estatística multivariada, 81-83, 183-190
Estatística univariada, 81-82, 183-190
Estimação de intervalo, 87-88, 183-190
Estimação de ponto, 87-88, 183-190

Estimação de variável instrumental, 110-111t, 110-112
Estimativa ajustada, 94-95, 183-190
Estimativa bruta, 94-95, 183-190
Estratégias de avaliação e mitigação do risco (REMS), 171-176
Estratificação, 110-111t, 110-112, 183-190
Estudo de casos,
  análise secundária dos dados do ensaio controlado aleatório, 63-64
  benzodiazepinas e lesões, 116-117
  desastre sulfanilamida, 164
  desastre talidomida, 164-165
  desfechos cardiovasculares e mortalidade em pacientes usando clopidogrel, 112-113
  efeito adverso prevalente da varfarina, 32-33
  efeitos de sonolência dos medicamentos antipsicóticos e risco de lesão não intencional, 107-108
  estudo de coorte retrospectiva de desfechos tromboembólicos, 49-50
  farmacêuticos e farmacoepidemiologia, 12-13
  identificando desfechos com dados de registros administrativos, 67-68
  na cisaprida, 126-127
  relação entre uso de antibiótico e resistência bacteriana, 44-45
  relatos de evento adverso, 4-5
  resultados do estudo da adesão e persistência no glaucoma (GAPS), 126-127
  retirada de vioxx, 161-162
  rosiglitazona e risco cardiovascular, 122
  uso da regressão de Cox, 100
  uso da regressão linear, 95-96
  uso da regressão logística, 97
  uso de antidepressivos e desfechos adversos na saúde, 27
  usuários de pesquisa farmacoepidemiológica, 10
Estudo de coorte retrospectiva, 48-50
  de desfechos tromboembólicos, 49-50
Estudo de corte transversal, 44-48, 183-190
Estudo de farmacoepidemiologia publicado, avaliação crítica da análise dos dados, 130-131
  interpretação dos achados do estudo, 130-132
  questões de pesquisa, delineamento de estudo e populações, 129-131
  resultados, 130-131
Estudo experimental, 40-41, 125-126, 183-190
Estudo quase experimental, 40-44, 183-190
Estudos caso-controle, 46-48, 183-190
  Reembolso de, 46-49
Estudos caso-controle aninhados, 50-51, 183-190
Estudos de aceitação e persistência da medicação, lista de verificação para avaliação de
  análise estatística, 147-149
  critérios de inclusão e exclusão, 147-148
  declaração de potencial conflito de interesses, 148-149
  delineamento, 147
  discussão/conclusão, 148-149
  fontes de dados, 147
  introdução, 147
  medição da aceitação, 147-148
  métodos de cálculo da persistência, 147-148

objetivos e definições, 147
resultados, 148-149
título/resumo, 147
Estudos de coorte, 48-51, 183-190
   coorte aberta, 49-50
   coorte fechada, 49-50
   limitações de, 50-51
   prospectiva, 48-49
   retrospectiva, 48-50
Estudos duplo-cego, 109-111
Estudos ecológicos, 43-45, 183-190
   dados no nível agregação, uso de, 43-44
   de relação entre uso de antibiótico e resistência bacteriana, 44-45
   limitações de, 43-45
Estudos triplo-cegos, 110-111
Evento adverso, 1-2, 154-155, 183-190
Exposição, 32-34
Exposição ao medicamento, medidas de, 70-74

F

Falácia atomística, 43-44, 183-190
Falácia ecológica, 43-44, 183-190
Farmacêuticos, papel na farmacoepidemiologia, 11-13
Farmacoepidemiologia, 1, 17, 105, 121, 183-190
   banco de dados secundários em, 7-8
   bioestatística e, 79-80 (*Ver* Estatística, papel na pesquisa farmacoepidemiológica)
   crescimento de, 6-8
   dados para
      dados primários, 55, 55-56*t*
      dados secundários, 55-56, 55-56*t* (*Ver* Dados secundários)
   definição de, 1
   delineamento de estudo para (*Ver* delineamentos)
   e avaliação da segurança da medicação, 165-166 (*Ver* Segurança da medicação)
   medidas da mortalidade, usos de, 30-33
   medidas de associação, uso de, 36-37
   papel dos farmacêuticos e profissionais da saúde pública em, 11-14
   pesquisa, 8-11 (*Ver* Pesquisa farmacoepidemiológica)
   processo de aprovação da medicação, 1-4
   uso de incidência e prevalência em, 25-26
   utilização e segurança da medicação, estudos sobre, 1-2
   vigilância pós-comercialização, 3-6
Farmacologia, 1, 183-190
Farmacovigilância, 4-5, 153-154, 183-190
Fluidos biológicos, avaliar utilização da medicação, 139-140
Folhetos com informações da medicação, 172-173
Food and Drug Administration (FDA), 1-2, 153-154
   e processo de aprovação dos medicamentos, 1-4
   papel na segurança dos medicamentos (*Ver* Segurança dos medicamentos)
   perspectiva na segurança dos medicamentos pós-comercialização (*Ver* Segurança do medicamento pós-comercialização)
   vigilância pós-comercialização, 3-6

G

General Practice Research Database (GPRD), 11, 62-63
Global risk-adjustment model (GRAM), 114-115
Gradiente biológico, 106-107
Gravidade, do evento medicamentoso adverso, 159, 183-190
Grupos clínicos ajustados, 114-115
Guia dos medicamentos, 172-173, 173-174*f*

H

Healtcare Cost and Utilization Project (HCUP), 60, 61-62*t*
Healthcare Common Procedure Coding System (HCPCS), 67-68
Hiperaceitação, 138-139
Hipótese alternativa, 89-90, 183-190
Hipótese nula, 89-90, 183-190
Hipótese zero, 183-190

I

Identificação do medicamento, 69-70, 183-190
Incidência, 19-20, 183-190
   definição de, 20-21
   incidência cumulativa, 20-22, 21-22*f*
   medidas de, 20-21, 24-25*t*
   taxa de incidência, 21-24, 22-23*f*
   uso na farmacoepidemiologia, 25-26
Incidência cumulativa, 20-22, 24-26, 183-190
   cálculo de, 20-21
   de diabetes diagnosticada, 21-22, 21-22*f*
   definição de, 20-21
Índice de comorbidade, 183-190
Índice de comorbidade de Charlson, 114-115
Índice de Elixhauser, 114-115
Índice RxRisk, 115-116
Inferência estatística, 86-88
   estimação, 87-90
   teste de hipóteses, 89-93
Informação clínica protegida (PHI), 72-74, 183-190
Iniciativa Sentinela, 7, 175-177, 183-190
Institute of Medicine (IOM), recomendações sobre o sistema de segurança dos medicamentos, 169-170
International Classification of Diseases (ICD) códigos, 28-29
International Classification of Diseases, Nineth Revision, Clinical Modification (ICD-9-CM), 58, 60, 63-67, 113-114
   código para hipertensão, 66-67*f*
International Conference on Harmonization (ICH) diretrizes, 153-155
International Society for Pharmacoeconomics and Outcomes Research (ISPOR), 135-136
International Society for Pharmacoepidemiology (ISPE), 13-14
Intervalo de confiança, 39-40, 87-90, 183-190
Intervalo interquartil, 82-83, 183-190
Investigational new drug (IND), 2-3
iPLEDGE programa, 63-65

K

Kaplan-Meier método, 98
Kruskal-Walllis teste, 93

L

Lei Drug Price Competition and Patent Restoration, 160-161
Lei Food and Drug Administration 1906, 159
  Lei FDA Amendments (FDA AA), 160-161, 170
Lei Health Insurance Portability and Accountability de 1997 (HIPAA), 72-74
Lei Prescription Drug User FEE (PDUFA), 2-3
Lesão visível, 164
Letalidade de caso, 29-31, 183-190
Literatura de farmacoepidemiologia
  avaliação crítica de, 123-124
    importância de, 121-124
      lista de verificação para, 123-124, 124t
    e questões da lista de verificação
      análise de dados, 128-130
      questões de pesquisa, delineamento de estudo e populações, 124-128
Long-Term Care Minimum Data Set (MDS), 60, 61-62t
Long-Term Intervention with Pravastatin in Ischaemic Disease (LIPID) ensaio, 62-64

M

Má-classificação, 108-109
  diferencial, 108-109
  não diferencial, 108-109
Manual de Segurança dos Medicamentos e Farmacovigilância, 154-155
Mascaramento, 109-111, 110-111t
McNemar teste, 93-94
Média, 82-83, 183-190
Mediação, 100-100, 183-190
Mediana, 82-83, 183-190
Medical Expenditure Panel Survey (MEPS), 60-62, 61-62t
Medicare Current Beneficiary Survey (MCBS), 60, 61-62t
Medida dicotômica, 141-142, 183-190
Medidas de dispersão, 82-84
Medmarx Advent Drug Reporting programa, 62-63
MedWatch, 3-4, 11, 62-63, 176-182
  Formulário FDA 3500, 178-179t
MedWatch Programa de Informação e Notificação de Evento Adverso, 3-4, 183-190
Meta-analysis of Observational Studies in Epidemiology (MOOSE), 50-51
Metanálise, 50-51, 183-190
Metarregreção, 50-51
Moda, 82-83, 183-190
Modelagem multivariável, 110-111t, 110-112
Modelo de regressão de Cox, 98, 100, 183-190
Modelos de regressão múltipla, 183-190
Moderação, 100, 183-190
Modificação do efeito, 100

Monitoramento eletrônico do evento, 140-141
Morbidade, 19-21
  definição de, 19-20
  incidência, 20-24
    e prevalência, relação entre, 24-26
  medidas de, 19-26
  prevalência, 23-26
Mortalidade, 26, 28, 63-67, 183-190
  definição de, 26, 28
  fatalidade de caso, 29-31
  mortalidade proporcional, 30-31, 31-32t
  taxa bruta de mortalidade, 26, 28, 31-32t
  taxa de mortalidade ajustada por idade, 28-29, 29-30f, 31-32t
  taxa de mortalidade específica por causa, 28-30
  taxa de mortalidade específica por idade, 26, 28-29
Mortalidade proporcional, 30-31, 183-190
Multiple-comparison procedures (MCP), 93

N

Não aceitação inicial, 137-138
  prescrição não apresentada, 137-138
  prescrição não retirada, 137-138
National Ambulatory Medical Care Survey (NAMCS), 61-63, 61-62t
National Center for Healthcare Statistics (NCHS), 61-62
National Drug Code (NDC) sistema, 70-71
National Hospital Ambulatory Medical Care Survey (NHAMCS), 61-62t, 62-63
New Drug Application (NDA), 2-3
Nível, 92-93, 183-190
Number Needed to Harm (NNH), 36-37, 183-190
Number Needed to Treat (NNT), 35-37, 183-190
Número necessário para causar dano (NNCD), 36-37, 183-190
Número necessário para tratar (NNT), 35-37, 183-190

O

Operacionalização, 125, 183-190
Organização Mundial de Saúde (OMS)
  Método dose diária definida (DDD), 68-70
  tabelas de códigos dos medicamentos, 70-71

P

Parâmetros, 87-88, 183-190
Pareamento, 110-112, 110-111t, 183-190
Pareamento de dados, 58, 73-74, 183-190
Paternalística, 135-136, 183-190
Percentagem, 83-85, 183-190
Período de indução, 50-51, 183-190
Período de repouso farmacológico, 144-145, 183-190
Período índice, 142-143
Permuta, 144
Persistência, 136-137, 136-137f, 183-190
Pesquisa farmacoepidemiológica, 8
  associação e causalidade, 8
  questões, 8-9, 8-9t

usuários de, 8-9
  acadêmicos, 11
  advogados, 11
  consumidores e pacientes, 11
  indústria farmacêutica, 10-11
  planos de saúde e agências governamentais, 8-10
  profissionais, 11
  usuários internacionais, 11
Plano de comunicação, 172-174
Planos de saúde, 10
Poder, 90-91, 183-190
População candidata, 20-21
População em risco, 20-21
Population Health Research Data Repository, 62-63
Population Health Research Database, 63-65
Preferred Reporting Items for Systematic Reviews and Meta-Analyses (Prisma), 50-51
Prevalência, 19-20, 183-190
  definição de, 23-24
  medidas, 23-24, 24-25t
  prevalência período, 23-25
  uso na farmacoepidemiologia, 25-26
Prevalência de período, 23-24, 183-190
  cálculo de, 23-24
  definição de, 23-24
Prevalência de ponto, 23-24, 183-190
  cálculo de, 23-24
  definição de, 23-24
Probabilidade inversa das ponderadas do tratamento, 110-111t, 110-112
Procedimentos de múltiplas comparações (PMC), 93
Processo aprovação de medicamentos
  custo e linha do tempo para, 2-3
  Ensaios clínicos de Fase 1 para Fase 2-3
    limitações de, 2-4
  FDA, papel da, 1-3
  IND aplicação à FDA, 2-3
  revisão da NDA pela FDA, 2-3
Prontuário médico eletrônico (PME), 7, 59-60, 183-190
Proporção, 19-20, 83-84, 183-190
Proporção de incidência, 20-21

R

Razão, 19-20, 83-84, 183-190
Razão de chance (odds ratio [OR]), 32-35, 46-48, 86-87, 183-190
Reação medicamentosa adversa (RMA), 1-2, 154-155, 183-190
  classificação de, 155-156
    classificação alfabética A/B, 155-157
    classificação DoTS, 156-159
  gravidade e severidade de, 159
Reação medicamentosa adversa suspeita, 154-155, 183-190
Reações medicamentosas adversas graves, 183-190
Reações tempo dependentes, 157-158
Reações tempo independentes, 157-158
Redução do risco absoluto (RRA), 35-36, 183-190
Redução do risco relativo (RRR), 34-36, 183-190
Registros, como fontes de dados, 63-65

Regra de privacidade, 72-74
Regressão linear, 94-96, 183-190
Regressão logística, 95-97, 183-190
Relato de caso, 43-44, 183-190
Research Data Assistance Center (ResDAC), 60
Restrição, 109-110, 110-111t
Revisão sistemática, 50-51, 183-190
Risco, 1, 3-4, 17-21, 26, 28, 183-190
Risco relativo (RR), 32-34, 183-190

S

Segurança da medicação pós-comercialização, 169-170
  estratégias de avaliação e mitigação do risco, 171-176
    cronograma de avaliação, 175-176
    elementos para avaliar o uso seguro, 173-175
    guias do medicamento e bulas para os pacientes, 172-173
    plano de comunicação, 172-174
    sistema de implementação, 174-176
  estudos e ensaios clínicos pós-comercialização, 170-171, 172-173t
  FDA AA
    aprovação de, 170
    autoridade para FDA, 170
  Iniciativa Sentinela, 175-177, 180f
  Programa MedWatch da FDA, 176-182, 178-179t
  Recomendações IOM, 169-170
Segurança do medicamento, 153-154
  monitoramento de, 159-166
    conceito de risco relativo e, 164-166
    Food and Drug Administration – avaliação pré-comercialização, 161-163
    Food and Drug Administration – vigilância da segurança pós-comercialização, 162-164
    papel da FDA, 159-161
  terminologia usada
    eventos adversos, 154-155
    na reação medicamentosa adversa, 154-155 (*ver* Reação Medicamentosa Adversa (RMA)
    sinal de segurança, 154-155, 155-156t
Série de casos, 43-44, 183-190
Severidade, do evento medicamentoso adverso, 159, 183-190
Sinais de segurança, 4-5, 154-155, 155-157t, 183-190
Sistema de classificação terapêutica avançada, 70-71
Sistema de identificação do produto genérico, 70-71
Surveillance, Epidemiology and End Results (SEER) programa, 63-64
Suspected Adverse Drug Reaction (SADR), 154-155, 183-190

T

Tabela de contingência, 85-86, 90-91, 183-190
Tabelas de codificação dos medicamentos, 69-71
Tarja preta de advertência, 6, 183-190
Taxa, 19-20, 84-85, 183-190
Taxa de incidência, 21-24, 183-190
Taxa de mortalidade ajustada por idade, 28-29, 183-190
Taxa de mortalidade bruta, 26, 28, 183-190

Taxa de mortalidade específica por causa, 28-29, 183-190
Taxa de mortalidade específica por idade, 26, 28-29, 183-190
Taxa de mortalidade infantil, 19-20
Técnicas de modelagem por regressão, 93-94
Técnicas estatísticas não paramétricas, 93, 183-190
Técnicas estatísticas paramétricas, 93
Terapia diretamente observada (TDO), 138-140, 183-190
Teste de hipóteses, 89-93
Teste exato de Fisher, 93-94
Teste geral, 93
Teste HSD de Tukey, 93
Teste Q de Cochrane, 93-94
Teste qui-quadrado de independência de Pearson, 97, 183-190
Teste t, 92-93, 100
Teste t em grupos dependentes, 93
Teste U de Mann-Whitney, 93
Testes de equivalência, 89-90, 183-190
Testes de não inferioridade, 89-90, 183-190

U

U.S. Code of Federal Regulation (CFR), 1-2
U.S. Renal Data System (USRDS), 63-64
Unidade de análise, 43-45, 183-190
Usuários incidentes, 25-26
Utilização da medicação, 133-134
    aceitação, 135-136
    adesão, 135-136
    concordância, 135-136
    e dados dos registros administrativos, 140-142 (*Ver* Dados dos registros administrativos)
    e objetivo do tratamento, relação entre, 134-135t
    medição de, 138-139
        métodos diretos, 138-139
        métodos indiretos, 138-139
    medidas diretas de,
        fluidos biológicos, 139-140
        terapia diretamente observada, 138-140
    medidas indiretas de
        autorrelato do paciente, 139-141
        contagem de comprimidos, 140-141
        dispositivos microeletrônicos para monitoramento da medicação, 140-141
        estimativa do provedor, 140-141
    persistência, 136-137, 136-137f
    utilização subótima da medicação, 133-134
        aceitação, 137-139
        aceitação parcial, 137-138
        definição ótima, 133-135
        hiperaceitação, 138-139
        não aceitação inicial, 137-138
        padrões de, 137-139
Utilização da medicação, 67-70

V

Vaccine Adverse Event Reporting System (Vaers), 3-4, 61-62t, 62-63
Validade, 39-40, 183-190
Validade externa, 39-40, 128-129, 183-190
Validade interna, 39-40, 128-129, 183-190
Validade preditiva, 183-190
Valor P, 90-91, 183-190
Variância, 83-84, 183-190
Variáveis, 80-81
    variáveis controle, 81-82
    variáveis discretas e contínuas, 80-81
    variáveis intervalo e razão, 80-81, 81-82f
    variáveis ordinais, 80-81, 81-82f
    variável dependente (VD), 80-81
    variável independente (VI), 80-82
    variável nominal, 80-81, 81-82f
Variáveis categóricas, 83-85
Variáveis contínuas, 80-81, 183-190
Variáveis discretas, 80-81, 183-190
Variáveis numéricas, 82-83
    amplitude, 82-83
    coeficiente de variação, 83-84
    desvio padrão, 83-84
    intervalo interquartil, 82-83
    média, 82-83
    mediana, 82-83
    moda, 82-83
    variância, 83-84
Variável categórica de desfecho,
    grupos independentes, 93-94
    observações dependentes, 93-94
Variável dependente, 80-82, 183-190
Variável independente, 80-82, 183-190
Variável numérica de desfecho
    grupos independentes, 92-93
    observações dependentes, 93
Veterans Health Administration, 70-71
Viés, 107-108, 183-190
    métodos de controle do, 109-110, 110-111t
        aleatorização, 109-110
        análise de suscetibilidade, 110-113
        análise do índice de propensão, 110-112
        estimação da variável instrumental, 110-112
        estratificação, 110-112
        mascaramento, 109-111
        modelagem multivariável, 110-112
        pareamento, 110-112
        probabilidade inversa das ponderadas do tratamento, 110-112
        restrição, 109-110
    viés de confundimento, 108-109
    viés de informação, 108-109
    viés de seleção, 107-109
Viés de aferição não diferencial, 108-109, 128-129, 183-190
Viés de aferição não diferencial, 108-109, 183-190
Viés de agregação, 50-51
Viés de canalização/indicação, 109-110
Viés de desejabilidade social, 139-140, 183-190
Viés de detecção, 108-109, 183-190
Viés de indicação, 108-109, 183-190
Viés de informação, 46-48, 108-109, 128, 183-190
Viés de memória, 46-48, 50-51, 108-109, 183-190

Viés de publicação, 50-51
Viés de seleção, 43, 46-48, 107-109, 126-128, 183-190
  viés de autosseleção, 108-109
  viés de indicação, 108-109
Vigilância pós-comercialização, 3-4
  Ensaios clínicos de fase, 3-4
  sistemas de relato de evento adverso para, 3-6
    eventos adversos relatados para o MedWatch da FDA, 4-5*t*
    limitações dos relatos voluntários de eventos, 6
    retirada da medicação devido a problemas de segurança, 6*t*

W

World Health Organization International Drug Monitoring Programme, 11

Y

Yellow Card Scheme, 62-63